小郎中学医记

——爷孙俩的中医故事3

曾培杰　陈创涛　编　著

中国中医药出版社
·北京·

图书在版编目（CIP）数据

小郎中学医记.爷孙俩的中医故事.3/曾培杰，陈创涛编著.—北京：中国中医药出版社,2023.6
ISBN 978-7-5132-6675-8

Ⅰ.①小… Ⅱ.①曾… ②陈… Ⅲ.①中医学—普及读物 Ⅳ.①R2-49

中国版本图书馆 CIP 数据核字（2021）第 008424号

中国中医药出版社出版

北京经济技术开发区科创十三街 31 号院二区 8 号楼
邮政编码　100176
传真·010-64405721
山东华立印务有限公司印刷
各地新华书店经销

开本 710×1000　1/16　印张 14.5　字数 252 千字
2023 年 6 月第 1 版　2023 年 6 月第 1 次印刷
书号　ISBN 978-7-5132-6675-8

定价　58.00 元
网址　www.cptcm.com

服 务 热 线　010-64405510
购 书 热 线　010-89535836
维 权 打 假　010-64405753

微信服务号　zgzyycbs
微商城网址　https://kdt.im/LIdUGr
官 方 微 博　http://e.weibo.com/cptcm
天猫旗舰店网址　https://zgzyycbs.tmall.com

如有印装质量问题请与本社出版部联系（010-64405510）

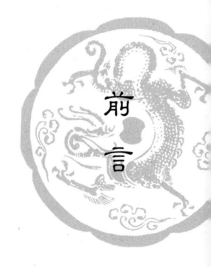

一位学弟送给我们一部《中药大辞典》，上、下两册。

近两年来我们一直都在看丰富多彩的中医各家学说，却很少去深入研读这部质朴的辞典。

一位老中医学验俱丰，大家都想知道这些学识和丰富的临床经验从哪里来的？他读了哪些书？

这位老中医拿出案头破旧的《中药大辞典》，看样子，少说也被翻阅过不下千万次。斑驳的封面，米黄的书页，甚至有些掉线的装订，都可以看出这本书不知道被翻阅过多少遍。

他说，刚开始行医时，病人少，就天天翻阅《中药大辞典》，埋首其中，临床中凡有疑惑，大都是在《中药大辞典》里头解开，或古人直接给出答案，或受到古人处方选药思想的启发。

旧书不厌百回读，熟读深思子自知。孔子研易，韦编三绝。

一门学问，可以让人为之废寝忘食；一本书籍，可以让人造次颠沛不离，居则在席，行则在囊，说明这种学问，这本书，已经进入到这人的生命里去了。只有学问和生命融为一体，才能够废寝忘食，乐以忘忧，不知老之将至。

一位民间草药郎中，没读过多少书，治病的招法却层出不穷，连中医院校的师长都对他敬佩不已。

这位民间草药郎中亮出了不少法宝，都是经过他无数案例验证出来的。

后来我们发现这些法宝的绝大部分居然都有出处，都有来由，大都记载于《中药大辞典》中。

看来这位民间草药郎中最秘密的法宝，永远的不传之秘，不是羚羊角退高热，也不是牵牛子除积热，更不是细辛治牙痛……而是这一部《中药大辞典》！

这部《中药大辞典》就像一位朴实的智慧长者，如果我们没有写《小郎中学医记——爷孙俩的中医故事》，没有一味药一味药地去研究探讨，就不可能窥见这部书里智慧的光芒！

很庆幸这次创作让我们能够回归基础，回归《中药大辞典》，感谢编辑出版这部《中药大辞典》的人们！

小指月的爷爷就是这部《中药大辞典》，或者说这部《中药大辞典》就是我们案头的老爷爷！

中医普及学堂

2022 年冬

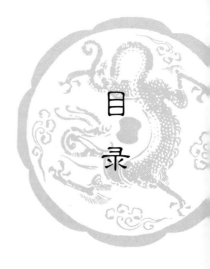

目 录

1

1. 大黄

◎同仁堂的由来

小指月说，一味药最厉害可以达到什么效果呢？爷爷笑笑说，可以建立一个几百年的中药老字号，而且广为百姓赞扬。小指月说，真有这么厉害？

爷爷说，且听爷爷给你讲讲百年同仁堂的由来。话说清朝康熙皇帝得了一种非常难治的病，浑身上下发痒，起红疹。宫中的御医们绞尽脑汁，用尽各类名贵药材、道地药材，都没有把病治好。

一天晚上，康熙出宫微服私访，在一个街道上，看到一个小药铺。虽然已经夜深人静，但药铺却灯火通明，甚至还传来几句朗朗的读书声。

康熙便被吸引过去，敲开了门。俗话说，民间卧虎藏龙，皇帝也想看看民间是不是真有奇人隐士。只见一个郎中正在烛光中读书。

这郎中看到有人进来，便说，先生深夜造访，有何指教？康熙说，我得了一种难缠的病，不知能否医治？郎中就叫他坐下，然后帮他诊脉。

康熙接着说，我这怪病就是浑身发痒，起红疹，请了不少医生医治，效果都不理想。郎中看了下康熙身上的红疹，笑笑说，这不是什么大问题。

康熙听后，也是一笑，心想，这郎中口气也太大了，御医国手都没敢夸此海口，藐视朕身上的顽疾，难不成你比御医国手更厉害？郎中看出康熙的心思，便说，不是其他医生辨证用药不准，而是你在饮食上没有注意养生。

康熙说，不对啊，我平时最重视饮食养生了。郎中说，你身上发的红疹，表面上是肺热，实际上因肺与大肠相表里，开窍于皮毛，是你的大肠中山珍海味积毒太盛，便借皮表来排热毒，你排便时还会肛门灼热。

这康熙一愣，果然被这郎中言中了，便说，那该怎么办呢？郎中说，很简单，清淡素食，过一段日子，热毒自排。康熙又问，然后呢？

郎中走到药柜前把柜子里的一整包药全都拿了出来，足足有七八斤。康熙愣了，便问，这么多药，如何吃啊？郎中说，不用吃药，就用这些药熬水洗澡，少则三两次，多则四五次，便可见效。

康熙听后，略有疑色，不用吃药，洗澡就能治好我的病，这不太可能吧？那郎中把药丢给康熙，似乎看出了他的心思，说，阁下放心，我开药房不是为了图财。这样吧，你把药先拿回去，洗好了回来付钱。洗不好，我分文不收。

康熙就按郎中说的，洗第一次就浑身舒爽，彻夜安睡，起床后红疹、瘙痒减退一半，连洗了三次，身上一个红点都没有了。

随后康熙又夜访这小药铺，想履行诺言，偿还药钱。想不到郎中豪爽大方地说，区区点药，不收也罢。康熙微微一笑，便问这郎中的过往。

原来这郎中叫赵桂堂，本想通过读书考取功名，光宗耀祖，不料多次都名落孙山。想起不为良相、当为良医的古训，便在京城开了一间小药铺，起码有个出路，这样一边可以行医救人，一边照样读书学习。

康熙笑笑说，我在朝中有朋友，可以帮你牵线做官，你可有兴趣？甚至可以进入太医院当御医，享尽荣华富贵。郎中笑笑说，读书志在圣贤，为官心存君国。真正行医者应该为天下百姓着想，为众生排忧解难，当御医虽然能够享尽荣华富贵，但不能为天下百姓治病，而百姓最需要良医。所以入朝为官为医，已非吾愿。

康熙一听，不禁动容，便说，你这小小药铺，如何为百姓谋福祉呢？赵桂堂说，我也是这样想。现在没有多余的本钱，空有凌云之志，想要建一间像样的药铺都没办法啊！

康熙笑笑说，名正则言顺。你若真想搞好这药铺，得先起个名字。既然你想让中医药普惠众生，让天下同仁共受其福祉，那就叫同仁堂吧！

郎中以为这人只是信口一说，也没有当真。谁知康熙写了一张纸条，便叫赵桂堂到某某地方去一趟。赵桂堂去后才发现是内务衙门，后来才知道他治的病人居然是当今皇上。这样内务衙门便帮他建起了京城非常知名的同仁堂。

爷爷讲完后，小指月听得意犹未尽，便问，爷爷，大黄煎水外洗可以治疗周身红疹，这可是超出我想象啊！

爷爷笑笑说，这同仁堂的创始人赵桂堂，真是个善读书的人，连藏在古籍深处的一味大黄汤治遍身赤肿火丹都让他发现了，这个经验可是一般医家所罕知的啊！然后爷爷便打开《本草纲目》，小指月一看，书中记载着这样一句话：火丹赤肿遍身者，大黄磨水，频刷之。

◎大黄汤治泻痢久不愈

《本草正义》记载，大黄迅速善走，直达下焦，深入血分，无坚不破，荡涤积垢，有犁庭扫穴之功。

有个病人拉肚子，反胃，大便黏液脓血，里急后重，一天拉十余次。医院诊断是慢性痢疾、慢性肠炎。各种治痢常法都用了，又是解毒，又是除湿，又是清热，还有行气活血，甚至收涩，治疗效果都不理想。病人也日渐消瘦，心灰意冷，以为治不好了。

爷爷看后说，怎么治了这么久，还没有把肠道清理干净呢？病人说，治痢疾的神药——黄连，我也吃了不少，大便还是黏腻难除。爷爷说，我们换个思路。

小指月说，治痢之法，除了清热解毒、行气活血外，还有什么思路呢？

爷爷说，顽固痢疾，病入血分，气滞血瘀，痰湿交阻，如盘根错节，非斧斤不能斩除。小指月说，要选用斩邪气的斧斤，非将军大黄不可。

这病人听后，胆战心惊地说，老郎中，我都快泻得没力气了，你还要叫我泻，我知道大黄泻得比黄连还厉害。

爷爷说，大黄荡涤肠胃之力虽猛，然有病则病受。如果炮制煎煮得法，便能荡涤邪气而不伤人正气，虽然有犁庭扫穴之功，却不至于冲墙倒壁伤人。

病人听后心里稍安，便问，大黄该如何炮制服用？爷爷便教他用酒煮大黄。

小指月说，酒煮大黄，治疗痢疾，既能行气，又可活血，还可以排毒降浊，正符合顽固痢疾，久积不去，需要通因通用的道理。

《松峰说疫》记载，大黄酒治便脓血，里急后重，腹痛，昼夜烦不止。大黄五钱，好黄酒一两盅，浸一宿，次日温饮。

《医鉴》里有个一味将军饮，是用一味大黄治疗反复发作的痢疾。

这病人抱着试一试的心态，服用第一次，痢疾就止住了。随后又吃了几次，泄泻遂止，胃口渐开，诸症好转。

小指月说，众人皆知大黄有良将之功，而不知道大黄有良相之能。如果善于用炮制大黄，可以推陈出新，使浊降而清升，邪去而正安。

爷爷说，你看葛洪《肘后备急方》中，第一味常备的救急拯危之大药就是大黄。一个医家如果不善于用大黄，治疗很多疑难怪病，甚至危急重症都难以有突破性的进展。随后小指月在小笔记本中记道：

《素问病机气宜保命集》记载，大黄汤治泄痢久不愈，脓血稠黏，里急后重，日夜无度，大黄一两，细锉，好酒二大盏，同浸半日许，再同煎至一盏半，去大黄不用，将酒分为二服，顿服之，痢止。一服如未止，再服，以利为度，服芍药汤和之，痢止，再服黄芩汤和之，以彻其毒也。

《续名医类案》记载，有个郡王，壮年时患严重痢疾，反胃，食不下，遍治不效，自料毫无生存之理。一草医善于切脉，发现是里实壅滞，久泻不尽，便连投五剂汤药，用大黄七两，通因通用，而后痢止能食，顿愈沉疴。

◎药专力宏——单味大黄退黄疸

《汤液本草》记载，大黄，阴中之阴药也，泄满，推陈致新，去陈垢而安五脏，谓如戡定祸乱以致太平无异，所以有将军之名。

有个中学生，突然身目发黄，发热，尿少，色如浓茶，肝区压痛。医院诊断为急性黄疸型肝炎。开了茵陈蒿汤，服用十余剂，身黄退去大半，但肝区触之仍有压痛，尿的颜色还是偏黄，吃不下饭，大便黏腻，肛门灼热。

小指月说，辨为阳黄没有错，脉象弦数，舌红苔黄腻，用茵陈蒿汤也对证，为什么吃了这么多药，黄疸还退不掉呢？

爷爷说，你看看用药剂量。小指月一看，茵陈 10 克，栀子 8 克，大黄 5 克。

爷爷说，病重药轻，所以其效不显。小指月说，那该怎么办呢？

爷爷说，就像你派一个班去跟敌人一个团去作战，即使你这个班是精兵悍将，也会力有不逮，要调一个团过去，才有对等的实力。一味生大黄重用 30 克。小指月说，他才 15 岁，会不会量太大了？

爷爷说，陈旧不去，新血不生。排除积垢，就怕力量不够，给邪气死灰复燃的机会，那么这病就可能转为慢性肝炎，反复难愈。

第一剂下去，当天下午，排的大便就像煤渣，小便也变得淡黄了，当天晚上睡眠很好。第二天醒来，居然精神振作，饥饿欲食。然后再服用 5 剂后，黄疸消尽，肝区的压痛感也不复存在。小指月又一次目睹重剂起沉疴的案例，而且这重剂用的还是富有将军之称的大黄。

爷爷说，药专力宏。如果不是大黄推陈出新，清洗整条消化道六腑，身体还会浑浊发黄。小指月说，为什么爷爷要单独选用大黄呢？

爷爷说，黄疸是浊阴，外泛不能下排，古代治疗黄疸的名方近一半用到大黄，大黄乃降浊退黄之专药也。

小指月说，难怪傅青主说，大黄逐瘀如扫。我现在感受到大黄扫除五脏六腑瘀垢的大本领了。随后小指月在小笔记本上写道：

《太平圣惠方》曰，雪煎方治热病狂语及诸黄，川大黄五两（锉碎，微炒），捣细罗为散，用腊月雪水五升，煎如膏，每服不计时候，以冷水调半匙服之。

◎水道不通大黄也管

《神农本草经》记载，大黄通利水谷。《药性赋》记载，大黄利水肿。

小指月说，爷爷，我以前以为大黄只是通大便，想不到它还通整条消化道，还能通胆管，利胆退黄。爷爷笑着说，还有你想不到的呢，大黄还可以利小便，这是医家很少用到的。

小指月说，利小便？本草书籍中根本没有提到啊？爷爷说，不是书中没有提到，而是你没有真正读懂、读到。

小指月说，爷爷，我看本草书里只写到大黄的功效是泻下攻积，清热泻火，凉血解毒，逐瘀通经，这四大功效没有一条提到利小便啊？

爷爷笑笑说，清热泻火，火从哪里走呢？凉血解毒，毒又从何处排？小指月说，这不都是通过大便排吗？

爷爷说，浊阴出下窍，下窍难道就只有肛门，而没有尿道吗？小指月说，难不成大黄真能够泻火毒从小便出？

爷爷说，你看那些湿热淋证，小便涩痛的，为什么一用大黄，小便就变清了，尿道也不热痛了？你看八正散里头不正有大黄吗？还有治疗湿热黄疸的茵陈蒿汤，用大黄难道仅仅只是通大便？小指月说，治黄不利其小便，非其治也。

爷爷说，这就对了，身体发黄，血毒盛，血毒最容易从膀胱偏渗而出，所以大黄导血毒从小便出，使上炎之火能下泄，此医家不传之秘也。

小指月说，真是这样的话，为什么很少看到古籍中说大黄利小便呢？

爷爷说，你看《神农本草经》怎么说的？小指月说，大黄通利水谷啊。

爷爷说，通利水谷就包括水道膀胱和谷道大肠。小指月说，原来这样理解啊，我以前只以为大黄通利肠道而已。

爷爷说，你看，《日华子本草》里说，大黄利大小便。所以小便不利的淋病，尿道热涩疼痛，就像我们今天说的膀胱炎、尿道炎，大黄大苦大寒，一用上去，迅速下走，直达下焦，湿热便从小便而出，小便通利，淋痛自愈。

小指月说，难道除了用大黄排胆部瘀积，治疗胆囊炎、胆结石外，还可以用大黄来排尿道结石？爷爷说，没错，大黄乃治热淋、石淋、血淋之要药也。《本草纲目》记载，大黄主小便淋沥。但凡管道陈旧堵塞，瘀浊壅积，大黄善于排瘀生新，不仅攻决大便，更能通利小便。

正好有个病人，尿道炎急性发作，尿道涩痛，小便如浓茶，量少而赤。爷爷说，用15克大黄煎水，喝3天，看看是不是能够很快让尿道热涩疼痛减轻。3天后果然小便通利，色如浓茶，转为清稀、淡黄，也没有那种小便难排的烧灼感了。

小指月说，用大黄治疗热淋，真是新的收获啊。我今天又懂得了大黄的新用法，利小便水道！如果是膀胱炎、尿道炎，小便频急涩痛，且有灼热感的，单味大黄特效。然后小指月在小笔记本中记道：

《日华子本草》记载，大黄利大小便。

《本草经疏》记载，经日实则泻之。大黄气味大苦大寒，性禀直遂，长于下通，故为泻伤寒、温病、热病、湿热、热结中下二焦，二便不通，及湿热胶痰滞于中下二焦之要药，祛邪止暴，有拨乱反正之殊功。

◎车子爬不上坡怎么办

《神农本草经》记载，大黄破留饮宿食，荡涤肠胃。

有个公务员，经常短气乏力，胃口不开，吃饭不香。医生都说是脾虚，于是用尽各类健脾消食药，如参苓白术丸、大山楂丸、补中益气汤，结果这些所谓的名方名药，如泥牛入海，非但毫无动静，而且胃口更差。

爷爷一摸脉，笑笑说，指月，凭脉论治，当如何？指月说，脉洪大而实，身上必有积滞。爷爷说，可为何他短气乏力、神疲怠倦呢？

小指月说，爷爷，以前你说大实有羸状，至虚有盛候。这是说一个身体堵得严严实实的人，反而气脉不通，呈现一派虚象，乏力羸弱。而亏虚的人，反而容易虚阳虚火上亢，表现出一派实证的样子。

爷爷说，那该怎么辨别呢？小指月说，平脉辨证，有力无力分虚实。

爷爷说，行，就用一味大黄，去其肠中宿食。这公务员从未吃过泻药，他对大黄早有耳闻，一听到要泻，他便有些为难，说，我这么虚，上楼梯都没劲，再泻会不会倒下啊？

爷爷笑笑说，有病则病受，你怕什么呢？你看满载的车子，爬坡都爬不动，这时怎么办呢？这公务员说，把车上的货卸掉，这车就能轻松爬上坡了。

爷爷笑笑说，为什么生活的道理，你懂得这么清楚，一旦涉及自己的身体健康就糊涂了呢？你如果不吃夜宵，少吃肥甘厚腻，吃饭只吃七分饱，就相当于给肠道减负，那你爬起楼梯来不就像卸了货的汽车上坡一样，非常轻松吗？

这公务员听后，微微一笑，觉得姜还是老的辣，老中医见识深厚。他回去后用大黄泡水，来消融宿食，通利水谷，荡涤肠胃，清理六腑。

结果一天比一天轻松，气力一天比一天足，随着排出很多黑色的燥屎，他感到从来没有这么轻松过。随后胃口大开，吃嘛嘛香。于是他疑惑地说，人皆以为大黄为泻药，何以我服之比补药更胜一筹呢？

爷爷说，你脉由洪大弦实转为柔软松和了，中病即止，可以不用再服大黄了，身体就会慢慢强壮起来。记住，以后不要再肆无忌惮地吃夜宵、应酬了，又把肠胃吃得堵住了，是自己找病受。

病人听后，心服口服，说，能找出疾病原因的中医，才是真正的中医啊！

随后小指月在小笔记本中记道：

《名医类案》记载，姚僧垣治梁元帝，患心腹病，诸医皆请用平药。僧垣曰，脉洪大而实，此有宿食，非用大黄，必无瘥理。元帝从之，果下宿食愈。

◎一味大黄通补两用

《北方医话》记载，一个女病人，形体肥胖，身高不到 1.6 米，却有接近 200 斤的体重，血脂高，服用独圣丸（单味大黄研末制成药丸，叫独圣丸）2 个月，体重减了 20 多斤，血脂恢复正常。

有位慢性胃肠炎的病人，胃痛腹满，食欲不振，大便偏溏，每天两三次，长期下来，面黄肌瘦，神疲乏力，用健脾益气的药没有效果。后改服独圣丸，大便成形，食欲增进，胃痛腹满之症俱除。原本消瘦，体重居然增加了，长壮了。

最近爷爷把《北方医话》《南方医话》《长江医话》《黄河医话》《燕山医话》，这些非常经典的现代医话拿给指月看。

指月读到这里，非常不解，便问，爷爷，为什么用大黄既可以降脂减肥，也可以增肥增重，难道大黄可以通补两用？爷爷笑笑说，不是大黄通补两用，而是大黄可以推陈出新。

小指月说，难道这就是《神农本草经》说的，大黄能够荡涤肠胃，推陈出新，通利水谷，调中化食，安和五脏？爷爷说，正因为大黄推陈出新，所以血脂这些浊阴偏高不降的，大黄把浊阴一泻掉，身体轻松，肥胖便减了。但用这推陈出新来减肥，前提是病人阳明胃肠脉象不能太弱，太弱了，大黄下去，反而伤正气。

小指月又说，那为什么又可以增重、强壮身体呢？爷爷笑笑说，善于用大黄来强壮身体的，当属张从正。

小指月说，张从正不是攻下派的代表吗？他用那些峻猛通下药，又怎么能够强壮身体呢？爷爷说，不懂张从正的人以为他用通下药只是为了祛邪，真正读懂他的《儒门事亲》的人，就知道张从正用通下之药只是以泻药之体作补药之用。

小指月更加疑惑了，泻就是泻，补就是补，为什么可以用泻下之药来作补药之用呢？爷爷笑笑说，你看张从正说陈莝去则肠胃洁，癥瘕尽则营卫昌，不补之中有通补存焉。

小指月还没有完全理解爷爷说的这句话，爷爷便进一步说，瘀不去，新不生，这是《血证论》用活血化瘀治疗血证的精髓。

小指月说，爷爷，这句话我知道。爷爷又说，邪去则正安。肠道里的积不去，脾胃化生就艰难。所以说，肠腑宿积不去，新鲜气血不生。

小指月一拍脑袋说，爷爷，这下我明白了，原来以泻药之体作补药之用是这个道理。不是说泻药直接补人，是泻药涤荡胃肠，把陈腐瘀浊清出去后，给胃肠腾出足够的空间，气血就能源源不断地生化了。

那个慢性胃肠炎的病人，本来消瘦的，随着肠道腐浊清空后，气色也渐渐变好，胃口大开，身体就能长肉了。

◎ 通补丸

《神农本草经》记载，大黄能调中化食，安和五脏。

小指月说，为什么大黄能安和五脏？爷爷说，有个用大黄制成的中成药，叫清宁丸，你知道为什么吗？

小指月说，难道通过清净肠腑，让五脏安宁？爷爷说，正是此意。所以大黄能安和五脏，就是让脏邪还腑，让五脏因此清静安宁。

山下有个老爷子，年过六旬，眼花耳鸣，牙齿松动，胃口不开，颇为苦恼。邻居就建议他上竹篱茅舍瞧瞧。

爷爷看后说，给他用通补丸。小指月不知道爷爷说的通补丸是什么，看方子居然是焦三仙和小剂量的大黄。这哪里有补药呢？但小指月也没有多问。

老爷子拿回去吃后，胃口居然日渐增加，吃了半年多，每个月坚持吃十余天，眼花耳鸣改善了不少。最重要的是原来成天疲累，现在精神了不少，陪孙子逛超市，走大半天也不觉得累。老爷子就纳闷了，我以前什么补药都吃过，儿女孝顺，给买来十全大补、人参养荣、参苓白术、补中益气，还有鹿茸酒、狗鞭酒，没有哪样吃了这么有劲的。于是逢人就说，搞得这段时间来竹篱茅舍求通补丸的人越来越多，爷爷干脆就叫指月制这通补丸。

小指月不解地问，爷爷，为什么你让病人吃通补丸，不是吃三天五天，而是吃一两个月？爷爷笑笑说，这叫化不可代，时不可速。

小指月不解了，这八个字可从未听过。爷爷说，身体的气化不可以一味地用药物去替代，中药不能包办，治疗的时候不可以揠苗助长，贪功急进，这样往往欲速则不达。所以对于缓病慢病，宁愿遵循病去如抽丝的道理，缓消缓通，这才是长久的王道。这样邪气一点一点地撤走，正气就会一点一点地起来，不能操之过急，更不能一味用大量药物去取代肠道的功能。

小指月不解地问，爷爷，我几次都想问，你这通补丸，没有一味补药，何补之有？爷爷说，利用小剂量的大黄来健胃清肠，使人体健壮，延年益寿，这是一个医家、养生家的不传之秘。

小指月说，不传之秘，为什么这样说呢？爷爷说，东晋养生家葛洪说过，若要长生，肠中常清；若要不死，肠中无屎。

小指月说，肠道的留毒确实可以导致疾病，但没想到肠道还关乎健康长寿。

爷爷说，所以金元四大家之一的朱丹溪，不仅善滋阴，更善于用倒仓法。

小指月说，什么是倒仓法呢？爷爷说，就是通过通畅大便来清除肠内毒素，而达到却病延年的效果。小指月说，原来是这样，这仓就是仓库，就是粮仓，是脾胃仓廪之官，如果这仓廪之官都发霉腐烂了，臭秽熏天，人当然不舒服。所以这也应该是一种脏邪还腑的思路。

爷爷听后点点头说，没错，是一个脏邪还腑，顺应人体新陈代谢的规律，浊降清升，上面七窍就会灵敏，下面腰脚便会强壮。

小指月说，爷爷是什么时候用这通补丸的呢？爷爷说，壮年之时曾游历天下，在西北大漠里待过一两年，发现那里养骆驼的人经常要给骆驼饮用大黄水。

小指月就问，为什么要给骆驼饮用大黄水呢，难道骆驼也便秘？爷爷说，不是非要便秘才用大黄，大黄非专为泻下而设，用得好有却病延年之功。

小指月更是不解，在《神农本草经》里，大黄都不是上品，何以能却病延年？

爷爷说，养骆驼的人发现，这些服用大黄水的骆驼，不仅吃草多，生病少，而且平均寿命要比那些没服用大黄水的骆驼多活 5 年以上。

小指月听了，觉得太不可思议了，竟然可以用大黄来给动物延年益寿。

爷爷说，没错，那些牧民看到后，也每隔一段时间饮用大黄水，同样生病少了，寿命长了。这也是我在西北游医过程中得到的最大收获。

小指月没想到爷爷早年还去过西北游医，而且还把当地延年益寿之秘发掘了出来。小指月又问，为何叫通补丸，不叫通肠丸呢？

爷爷笑笑说，叫通肠丸，俗，叫通补丸，雅。世俗之人都好补成风，你让他听到有个"补"字，他就喜欢。而且我们的通补丸确实有以通为补的效果，通过通六腑而达到补五脏的作用。这样自然寿命延长，疾病减少。

小指月听后恍然大悟，如果爷爷不道破此中机关，便是再抄方多日，也难以想透啊！然后他在小笔记本中记道：

《中药趣话》记载，新中国成立前，上海三友实业社的老板，为了制造一种不同凡响的补药，曾邀请上海中医界知名人士，求其各献一方。众医所献多为参、芪、苓、术之品，唯有一方，另辟蹊径，与众不同，只用生大黄一味。老板十分惊奇，听了献方者一番解释，老板大喜，定名"三友补丸"，投入市场后十分畅销。无独有偶，江西有一名医，也以出售单味大黄制成的"通补丸"而大获其利。民间曾有一位走方郎中，以卖"大补糕"而出名，此方秘而不传，一次酒后吐了实言，其主要成分是焦三仙和小剂量的大黄。

◎养鱼与养人

陈修园说，眩晕症，皆属肝；痰火亢，大黄安。

有个渔民，养鱼很有经验，很多人向他请教养鱼经验。他就一句话，塘水上下要对流，塘底淤泥要清理，每天喂鱼要规律。

这渔民靠养鱼致富，生活条件大大提高，不仅盖了楼房，还买了小车。奇怪的是这几年渔民的肚子渐渐大了起来，中年发福，他认为这是生活好的表现，可接下来经常咳痰头晕，却让他烦恼不已。到医院检查，医生说是脑供血不足，要补气血。他吃了不少补气血的药，眩晕没有改善，痰倒越来越多，每天都要咳吐一两碗的痰，家人认为会不会得了大病？这渔民便上竹篱茅舍来找老先生。

爷爷一看他脸大脖子粗，挺着个将军肚，心中就有数了。

这渔民问，医生，我这是怎么回事？爷爷居然不跟他谈治病，而跟他谈养鱼。谈到养鱼，这是他的专长，这渔民讲起来顿时眉飞色舞，滔滔不绝。

小指月也疑惑，爷爷从来都不养鱼，怎么突然对养鱼感兴趣了呢？不谈病因病机，反而谈养殖技术？爷爷看出小指月疑惑，便说，虽然医术和养鱼是不同行业，隔行如隔山，但是行行出状元，行行通大道。你如果由养鱼之术通到自然之道去，那你就可以得到养生的道理。

这时不仅小指月吃惊，渔民更是吃惊。他说，我是十里八乡里最善养鱼者，为何我身体没养好呢？爷爷笑笑说，你的经验足以管理好数百亩水面的鱼塘，对鱼的生长可谓了如指掌，但一旦回归到自己身体时，你却糊涂了。

这渔民更是不解，说，我糊涂，糊涂在哪里呢？爷爷笑笑说，我刚才听你说，养鱼第一条，塘水上下要对流。

这渔农说，没错啊，对流就有源头活水，可以带来很多新鲜的氧气，塘水就有营养，鱼儿生长得就快。爷爷说，可我却看你这几年把自己"密封"在冷气房里，把自己"冻"在小车里，这样缺少了和大自然的对流，身体当然郁闷了。

这渔民点点头说，是这么回事，所以我这几年经常头晕，医生都说我大脑供血不足，缺氧。爷爷又笑笑说，我刚才听你说养鱼第二条，塘底淤泥要清理。

这渔民说，对啊，每年都要好好清理一次塘底淤泥，这样水塘就会保持足够的深度，不然淤泥多了，塘水就浅了，水浅不养龙啊！塘浅了养的鱼都不大。所以塘底决不能让淤泥淤积了。

爷爷说，可我却看你这几年山珍海味，肥甘厚腻，大吃大喝，很快把自己吃得啤酒肚、将军肚，这样肚子大了起来，肠道堵得严严实实，心胸上面气就短了，你身体这个躯壳装的元气都变少了，如何能把充足的气血供到大脑呢？

这时小指月说，爷爷，你这么一说，我倒明白了一个道理。

爷爷说，什么道理？小指月说，肥人气虚多痰湿。痰湿就像腹中的淤泥，气虚就是胸中、脑中缺气不够用，所以肥人容易累。连小孩都能想通，这渔民不禁惭愧，他是个聪明人。爷爷只把话说到三成，他就能把话听到十成。

爷爷又说，你的痰火和眩晕就是这个道理。还有第三条，喂鱼要规律，养生更要规律。中医认为饮食有节，起居有常，只有规律的三餐，正常的起居，才有健康的身体。你这几年有钱了，天天和朋友吃夜宵，打麻将，通宵熬夜，甚至不吃早餐。你养鱼都知道要规律，定时喂养，为什么自己的身体养得一塌糊涂呢？

这渔民听后，无话可说，竖起大拇指，老先生，你是真正的中医啊，把我的病根子都挖出来了。我这几年只懂得经营鱼塘生意，非常有成就感，却不懂得经营自己身体，所以事业比以前增长了几十倍，但身体却比几年前差了好几倍。

爷爷笑笑说，人这辈子图个啥，鼹鼠饮河，不过满腹；鸟巢深林，只取一枝。人真正需要的东西很少，你即使得了世界，因此失了健康，又何益之有呢？

这渔民听后，更是大受启发，说，老先生，我知道接下来该怎么做了，我不能让事业牺牲我的健康，我要像养鱼一样来养我的身体，把身体搞得棒棒的，不再大鱼大肉，要七分饱，清淡饮食，不再熬夜，晚上也不再吃夜宵，要起居有节，不再老吹空调，要让家里空气自然对流……

爷爷听后点点头，他知道这个病还没用药已经好了五成。因为善医者医的是观念，以知识、觉悟、言语为药物。只有正确的观念，才能塑造健康的身体。

然后爷爷只给他开了一味大黄，酒炒打粉。这渔民连吃了半个月，咳痰居然消失得干干净净，头部经常眩晕、如坐舟车的感觉也没有了。

治了这么久，吃了这么多好药、贵药，都没有理想疗效，想不到爷爷一味大黄，荡涤肠胃，推陈致新，却把这病根子给挖掉了。

随后小指月在小笔记本中写道：

朱丹溪善用大黄治眩晕，一味大黄，用酒炒三遍为末，名之曰一味大黄散，以茶调服一二钱，其效如神。

上海名医徐小圃曾治一富翁，腹中胀满，胸中痰喘，方用大黄半斤，分多次服用。富翁既怀疑，又恐惧，但众医束手，救治难愈，于是便想一试。不料服完药后，肠通腑畅，痰去喘平。于是便请教徐小圃说，众医屡用不效，先生一味大黄建奇功，此中有何秘也？徐小圃笑而答曰，君向来喜食膏粱厚味，壅塞肠腑，热痰上扰胸膈，大黄性清下，味辛香，独行则力猛功专，疏通沟渠，清理污秽，又何秘之有呢？（《名老中医用药心得》）①

◎你刮了锅底灰垢吗

坚者削之，留者攻之，结者散之，客者除之。

小指月正在烧火，爷爷在炒菜。今天火烧得挺大的，怎么炒起菜来，明显感觉锅中的热度不够。小指月疑惑地说，爷爷，火烧得挺大啊，怎么炒起菜来，没听见那种爆炒的声音呢？

爷爷笑笑说，看来要清理锅底灰垢了。小指月说，不是上个星期才清理过吗？

爷爷说，最好每周清理一次。小指月说，为什么要清理得这么频繁呢？

爷爷说，这锅底的灰垢会把火力挡在外面，你多烧一倍的柴，也达不到原来一半的火力效果。这叫事倍功半。你把锅底灰垢清理干净后，只烧原来一半的柴，却能达到双倍的火力效果。这叫事半功倍。

下午指月特意把锅倒过来，用锄头把锅底的灰垢轻轻刮掉。晚上炒菜时，这次小指月只烧了一半的柴火，火也看起来不是很旺，但菜一下锅，就哗啦作响。原来这锅里火力大着呢，不到原来一半的时间一盘菜就炒好了。

小指月笑笑说，爷爷，原来不是多塞柴啊，隔段时间就要检查锅底，看是不是灰垢太多，如果灰垢太多不去清除，那你多烧了柴，也达不到理想的火力。

爷爷笑笑说，医道从生活来，最后都会回归到生活去。你从这个刮锅底能想到什么呢？小指月说，我想到了一味补火助阳，健运脾胃，却不注意刮掉胃肠道

---

① 本系列图书所引用名老中医经验，除非特别指出，均是引自原人民军医出版社出版的《名老中医用药心得》系列（本系列图书最新修订版将由中国中医药出版社出版），后续不再一一指出。

的积垢，这样就不能充分吸收营养转化为气血，也不能彻底地腐熟水谷变为能量。

爷爷说，那该怎么办呢？小指月说，我想明白了。上次爷爷治疗一个瘦小伙，怎么吃都吃不胖，而且还心烦身热，家人给他吃最好的营养品，还是消瘦。爷爷让他吃了一个月的素，而且还每天吃一点大黄，这样吃五谷杂粮也能很快长胖了。而且爷爷还交代，叫他以后每个月都要吃一周的素，现在身体特好。

爷爷说，这是什么道理呢？小指月说，这太简单了，将近一个月的素食，把他肠胃中多年的积滞通通消磨掉了。他排便快，吃东西非常香，这就是一个刮除肠道垢积的过程。肠道垢积刮去后，五谷杂粮这些水谷火力再进去，身体就能全部吸收，彻底炼化，就像锅底灰垢刮干净后，你烧多少柴，锅里火力就有多大，中间没有障碍，这样营养迅速被身体利用，人自然就壮了。

爷爷说，强壮之道，不在于吃多少，而在于肠胃吸收无阻力、无障碍。小指月说，烧火之道，不在于添柴多少，而在于锅底灰垢要刮干净。

爷爷说，所以我们每隔一段时间，就要给肠道洗洗澡啊。小指月说，给肠道洗洗澡是不是要用荡涤肠胃的大黄啊？爷爷说，用大黄是不得已而为之，用药已属下策。小指月说，不用药如何荡涤肠胃呢？

爷爷说，清淡素食，少油少盐，吃一段日子，肠道就会被洗涤得干干净净，最后看什么都想吃，吃什么都香。所以饮食之道，不在于吃多少高营养之物，而在于懂不懂得适当素食，清洗清洗肠道。随后小指月在小笔记本中记录了一个古代医案，里面正是讲到肠道中有积垢，身体瘦弱，不想吃饭。

《洄溪医案》记载，淮安大商杨秀伦，年七十四，外感停食。医者以年高素封，非补不纳，遂致闻饭气则呕，见人饭食辄叱曰：此等臭物，亏汝等如何吃下？不食不寝者匝月，唯以参汤续命而已。慕名来聘，余诊之曰：此病可治，但我所立方必不服，不服则必死。若徇君等意以立方亦死，不如竟不立也。群问：当用何药？余曰：非生大黄不可。众果大骇，有一人曰：姑俟先生定方再商。其意盖谓千里而至，不可不周全情面，俟药成而私弃之可也。余觉其意，煎成，亲至病人所强服，旁人皆惶恐无措，止服其半，是夜即气平得寝，并不泻。明日全服一剂，下宿垢少许，身益和。第三日清晨，余卧书室中未起，闻外哗传云：老太爷在堂中扫地。余披衣起询，告者曰：老太爷久卧思起，欲亲来谢先生。出堂中，因果壳盈积，乃自用帚掠开，以便步履。旋入余卧所，久谈。早膳至，病者观食，自向碗内撮数粒嚼之，且曰：何以不臭？从此饮食渐进，精神如旧，群以为奇。余曰：伤食恶食，人所共知，去宿食则食自进，老少同法。今之医者，以老人停食不可消，止宜补中气，以待其自消，此等乱道，世反奉为金针，误人不知其几也。余之得有声淮扬者，以此。

◎开瘀血下行之通道

《神农本草经》记载，大黄下瘀血，主血闭寒热。

爷爷说，指月啊，治疗跌打损伤，最常用的思路是什么？小指月说，跌仆损伤，用活血化瘀之法，乃医家常识。

爷爷说，那选用哪一类活血化瘀药最佳呢？小指月说，桃仁、红花，一降一升，一下一上。仁归六腑大肠，花散经脉肢节。爷爷摇摇头。

小指月又说，当归，血家圣药。爷爷摇摇头。小指月又说，三七，伤科圣药。

爷爷还是摇摇头，说，这些药物都可以取代，唯独一味药是他药难以取代的，这味药除了活血化瘀外，还能够荡涤胃肠，通肠导浊。

小指月说，我知道了，是大黄。爷爷说，没错。历代本草，乃至当今中药教材，大都把大黄列为泻下剂，其实大黄治病远远超出泻下剂范畴，世人拘泥于泻下伤元气，而不敢放胆使用大黄，殊不知大黄乃活血化瘀妙品，理气清热良药。

小指月说，我明白了，《神农本草经》里说大黄第一大功效就是活血化瘀，比如大黄主下瘀血，血闭寒热，破癥瘕积聚。爷爷点点头说，那第二大功效呢？

小指月说，第二大功效才是泻下通腑，所以说大黄主留饮宿食，荡涤肠胃，推陈致新，通利水谷。爷爷说，这才是古代本草运用大黄的真正奥妙。它能以其香气，通达周身脉络，并且逐开瘀血，导浊下行，如盘中走丸，一过不留。一般活血化瘀之品，只能将瘀血打散，而大黄不仅打散，还能将瘀血浊阴排出体外。

有个农民，在建房子的时候不慎摔伤，胸闷腹胀，周身刺痛，大腿处一片青瘀肿热。爷爷一看便说，用复元活血汤，加进通便为引。

只服用了3剂，每次服用后都多次泻下黑褐色的大便，这样肠通脉畅，周身刺痛消失，大腿处的瘀肿消失，发热感不复存在。真是一窍通而百窍皆通，大关通而百关俱畅。

小指月看后说，爷爷，这复元活血汤正是因为用了大黄，才是跌打损伤开手第一妙方。爷爷说，为什么呢？

小指月说，众药皆能活血化瘀，畅通气机，唯独大黄能够开瘀血下行通道，方令得周身瘀血浊阴从大肠随着大便排出体外。爷爷听后，点点头说，血化下行不作劳。这跌打损伤瘀血没有别的去路，给邪以出路往下走，这才是正道。盖浊阴不降，则清阳不升者，天地之道也；瘀血不去，则新血不生者，人身之道也。故瘀血停留于经络血脉，必得大黄以开通肃降之。则五脏元真通畅，人即安和。

随后小指月在小笔记本中记道：

《医学发明》记载，复元活血汤治从高坠下，恶血留于胁下，及疼痛不可忍者。

《黄帝针经》记载，有所堕坠，恶血留内。若有所大怒，气上而不下，积于胁下则伤肝。肝胆之经俱行于胁下，经属厥阴、少阳。

复元活血汤：柴胡半两（9克），天花粉、当归各三钱（9克），红花、甘草、穿山甲（炮）各二钱（6克），大黄（酒浸）一两（12克），桃仁（酒浸），去皮尖，研如泥，五十个（9克）。除桃仁外，锉如麻豆大，每服一两（30克），水一盏半，酒半盏，同煎至七分，去滓，大温服之，食前，以利为度，得利痛减，不尽服。

方歌：复元活血汤柴胡，花粉当归山甲俱，桃仁红花大黄草，损伤瘀血酒煎去。

◎诸逆冲上之咯血

《黄帝内经》（简称《内经》）说，诸逆冲上，皆属于火。

有个肺热咯血的病人，右寸脉独大，肺气不降。医生用侧柏叶、白及，以及地榆炭等炭类药止血，血也止不住。

爷爷说，这是什么脉势呢？小指月把脉后说，脉势上冲，诸逆冲上，皆属于火。

爷爷说，火犯阳经血上逆，通降阳明血下行。便叫病人用生大黄30克煎水服用。1剂咳血止，3剂胸中舒畅，肺脉独大之势消失。

小指月说，难道大黄有治咯血的作用？爷爷说，大黄能通降肠腑，肠腑降，肺气随之肃降。这样血随气升降，气降则血自降，气血归经，则咯血自除，脉势下行，则胸中得舒。小指月随后在小笔记本中写道：

《内经》说，肺合大肠，大肠者传导之官。所以治疗肺病咳嗽或咯血，如果病人伴有发热、痰黄或血色鲜红，脉势上亢，常规汤方中加进大黄，可获奇效。

◎诸逆冲上之口臭

《内经》说，诸逆冲上，皆属于火。

有个病人经常口臭，严重的时候，别人站在对面一米之外，都可以闻到他口中的浊气，而他自己却不自知。真是久在鲍鱼之肆不闻其臭！

指月摸完脉后，发现胃脉独大。爷爷说，这是什么病机呢？

小指月说，这是诸逆冲上，胃脉不降。爷爷点点头说，这便是口臭的根本原因，阳明胃肠下行之力不够，便通过脾胃开窍于口上泛外越，而臭气逼人。

病人说，有没有除口臭的专药啊，我嚼口香糖，用各种很贵的牙膏，又经常漱口，反复刷牙都没效。爷爷说，下水道不通，马桶当然往外泛臭味，你再收拾马桶都于事无补，把下水道通开才是王道。

病人说，医生你真行，这都让你看出来了。我一般都是两三天一次大便，而且排出来的不是成条的大便，而是粪球，像羊屎那样，甚为苦恼。

爷爷说，你这便秘和口臭是一不是二，通过通肠道都可以一起治疗。于是便给他开了大黄甘草汤，叫他拿回去泡茶，代茶饮。

小指月说，大黄可以荡涤肠胃，推陈出新，所以甘草补土缓急，可以缓和大黄之烈性。果然药后便通臭除，随后每次大便稍有秘结，他便采用这小方子泡茶，使大肠通畅，口臭便不上泛。

◎诸逆冲上之疗疮

《内经》说，诸逆冲上，皆属于火。

有个病人，平时睡醒后，眼中很多燥屎，经常眼中发红，稍微熬夜就目珠疼痛。这次跟朋友应酬，多喝了些酒，多吃了些肉，手臂上长了好几个大疔，先用青霉素、四环素等抗生素，用了几天效果不理想，甚至这疔毒有走黄的趋势。

爷爷问，这几天大便如何？这病人说，苦无大便，数日不排。

爷爷又问指月，这是什么脉象？小指月说，双寸上越，一派火热燔赤。

爷爷说，诸逆冲上，该怎么办？小指月说，不管疔毒、眼痛，一律用降下法。

爷爷说，就用大黄15克捣碎，水煎数分钟即可。病人服后两个多小时，便排出干燥的羊屎团，后来疔毒周围有松动之意，没有那么紧绷了。效不更方，再用大黄磨成粉剂冲服。因为大黄作散剂服之，一钱之力可比煎汤四钱，这样既节省药材，又能提高疗效，连服3日，每日2次，大便畅通无比，疔毒消退甚速。

爷爷说，大黄善于清上焦之热，故目痛红肿、牙痛溃疡皆以之为要药，又善解疔疮热毒，所以疔疮家以大黄为治疗疮毒热圣药，为什么呢？

小指月说，但见诸逆冲上，不管是目痛、牙痛，还是疔疮、肌肉疼痛，皆属于阳明所主。阳明火热下行，疔毒便不外发；阳明胃肠得降，头面热火便不上攻。重用大黄通其大便，以泻代清，降胃热下行，所以疔疮可愈，目痛可除。

《医学衷中参西录》载，疔毒甚剧，他药不效者，当重用大黄，通其大便自愈。

小指月随后在小笔记本中写道：

陈致善老中医初入临床，曾治族弟，患人中疔，用青霉素、四环素治疗 2 日疗效不佳。急请其父诊治，症见头晕、头痛、恶心、眼发花，大便已数日未解，此为疔毒欲发走黄。急用大黄 15 克捣碎，水煎 5 分钟即服，约 1 小时许，排出数枚干结粪便。时已下午，嘱半夜再服大黄粉 3 克，天明症状大减。再嘱服大黄粉，每次 3 克，每日 2 次，3 日而愈。

其父说："大黄乃治疗疔毒圣药，重用通便自愈。"又说："大黄下有形之积滞，泻血分中无形之实热，用之得当，确实有将军之功。"

◎诸逆冲上之吐衄

《内经》说，诸逆冲上，皆属于火。

有个病人阳痿早泄，他听人家说要服用壮阳酒，便花了几千块钱，买了鹿茸、狗鞭各类名贵药材，泡了一大罐，才喝了 3 天，就鼻子出血，牙齿出血，眼睛发红，如同兔子眼。他便不敢喝了，但鼻子还是经常出血，十几天都没有恢复的迹象。他便找来竹篱茅舍。

爷爷说，你这脉象本来就不弱，为何还服用壮阳酒呢？孰不知人参杀人无罪，大黄救人无功，到时把身体搞垮都不知道怎么回事。这人便有懊悔之意，说，别人都讲这药酒可以壮阳，为什么我服了就鼻子出血、牙齿出血呢？

爷爷说，若虚寒体质，得壮阳酒，可以稍安；若身体有实热，壮阳酒进去，就如火上浇油，其火立焚。小指月说，原来脉势上越，冲逆出血是这么造成的啊！

爷爷说，血从口鼻而出还算幸运，有些老人血管本来就脆弱，又好喝壮阳酒，稍微多喝点，眼睛红肿充血，甚则失明，脑血管破裂出血。

这人听后才幡然醒悟，原来壮阳酒并不是可以随便喝的。大家相互传说，只讲其利，不言其弊，喝到血脉偾张出血都不知道怎么回事。

这人说，那我阳痿早泄怎么办呢？爷爷摇摇头说，莫纵欲！这是你的身体在自救，你的气血自保都不够，更没有多余的气血外耗了，所以壮阳酒只是让你身体透支得更快而已。少欲延年，多欲败身。

小指月说，爷爷，像这种误服补药后吐衄血，是不是也可以用大黄？爷爷说，用含有大黄、黄连、黄芩的三黄泻心汤治疗吐衄血，是汉代张仲景所创用，后代医家都宗之。而清代唐容川的《血证论》，更把三黄泻心汤作为血证诸方之首，你看这是什么道理？

小指月说，心主血脉，主火，火逆冲上，必导致血液外溢，三黄泻心汤降气火即是降血。爷爷点点头说，没错，唐容川称此方全得力于大黄一味，逆折而下，破瘀逐陈，使血气下行不为患。用这三黄泻心汤泡水，便是止上逆出血之良方。当然也可以用单味大黄打粉，每次送服一两克，对于各类上逆出血，效果非常好。

这病人嫌打粉费时间，便抓了2剂三黄泻心汤，回去吃了一次就不出血了，吃了两次眼睛红的症状便消退了。看来大黄不是救人无功，而是有大大的功劳啊！

爷爷说，少用大黄降气以止血。大黄乃清降攻下妙药，能治疗上逆之病。上消化道出血，血往上往外溢。利用大黄，小剂量则清降，大剂量方为攻下。

随后小指月在小笔记本中记道：

戴裕光经验：生大黄粉1.5克，用于上消化道出血，是学习上海焦东海的经验。每4小时1次。如4小时内大便已解，便色黑仍如柏油便，再给大黄粉1包，每天可给2～3次。如大便已转黄，说明出血已停止，大黄粉即可停止。值得注意的是，此种用法我们的经验是只限于确诊为上消化道出血（胃、十二指肠球部溃疡），肝硬化伴食管、肠道静脉曲张出血不在此列。上消化道出血停止前后仍可按中医辨证论治，二者互不干扰。

◎诸逆冲上之中风

《内经》说，诸逆冲上，皆属于火。

有位老者，家人为他祝寿，备了非常丰富的酒席，老者吃得都撑了。第二天吃饭的时候，突然晕倒在地，神志不知。当时家里没有其他人，半个小时后，他自己醒过来了，才发觉头晕耳鸣，脑中嗡嗡作响，不知为何会睡在地上。他马上意识到自己会不会中风了，赶紧上医院量血压，高压180mmHg，明显有中风的趋势，赶紧服用各类降压药。这老者一直都喜欢中医，他便上竹篱茅舍去找老先生，看看能不能治根，不想没完没了地吃降压药。

爷爷看后说，指月，这是什么脉象？小指月说，脉势洪数。《内经》说，血之与气，并走于上，则为大厥。

爷爷点点头说，没错，这种脉势就是风火把痰瘀卷上大脑，很容易昏厥中风，脑血管破裂出血。这老者说，那我该怎么办呢？

爷爷说，你回去后首先要清淡饮食，吃饭只吃七分饱。这老者说，为什么呢？我不吃饱，就容易饿啊。

爷爷说，你一旦吃得饱胀，百脉不得下行，气火往脑袋冲得就更厉害，即便吃降压药也降不下来啊！老者听后点点头说，确实是这样，我吃降压药也管不住。

爷爷说，该用什么方呢？小指月说，气血上冲不降，眩晕耳鸣，就用天麻钩藤饮。爷爷说，单纯用天麻钩藤饮还不行，只降而不通，压力还是没法彻底缓解。

小指月说，那还要加什么药呢？爷爷说，还要加一味药，以打开风火痰瘀下行的通道，只要能使上逆的脉势下行，平降气血，这病便能够逐渐恢复。

小指月说，那就只有通下的大黄，气味重浊，直降下行，其势如破竹，便可以借助这急将军来开通肠腑，使风火痰瘀奔逆于上者能下行，脑部便不充血。

爷爷点点头说，就要这样，上病下取，引血下行，导气归田。天麻钩藤饮加一味大黄，就如同画龙点睛，有个向下的方向。

这老者吃后没有拉肚子，只觉得大便特别顺畅，头晕耳鸣之症迅速减轻，再去量血压便降到了 140mmHg，从此他便不敢再吃得过饱。

随后小指月在小笔记本中记道：

杨廷光老中医治疗中风常生大黄与酒大黄并用。中医认为中风乃气血并逆于上，机窍闭塞，壅而不通所致，正如《内经》所云："血之与气并走于上，则为大厥。"此时不论风火痰瘀，悉奔于上，冲逆犯脑，总属留而不去，其病为实之证，故在治疗上就应上逆者使其下行，故以通下为主法，以急应急，大腑一通，风火痰瘀之奔逆于上者得以下行，此乃平降气血之捷法也。然单纯通腑虽可解一时之急，但血瘀难除。杨老常用生大黄配酒大黄，大黄生用作用峻猛，泻下攻积，泻火清热，直折暴逆，取其上病下取，以引血下行。《药品化义》谓大黄气味重浊，直降下行。大黄酒制上行，泻下力较弱，功擅活血祛瘀。两药相配，升清降浊，通腑祛瘀，气血得调，风火痰瘀得去，则诸暴强直可缓解。

◎诸逆冲上之狂躁

《内经》说，诸逆冲上，皆属于火。

有个农户，性格非常暴躁。有一次他吃煮鸡蛋，用筷子去夹，没夹住，反而掉到地下，在地上滚个不停。他很气愤，于是跳过去用脚踩那鸡蛋。殊知没有踩着，鸡蛋滚到墙角去了，他更是愤怒，就想把鸡蛋碎尸万段，于是把鸡蛋塞到嘴里，使劲地嚼，嚼碎后又把鸡蛋吐掉，方才略解胸中怒火。家人跟他难以相处，想到这般暴躁，简直可以用狂躁来形容，得找医生看看。

小指月一看，舌红苔黄燥，脉滑数有力，很少按过如此搏指有力之脉势，内有实热，必定非常重，而且他面红目赤，呼吸气粗，声音高亢，像是去打仗泄愤。诸躁狂越，皆属于火。这分明就是一派诸逆冲上、躁狂火亢之象，好像炸药随时可以引爆一样。

这时爷爷问，你胸中是不是经常觉得烦热，好像有一团火在那里烧呢？这病人说，何止一团火，到处都是火。

爷爷说，平时大便怎么样？他愤愤地说，屙不出屎。

爷爷笑笑说，这看似心主神志问题，实则还是个阳明腑气不降。小指月说，那该怎么办呢？

爷爷说，上病下取，以泻代清，用大黄四两，酒浸一夜，水煎分三次服。单味大黄这么大剂量地用，指月还是第一次看到爷爷这么用。

爷爷说，实热堵塞，盘根错节，非大黄大刀阔斧，力斩群贼不可。此时若是手软，便是留下后患。如果稍微治不得法，很容易走向真正的狂躁。

这病人吃完第一天，大便通泻。家人问他怎么样啊？他和缓地说，好像身体里面下了一场雨，洗了一次凉水澡一样，胸中的那团火不见了。病人从此大便顺畅，狂躁暴戾的脾气缓和了许多。

小指月说，原来一味大黄可以改变一个人的脾气啊。爷爷说，不是大黄改变了他的脾气，而是他这暴躁的脾气就是肚子里那包屎憋出来的。火热降不下去，当然往上面冲，这心胸便狂越不止。随后小指月在小笔记本中记道：

《医宗说约》记载，治实热大便燥结发狂，用大黄四两，酒浸一夜，水三升煎之，分三服。能食，脉沉实有力者立愈。

◎诸逆冲上之呕吐

《内经》说，诸逆冲上，皆属于火。

有个病人，吃东西快一点，或者吃得热一点，吃完就会吐出来，而且感到咽喉、食管有烧灼感。

爷爷问小指月，呕吐是什么？小指月说，呕吐者，胃气之不降。

爷爷又说，你怎么知道他胃气不降呢？小指月说，舌红有火，实热易吐，热性上越也，吃得快吃得急也容易吐，此皆一派火曰炎上之象，所以当降其胃火。

爷爷点点头说，降其胃火以止呕用什么汤？小指月说，《金匮要略》记载，食已即吐者，大黄甘草汤主之。爷爷点头，便用大黄20克，甘草5克。

吃了1剂，胃中灼热感消失，2剂下去，那种吃完饭后呕吐的感觉便没有了。

小指月说，看来这还是一个诸逆冲上，皆属于火之象。大黄甘草汤通降胃肠如神啊！爷爷说，你知道《伤寒杂病论》里有多少个方子用到大黄吗？

小指月摇摇头。爷爷笑笑说，将近四分之一的汤方中用到大黄。

小指月一听，愣住了，他没想到张仲景对大黄如此情有独钟。

爷爷说，不是张仲景喜欢用大黄，而是大黄此药推陈致新、推浊阴下行之力，非他药所能取代。如果仅仅把大黄看成泻药，那就没有得仲圣心传，更没法尽大黄之功啊！《本草思辨录》记载，大黄之为物有定，而用大黄之法无定。不得仲圣之法，则大黄不得尽其才，而负大黄实多。

然后小指月在小笔记本中写道：

雒仲阳经验：苏某，女，23岁，未婚，工人。1975年11月15日初诊。病人平素体质较弱，2年来饭后即吐，伴有前胸堵闷，气短心悸，纳差头晕，经久不愈。舌尖红赤，苔黄腻，脉左弦右沉弦。证属胃热上逆。采用《金匮要略》缓中泻火之大黄甘草汤治之。处方：酒大黄12克，生甘草3克，煎1次，分2次服，早晚各半，3剂而愈。

◎ 大黄拾珍

张锡纯经验

愚在籍时，曾至邻县治病，其地有杨氏少妇，得奇疾，赤身卧帐中，其背肿热，若有一缕着身，即觉热不能忍，百药无效。后有乘船自南来赴北闱乡试者，精通医术，延为诊视，言系阳毒，俾用大黄十斤，煎汤十碗，放量饮之，数日饮尽，竟霍然全愈。为其事至奇，故附记之。（《医学衷中参西录》）

指月按：疗疮肿毒，热势炽盛者，必用气味俱厚之药。如大黄味厚，走下焦，撒毒出下窍。病人热不可忍，气血两燔，如非重剂，难以压下燎原火势。

赵炳南经验

赵老根据多年临床体会，实证带状疱疹后遗神经痛，非重用大黄不能达到破瘀祛病之效，常用量为15克，因大黄性迅速善走，最能破血中瘀血，其作用远非三棱、莪术辈所能相比，气滞血瘀所致的持续性疼痛，只有重用大黄，才能使气血相通，促病早愈，反之，畏药而忌用，只能使病情拖延，终会耗伤气血，到那时治之更难。正如张锡纯所说："盖用药以胜病为准，不如此则不能胜病，不得不放胆多用也。"

指月按：大黄有推陈出新之功效，既可清热解毒，又能活血化瘀，带状疱疹后遗症属于实证者，大都是气凝其痰血，热毒瘀于经脉。重用大黄可以流通气血，败毒瘀下行。

姜春华经验

姜氏用大黄治咯血的指导思想是肺部有瘀血。大黄，邹润安说："实斡旋虚实，通和气血之良剂。"撄宁生在《厄言》中说，他开始常用桃仁、大黄治血溢之证，但不知所以然，后听一老友说，吾乡有善医者，每治失血蓄妄，必先以快药下之。或向失血复下，虚何以当？则曰：血即妄行，违失故道，不去蓄利瘀，则以妄为常，曷以御之，且去者自去，生者自生，何虚之有？遂始知大黄治血，除故布新也。姜氏对大黄一味，确信邹、撄之言，多年用大黄治血证（大多数是支气管扩张咯血），常有立竿见影之效，无一偾事。

指月按：本身大黄降气最速，肺又与大肠相表里，如若血热妄行，大黄能降气以止血，此吐衄必降气之意也。它又能活血化瘀，有助于肺部陈血消除。

王正公经验

当今独生子女大多偏食，蔬菜吃得少，由于纤维素的缺乏而影响肠蠕动，助长了大便秘结。大便秘结会影响肺气的清肃功能而致哮喘加剧。诚如《素问》所说："咳嗽上气，厥在胸中，过在手阳明、太阴。"这是王老善用下法在理论上的依据。据初步统计，小儿哮喘病人大便干结者约占 60%。王老早年喜用桃仁、郁李仁、麻仁、生何首乌、生赤芍等涤肠之品，而晚年则善用生大黄，并认为大黄本身有治喘作用。如《金匮要略》之厚朴大黄汤治支饮胸满，己椒苈黄丸治痰饮水走肠间，皆为治喘方，又如《千金要方》紫菀汤、五味子汤这些治咳喘之方皆用大黄，故大黄治喘本是经典之法。王老认为只要咳喘而痰稠之病人具有：汗多，大便干；或舌尖红，口干；或脉数，大便干，即使病人每日有大便亦可用大黄，不必待便秘才用。他说大黄有消积、清肠、豁痰、凉血祛风、祛瘀通络等功能，不能把大黄单纯看作泻药。

指月按：肺病治肠，肺肠相表里，大肠传导通畅，有助于肺部浊阴下降；大肠积滞不通，肺气肃降就会受阻，停痰留饮就会增多。而有不少哮喘病人，服用西药利尿，虽然使肺之水气能从膀胱利走，减轻喘促，但同时会使肠中津液减少，加重大便秘结，影响浊阴排泄，反而又会使肺中痰喘复发。所以五脏之间关系密切，必须真正理顺，方能用药无误。

陆长清经验

（1）利胆消石：陆老治疗急慢性胆囊炎及胆石症时，往往在辨证施治的基础上，始终坚持加用大黄，其剂量视症情缓急而酌定轻重，急、实者则用 20～40 克，缓、虚者则用 5～10 克；或用清宁丸，每次 3～5 克，每日 1 次，以保持大便通畅为度。

有清化湿热、利胆消石之功，恒与柴胡、郁金、蒲公英、黄芩等伍用。

（2）延缓衰老：人体衰老与动脉粥样硬化有密切关系，动脉粥样硬化又与血脂水平高低有关。具有推陈致新、活血降脂作用的大黄，便是一味很有前途的延缓衰老的药物。陆老通过亲身体验，证明它确实具有此作用。生大黄研极细末，以胶囊装盛，每次2粒，每日1～2次。一般1个月后，胆固醇、三酰甘油均有明显下降，持续服用，老年斑可逐步消退，精神振爽，思维敏捷，步履轻健，大有延缓衰老之功。但体素脾虚者，可减小剂量。

（3）定乱致治：陆老评价大黄之功："人但知见良将之大勋，而不知者有良相之硕德""若能泻火，若能补虚。"可谓大黄之知音。大黄善于推陈致新，降阴中之浊阴，邪去正安，定乱致治。大黄对多种原因所致急慢性肾衰竭、尿毒症，均有良效。大黄善于降低血中尿素氮及肌酐，既可内服，又可灌肠，屡用得效。

肾功能不全、尿毒症病人，肌酐、尿素氮久久不降，病情危重，又无条件血透者，陆老每于辨治方中加用生大黄15～30克内服，灌肠方调整为生大黄、生牡蛎、蒲公英、六月雪各30克，制附片10克，丹参20克。每日1剂，水煎取汁200毫升，点滴灌肠，每日1次，直至好转。有一病人，每日内服及灌肠之大黄达85克，亦未见泄泻之象，病人甚感舒适，可供参考。

指月按：胆管亦属六腑之一，大黄能开六腑下行通道，所以能利胆退黄，而仲景茵陈蒿汤用它便是此道理。有一日，爷爷问，何药消胆结石最妙？指月说了金钱草、鸡内金、郁金，一大堆治胆结石的"金刚钻"。爷爷摇摇头，只说了一味大黄。《本草正义》称大黄迅速善走，直达下焦，深入血分，无坚不破，荡涤积垢，有犁庭扫穴之功。所以身体管道或血脉有堵塞，用大黄可以清理开，同时人老老在血管上，所以延缓衰老，就要对血管进行大清扫，而大黄能明显助血管推陈出新。所以它降血脂、胆固醇，以延缓衰老之功广为世人知晓。但世人都畏其将军峻猛，不敢轻用，殊不知盘根错节，非斧斤不能断除。

张静荣经验

行医伊始，遇一便秘病人，根据病人苔黄燥、脉沉实有力等，诊为燥屎内结，投调胃承气汤下其燥屎。病人急欲解除3天不便之苦，返家后及时煎药内服，服药2小时后未见大便，派家属来问缘由。我考虑是药不胜病，嘱服黄连上清丸1粒，以增强泻下之力。3小时后，病人又派家属来，诉说仍未大便，且腹胀腹痛难忍，再三恳求，火速解除痛苦。我沉思良久，踌躇难决，前剂中已用大黄15克，后又加服黄连上清丸1粒，论药力已算不小，为何服药3小时后仍未大便？

迫于病人家属的急切心情，我又嘱其再服半粒黄连上清丸。病人家属走后，翻书数部，不得其解，殊觉惘然。此时，病人家属又登门告急，极言病人痛苦之状，要求再加药下其腹中燥屎。我迫于无奈，又嘱其加服黄连上清丸半粒。自此，直至晚饭后未见病人家属再来。我因病人安危所系，遂到病人家中走访。刚一进门，正遇病人从厕所出来，问其病苦，他却啼笑皆非，说服药5小时后大便，1小时内已泻4次，虽便秘之苦已除，而腹泻之病又难支矣！面对病人，我心中惭愧万分。返回途中，始悟出大黄服药5～6小时后才产生泻下作用的道理。由于忽略了药物发挥作用的时间，致使病人燥屎虽下，而腹泻难收。自此，我对药物的作用时间特别留心，方知其中大有学问。如麝香、冰片，服药后1～2分钟便可发挥作用；叶、花类药物，服药2～4小时后可起作用；根茎类药物，服药4～6小时才起作用。以上仅为一般规律，随着剂型改革，药物发挥作用的时间也会改变。

指月按：《伤寒论》用服冷粥之法来止泻，如果不能及时找到冷粥，可以用冷开水。《黄河医话》提到，用冷开水止药物引起的泻下，不仅适用于大黄，而且对甘遂、芫花等药引起的泻下过度，急饮冷开水，其泻亦可止。

赵绍琴经验

就赵师所见，肾炎当以清热利湿、凉血活血化瘀为主。活血化瘀系此病治疗一大法，确有良效。近代研究亦证实可改善肾功能。临证中，赵师每多用赤芍、丹参等药，其独到之处每用大黄1～3克与群药同煎，凉血祛瘀而生新。

指月按：人身的气血应该日新又日新，一日不新则一日容易得病。所以用活血药配合通腑的大黄，就相当于血管清道夫。能把血脉里的污浊扫出体外，就像给房间大扫除一样。大便不可一日不通，血脉不可一日不畅。用活血药加大黄，不单为治肾炎而设，众多疑难杂症的治疗，皆可从中受到启发。

李寿山经验

大黄气味俱厚，能泻下破结，下瘀血，破癥积，行水气。大黄功效之一，健脾和胃，祛瘀生新。单味酒制大黄，研末水泛为丸，名独圣丸，每服0.3～0.5克，每日服1～2剂，有助消化增食欲、推陈出新的作用。对此，历代医家多用复方如下瘀血汤、大黄䗪虫丸等。余喜用一味独圣丸治疗瘀血证，尤其对血瘀经闭的干血痨证疗效更佳。

曾治一28岁的已婚女病人，月经期突受惊吓而致经闭15个月之久，渐至瘦弱不堪，肌肤不荣，毛发脱落，面色萎黄，舌质暗赤有瘀点，舌下络脉呈淡紫、怒张粗长，脉沉涩。诊为血瘀经闭证。妇科检查，卵巢功能低下，不能排卵，子宫萎缩如童年，怀疑为席汉综合征。中西医各法治疗不愈，病情日渐加重。予服独圣丸，每服 0.5 克，每日 2 次。服药旬日，食欲稍增；继服 2 周，大便色黑略溏，少腹重坠；又服 2 周，经水来潮，量由少而多，少腹痛，下黑血块若干，块去痛减，经色由黑暗而变红，约 7 日经尽。此后按月经行，诸症消失，体重渐增，肌肤润泽，毛发复生，面色红润，脉舌均转正常而告愈。半年后怀孕，按期顺产一女婴，全家皆大欢喜。

指月按：大黄小剂量服用，有以通为补之意。所以说少量用大黄能健胃，本身它又可以活血去瘀，故大黄䗪虫丸治瘀血阻闭，首推大黄为君药，配合活血化瘀的虫类药，能够开瘀血下行通道。

杨柏如经验

少时，一堂弟约 7 岁，患全身水肿几达半年之久，皮肤㿠白娇嫩，几欲出水，不知其病起于何因。乡间无医药，唯赖单方验方，冀其幸中。谁知药不对症，愈治愈沉疴。一日，家中请得一草医，他貌有难色，视之良久，乃曰："此病不治必死，治则或可生还，只是关隘险甚，不敢施治耳。"杨氏叔祖道："病已至此，亦只好死马当活马医，死无怨言。"那草医即取生大黄一大块，命煎汤顿服。服后患儿下泻如注，水肿全消，经饮食调理而愈。回顾此证，似为肾小球性肾炎。其本为肾热，标为脾肾阳虚，脾肾阳虚尿闭而水肿，氮质血症亦日增。用大黄解下焦之肾热，是谓治本，且有消水及解氮质血症之毒的作用，水消后再调理脾胃则脾肾之阳得复，故愈。自此杨氏为医，凡遇尿毒症而体力能支者，恒用大黄解毒消肿，多能延长病家生命。

指月按：大黄能去宛陈莝，陈莝去则肠胃洁，癥瘕尽则营卫昌，不补之中有真补存焉。虽然看似大虚之症，但大虚往往有大堵。用大黄令堵者通，则五脏元真通畅，人即安和。所以对于疑难重症来说，打开闭塞很重要，大黄急则治其标，能够急开支流。不过后期调理，扶正就显得相当重要，以防邪去正虚。

2. 芒硝

◎芒硝碎大便

成无己说，气坚者以咸软之，热盛者以寒消之。故张仲景大陷胸汤、大承气汤、调胃承气汤皆用芒硝软坚去实热，结不至坚者，不可用也。

有个病人，习惯性便秘多年，最让他苦恼的不是便秘，而是肛门经常被硬结的大便弄得撑裂出血。他虽然吃了不少润肠丸，但每次大便仍然避免不了肛裂出血。于是他便找来竹篱茅舍。

小指月看后说，爷爷，治疗便秘为什么没有固定的汤药呢？爷爷说，五脏六腑都跟大肠相关，魄门亦为五脏使，五脏六腑都要使用肛门来排浊，你想想哪些原因会导致便秘？

小指月说，肠燥津枯，大肠失润，最容易导致便秘，所以常用麻子仁丸、当归润肠丸等各类滋润之品去滑通大便。

爷爷说，治便秘之道，非独润肠通便，通宣理肺，疏肝利气，强心养血，温肾助阳，以及健脾运化，都可以加强大肠动力，促使肠道畅通，所以要因人因病而异，不可偏执润肠通便一法。

这病人说，大夫，你说的麻子仁丸、当归润肠丸，我通通吃过，大便还是坚硬难下，最苦恼的便是便后肛门出血。爷爷说，指月，你看该怎么办？

小指月说，用大黄这将军之药，应该可以推陈出新？这病人摇摇头说，大黄苏打片之类的，我不知道吃了多少，吃得肚子痛，大便还是干结难排。

这回指月倒真的想不出什么招了，这么顽固的便秘，又这么耐药。爷爷笑笑说，不是顽固、耐药，而是没有用对药。小指月说，怎么没有用对药呢？

爷爷说，你没听他说吗？大便坚硬如石，撑裂肛门啊，你要想到能不能先把他的大便软化打碎？这样不用润肠攻下，被软化打碎的大便就顺畅排出来了。

小指月一拍脑袋说，爷爷，我明白了，要选用咸寒之品，只用苦寒降火药，不能碎大便，只用滋润，大便一样坚硬如石块，难以排出，必须先用味咸之品。

爷爷说，为什么呢？小指月说，咸能软坚散结，我把大便看成坚结，要先把它软化碎裂。

爷爷说，那你想到用哪味药没有？小指月说，就用大黄的好搭档芒硝了。

爷爷说，你怎么想到用芒硝的？小指月说，大承气汤不是治疗痞、满、燥、实的四大阳明秘结之症吗？痞满有枳、朴降气，燥有芒硝去碎裂，实有大黄去攻下。如果是大便纯燥结坚硬，便可纯用芒硝去软坚散结。

爷爷笑笑说，没错，芒硝的通便功用主要用于大便燥结，特别是干燥得像羊屎那样的最为适宜。临床用芒硝通秘结，要抓住大便燥结的主症，如果是一般的大便干结，并不坚硬燥结，可以不用芒硝，或者少用。

然后爷爷便叫病人多吃青菜，少吃煎炸之物，并且每天晚上用 6 克芒硝调点蜂蜜送服。这样吃了十多天，大便天天通畅，肛门再也没有被撑裂过，也没有腹泻的副作用。这病人笑着说，治了这么多年，花了这么多钱，想不到就用这么点药，解除了我这么多年的苦闷。

小指月说，看来不是便秘者耐药，而是没有用对药啊！随后小指月在小笔记本中记道：

安徽名老中医龚士澄临床常用甜杏仁、柏子仁、郁李仁、瓜蒌仁、火麻仁（五仁汤）治津枯肠燥，大便艰难，以及年老及产后血虚便秘，安全有效。若大便硬如羊屎而又搏结成块，虽近肛门，亦难排出者，每用玄明粉3~5克，分2次化入五仁汤内，硬结大便即变软变稀，易于排出。虽多次用之，亦未见泻下及损正之弊。

麻子仁丸治疗阴亏肠燥，久久不愈之便秘，老幼咸宜。但亦有部分病人服之乏效，或用时便通，停药又秘结。对于此类病人，陕西省名老中医杜雨茂常在麻子仁方原方中加玄明粉一味，或为丸剂，或改丸为汤，其通便之效益彰，且愈后不易复发。玄明粉咸苦润下，通便效卓而不伤正，助麻子仁丸之力而无留弊之虞，加入麻子仁丸，自可获预期效果。

◎ 用化痰药也能治肩周痹痛

《神农本草经》记载，芒硝除寒热邪气，逐六腑积聚、结固、留癖。

小指月说，一般人只认为芒硝是泻药，所以不是便秘很少用。

爷爷说，泻法并不局限于肠道，如果善用泻法，十二经之痰浊，周身血脉之瘀血，皆可以导归大海，顺泻而去。小指月说，难道芒硝不仅治疗肠道秘结的腹痛，还可以治疗经络血脉壅塞导致的痹痛？

来了一个肩周炎的病人，肩部活动不利，稍微后展一点，就痛得哇哇叫。

爷爷说，你这痛了多久了？病人说，都3天了，还没好，晚上把手缩在被子里怕热，伸到外面又怕凉。

小指月说，怕冷怕热乃血脉不通也。爷爷又问，晚上睡觉打呼噜吗？病人点点头。

小指月知道，肥头胖脑、脖子短粗的人晚上睡觉容易打呼噜，因为痰浊重，容易阻塞呼吸道，特别是吸烟喝酒比较厉害的人，再不注重清淡饮食，痰浊多得怎么吐也吐不干净。但小指月并不知道为何爷爷要问他打不打呼噜。

只听爷爷说，舌苔黄腻，脉弦数，用含有芒硝的茯苓丸。小指月便把茯苓、半夏、枳壳、芒硝四味药写了出来。奇怪，这四味药没有一味药活血化瘀，也没有一味药疏通经络,更没有一味藤类药止痹痛,这样怎么能够治疗肩周炎痹痛呢?

这病人也没管那么多,带了3剂药回去,喝完2剂药,肩周炎痹痛就好了,喝了第三剂药,手臂挥洒自如,没有那种活动受限之感了。只是这几天排出大量黏糊糊的大便,排完后觉得身上挺轻快的。

小指月终于忍不住内心的疑惑,便问,爷爷,这茯苓丸怎么能治肩周炎,我怎么想也想不通?爷爷说,那你看它能治什么呢?

小指月说,茯苓丸就像半个二陈汤即半夏、茯苓,半个承气汤即芒硝、枳壳组成。如果用一句话来说,这茯苓丸的作用,就是用半个二陈汤化胃里的痰,再用半个承气汤把这些痰通过肠道排出体外。

爷爷说,那病人服后有没有达到这个效果呢?小指月说,他服完药后确实拉了不少黏液痰浊。爷爷又说,你想想,这些黏液痰浊从哪里下来的呢?

小指月又说,还不是胃肠里下来的。爷爷又说,胃主什么?

小指月说,阳明主肌肉。爷爷又问,肌肉有痰,是治肌肉,还是治阳明胃肠?

小指月说,当然要治胃肠了,胃肠为生痰之源,肌肉里的痰也是胃肠痰浊上泛啊。爷爷又问,手阳明大肠经怎么走啊?

小指月说,从食指的商阳穴沿着二间、三间到合谷虎口,一直循着手臂绕道肩部,再上走口鼻。爷爷笑笑说,胃肠的痰浊清下来后,那胃主的肌肉和阳明大肠经络所过之处的痰浊,不就纷纷都收下来了吗?

小指月一拍脑袋说,爷爷,我明白了,你的意思是通降胃肠里的痰浊,就是通降肌肉里的痰浊,所以治疗各类脂肪瘤、肌肉包块,或者经络血脉被痰浊堵塞,都要先通胃肠。爷爷点点头说,十二经为江,胃肠为海,这是《内经》的经验。

小指月说,我这下算彻底明白了,爷爷是把十二经的痰浊通过茯苓丸导归肠胃大海。这样百川归海,浊降清升,血脉经络通畅,所以痹痛消除。

爷爷笑笑说,看他舌苔黄腻,知道他有痰湿,再问他容不容易打呼噜,就知道他浊阴不降。这些痰浊降不下来,肩周的经络血脉就被堵得严严实实,怎么能够灵活运动呢?所以一旦确定痰浊挡道,只需迅速让浊阴出下窍,不管是打呼噜,还是肩周炎,或者是鼻炎、头痛,这些症状都会随着浊阴下降而减轻。

小指月说,《神农本草经》说芒硝除寒热邪气,逐六腑积聚,我知道是什么道理了。它通过味咸软化一切痰浊,再通过性寒降归六腑,这样肩周没有浊阴阻塞,那么手臂怕冷怕热的现象就消除了,也不会放在被子里就热,伸出来就怕冷。

然后小指月在小笔记中记道:

指迷茯苓丸能够软化肩部顽痰，从胃肠排泄而去。

◎结石和燥屎都是坚积

《珍珠囊》记载，芒硝其用有三，去实热一也，涤肠中宿垢二也，破坚积热块三也。

小指月说，芒硝不是攻肠中燥屎秘结的吗，怎么爷爷治疗胆结石、肾结石也喜用芒硝？爷爷说，燥屎秘结是不是积聚啊？小指月点点头。

爷爷又说，胆结石、肾结石算不算积聚啊？小指月想了想，又点点头。

爷爷说，既然都是积聚，只要是实热堵塞的，都可以用芒硝去破碎泻下，这叫异病同治。小指月说，智者察同，愚者察异。我明白了，爷爷。

爷爷接着又说，非独肠中燥屎，身上结石，但凡五脏积聚硬块，留结不去，顽固难化，甚至坚硬如石，都可以活用芒硝。

小指月说，原来结石和燥屎都可以看成是坚积。《神农本草经》说，芒硝能化七十二种石，是不是这个道理？爷爷说，没错，但芒硝化石软坚必须把握一点，这些坚积、石块必须是热淫于内的产物，是身体热势亢盛，炼液成痰成石。

小指月说，我明白了，《内经》说，热淫于内，治以咸寒。芒硝以它咸寒之性，能软化热结，肃降热火，所以积自化，热自撤。

有个胆道泥沙样结石的病人，并发胆囊炎，恶心呕吐，胁肋胀痛，时时发寒热，口苦咽干。

小指月说，但见一证便是，用小柴胡汤。爷爷说，小柴胡汤和解少阳、退寒热之力有余，但攻通胆道结石、消除炎症之力不足。

小指月说，那是不是要加点攻下排石的药？爷爷点点头说，就用柴胡加芒硝汤，芒硝直接冲服，软坚泻热治其本。

这病人吃完药后，大便微微拉稀，胸胁部松缓，剧痛顿失，恶寒发热、恶心呕吐之感亦随之而去。再去做B超检查，发现胆管的泥沙样结石居然排走了。

爷爷说，很多胆结石并发胆囊炎，只消炎而不去软化结石，这胆囊炎就容易复发，如若见到口苦咽干、尿黄、脉弦等一派胆火热盛之象，便用咸寒之品，软之、化之、降之、下之，结消热退，胆道舒畅，炎火自息。

随后小指月在小笔记本中记道：

河北名老中医乔保钧经验，芒硝为君配制溶石丸治疗胆石症。芒硝50克，白矾25克，大黄100克，鸡内金100克，郁金100克，穿山甲100克，赤白芍各

50克，石韦100克，威灵仙100克，广木香30克，莪术30克，延胡索50克，金钱草150克。按以上比例下料，共为极细末，加工成水丸，如梧桐子大小（名"溶石丸"），装瓶备用。每服15～30丸，温开水送下，1个月为1个疗程，一般需连服3～6个疗程。曾以本法观察350例，治愈68例，好转249例，无效33例，总有效率为90.6%。

成都名老中医邹学熹经验，用芒硝为主，配制成化石散治疗胆结石疗效可靠。具体用法是：芒硝60克，明矾30克，共为细末，每次服1～3克，每日服2次，3个月为1个疗程，一般服用1个疗程后胆结石即得以排解，正如《神农本草经》所言，"芒硝能化七十二种石。"尹某，男，42岁。1991年4月18日初诊。病人右胁下常发生绞痛，反复发作已2年，西医曾诊断为慢性胆囊炎伴结石。邹师本《金匮要略》硝石矾石散之意，用芒硝60克，明矾30克，共为细末，每次服3克，每日2次，用金钱草50克煎水送服。连续服用6个月为1个疗程。病人服用1个疗程后，西医检查胆结石已被排出。

◎暗度陈仓巧用药

《医学衷中参西录》记载，朴硝味咸微苦，性寒。禀天地寒水之气以结晶，水能胜火，寒能胜热，为心火炽盛有实热者之要药。疗心热生痰，精神迷乱，五心潮热，烦躁不眠。

有个女孩，因为高考失利，精神受点刺激，狂躁怒骂，不避亲疏，甚至爬到房顶唱歌。看病、吃药也不配合，强行灌药也灌不下去，入口即吐。家人没有办法，只好上竹篱茅舍来请教。

爷爷说，凡神志狂乱之疾，皆是心失所主，为什么心失所主呢？小指月说，诸躁狂越，皆属于火。

爷爷又说，心火是从哪里烧起来的呢？小指月说，听这家人说，病人边骂边吐痰，痰生于胃肠，火烧于心胸，所以治心胸之火，必须堕胃肠之痰。而且这病人多日不大便，肠中燥结，亦导致积热化火，而见燎原之势。

爷爷点点头说，那有没有一味药，既能消化顽痰，堕降浊阴，使这怪病多痰之症消除，最好还能够软化燥屎，开通六腑热火下行之通道，使邪去而正安？

小指月说，应该用芒硝。芒硝味咸能软痰结，性寒可降心火，又能够开通六腑，碎化燥屎，这样浊阴去则神志清宁。爷爷又笑笑说，思路是好思路，可病人现在六亲不认，百药不进，没法服药。

小指月也没办法。爷爷笑笑说，还是有办法的。然后叫这家人用芒硝当盐用，放在平时日用饮食之中，就这样连续吃了一段时间。这招暗度陈仓之计还真有效，使这癫狂的病人吃药也不知道是在吃药，情绪一天天平复，因为亢盛的痰火积热一点点地被芒硝撤下去了。这样将近一个月，这个病人心中的火热消解，神志渐渐清明，也不再吐痰了。

小指月说，爷爷，这招太厉害了，《本草纲目》里说芒硝生于盐卤之地，状似盐巴，正好把这药物化于饮食之中，使病人不知不觉中痰火积热下撤，神志得清。

爷爷笑笑说，非但如此，各种心脉亢盛，烦躁失眠的病人，用了清心通窍之药，稍加点芒硝冲服，往往可以很快地缓解六腑积热扰心，痰浊化火乱神，所以烦躁可解，失眠可安，癫狂可缓。

小指月说，原来芒硝治疗癫狂烦躁是这个道理。它本身寒能清热，所以可清心经之热，咸又可以软坚散结，顽痰胶痰、燥屎坚结都能被软化开，最后苦又能泻下，所以能够从上往下消尽人身之渣滓污秽，心神得到清静，便不狂躁了。

随后小指月在小笔记本中记道：

《医学衷中参西录》记载，一少年女子得疯疾癫狂甚剧，屡次用药皆未能灌下。后为设方，单用朴硝当盐，加于菜蔬中服之，病患不知，月余全愈。朴硝咸且寒，原为心经对官之药（心与小肠相表里，泻肠道痰积即是撤心火下行），其咸也属水，力能胜火，而又寒能胜热，且其性善消，又能开结，故以治心热有痰者最宜。

乔保钧经验：芒硝冲服治疗癫狂。芒硝性寒，禀天地寒水之气以结晶，水能胜火，寒能清热，为心火炽盛有实热者之要药。乔师常在清心宣窍药中加入芒硝一味冲服，用治心热生痰、痰热闭窍所致烦躁失眠、神昏癫狂诸疾，每有良效。

如曾治麦某，女，35岁。5个月前曾患乙型脑炎，经西药治疗，高热渐退，继之烦躁时作，甚则神昏意乱，狂叫不止。西医诊为"乙脑后遗症"，中医诊为"癫狂"，屡用安定、奋乃静及中药涤痰汤等效果欠佳。刻诊：不时狂叫，烦乱不安，伴头痛头晕，口干喜饮，失眠便干。查形体消瘦，眼结膜满布血丝，舌质红赤，苔黄，根部厚腻，脉弦滑。证为阴虚阳亢，痰热扰心，清窍被蒙。治宜滋阴潜阳，清心化痰，宣利清窍，安神定志。处方：生龟甲30克，白芍15克，麦冬10克，山栀子9克，淡豆豉9克，黄连9克，琥珀4克（冲服），胆南星9克，川贝母10克，郁金10克，玄参15克，僵蚕15克，大黄5克，生甘草6克，淡竹叶3克。7剂，水煎服。服上药头痛头晕明显减轻，但仍不时狂叫，烦乱不安，遂宗上方，另加芒硝10克冲服。服3剂，排弹子大小的燥屎数十枚，又服泻下，每日数次，随之烦躁明显减轻，狂叫渐止，神志转清。上方出入（芒硝减为3克），续服20余剂，病愈，至今无恙。

◎炸药要安放在哪里呢

《医学衷中参西录》记载，芒硝外用化水点眼，或煎汤熏洗，能明目消翳，愈目疾红肿。

有个采石场的工人，他专门负责炸石头，安装炸药。最近眼睛红肿热痛，眼睛还经常跳动。这工人听人家说，左眼跳财，右眼跳灾，现在右眼跳得厉害，会不会有灾难呢？搞得他都不敢再去采石场了。

这工人到医院，又是抗生素，又是消炎药，刚开始有效果，可一旦不用药，眼睛又红肿起来，而且眼睛跳得更厉害，一派热邪鸱张的样子。医院又给他用了冰硼散点眼，这眼睛红肿还是没退掉。他便找来竹篱茅舍。

爷爷说，为什么眼睛会跳动呢？小指月说，热极生风，风主动。

爷爷又问这工人，你是怎么炸石头的？这工人便说，要往大石头的缝隙下面装炸药，才能够炸得开。爷爷说，如果在石头表面装炸药，怎么样呢？

这工人笑笑说，隔靴搔痒，炸个皮毛而已，既浪费炸药，也难以炸得开。爷爷便说，没错。炸药安放在恰当的位置很重要。

这工人说，为什么我用了眼药水，还用了消炎药，这炎症还消不了呢？爷爷说，都在城墙外边打仗，没有深入到敌人的老巢去。

这时小指月好像听明白了些，而这工人还没有听明白。爷爷说，攻城要里应外合，才能够快速取得胜利。用药如用兵，用冰硼散和消炎药，只是在外围作战。如果不深入到六腑里头去，把上面红肿热痛的来源——肠道积热硬结炸开排掉的话，那你上面的火降下去，它随后又会烧起来。这下工人终于听明白了。

爷爷便说，加点芒硝冲服，粉碎肠道中的燥屎，直接治其眼火的老宅，拔其红肿之根本。这工人吃完药后，排出一大堆燥屎，随即火势下行，眼中为之清凉，红肿胀痛之感顿消。

小指月就说，同样含有芒硝的冰硼散在外面作战，只能暂时把火熄了。一旦把芒硝化成汤药，暗度陈仓，直接送到肠腑中，这时再碎开大便，炸掉积结，上边的热肿便没了来源，就像断敌粮草一样，其势立衰。又像攻城不从外面攻，而是从里面瓦解敌人的城堡，不攻自破。

爷爷笑笑说，用药如用兵，兵法和医理是一贯相通的。故徐灵胎说，孙武子十三篇，治病之法尽矣。所以，指月啊，回去还要好好再读读《孙子兵法》，这样才能让医理思维更加圆通。

◎芒硝拾珍

张锡纯经验

奉天刘馭陈，年40余，得结证，饮食行至下脘复转而吐出，无论服何药亦如兹，且其处时时切疼，上下不通者已旬日矣。俾用朴硝六两，与鲜莱菔片同煮，至莱菔烂熟捞出，又添生片再煮，换至六七次，约用莱菔七八斤，将朴硝咸味借莱菔提之将尽，余浓汁四茶杯，每次温饮一杯，两点钟一次，饮至三次，其结已开，大便通下。其女时患痢疾，俾饮其余，痢疾亦愈。

指月按：鲜莱菔片即新鲜的萝卜切片，芒硝和萝卜同煮，过滤放冷结晶，即玄明粉。用芒硝和萝卜同煮，通下力量更足，因为本身莱菔下气就很厉害。饮食如果堵截在中焦，胃口不开，农村的老百姓都知道吃点萝卜干，或者熬些萝卜汤喝，就能很快消食下气，使胃口大开。

马骥经验

马氏治疗砂石淋习用自制化石汤和化石散二方，或单用或并用，收效迅捷。化石汤方：生地黄25克，四川大金钱草50克，冬葵子25克，胡桃肉50克，石韦15克，滑石25克（包煎），瞿麦20克，炒车前子25克（包煎），川牛膝25克，生甘草10克，净芒硝20克（另包，分3次服，若腹泻可适当减量）。水煎，每日1剂，分3次温服。化石散方：琥珀30克，芒硝100克，硼砂20克，海金沙100克。将上药研成极细末，每日5克，分3次服。

指月按：芒硝，古人又叫硝石，可以消各类结石，能够化大的结石为碎沙，所以张仲景《伤寒论》里有柴胡加芒硝汤，可治各类胆囊炎、胆石症引起的胁肋硬满，即少阳证兼有里实热，用之大便通利，胸胁松开。如果是尿路结石，便可配合通利膀胱之品，加碎石的芒硝，硬块变软变细，便有利于排出。

关松经验

关氏家传善于芒硝外用，疗效显著。一是治肝胆结石。芒硝配以他药内服治结石，临床报道较多，因此药具有软坚散结、清热化石之功。但芒硝外用治肝胆结石则为鲜见。本法始于关氏的爷爷，当年因农村养猪者多，皆习以芒硝喂养，取其泻火通便、健胃消食，故家中备货较多，每次进货后都堆放在原处，久之发现所堆放墙脚，不仅受芒硝的浸蚀而墙脚砖石膨胀生白毛，更发现芒硝边上的小石头也在变小且易碎，便觉得此药消石之力甚强。恰有邻里70余岁老人患肝胆结石，因年岁较大，不敢也不愿动手术，经住院中西医保守治疗后，仍时胀痛难受，关氏爷爷便取两把芒硝，嘱用细布包裹后，晚上及白天闲时置放于肝胆结石疼痛部位，并以绷带绑紧。当晚应用，疼痛即止，后即连续按此法应用半月余，皆未再见疼痛，后再做B超检查未发现结石，亦未再发疼痛。有一例为证，后见肝胆结石者，服用中药的同时皆嘱咐配合此法，效果非常显著。且无论肾、胆结石，在应用汤药时，视体质强者皆配以芒硝一味，皆明显提高排石、溶石疗效。

二是治急性湿疹。急性湿疹，西医多以抗炎治疗，但又易转为慢性，且控制渗液时间较慢。关氏家传，见湿疹渗液者，皆施以芒硝外用湿敷，应用一两次渗液即可减轻至好转。具体用法：一次取芒硝约200克，用约500毫升温开水溶化后，用毛巾浸泡于药液中，稍拧干不至滴水，即用湿毛巾敷于患处，每次可敷30分钟，每天敷两三次，甚者可连用2天。

三是治漆疮。漆疮是因接触漆树、漆液、漆器或仅嗅及漆气而引起的常见皮肤病，相当于西医的接触性皮炎。农村患病较多。治疗一般以抗过敏或清热解毒及外用法治疗。关氏家传几十年皆采用芒硝治疗漆疮，其疗效较其他治疗方法显著，一般一次可愈。具体用法基本同急性湿疹用法，患病面积大者也可采用泡洗。

另外，芒硝还可以用来外洗治痱子，外敷回乳，湿敷治阴茎水肿或包皮嵌顿。在家传二仙合剂中亦用芒硝软坚散结，清热泻火。芒硝外治范围甚广，可广泛应用于急性、热性皮肤病，还有待临床去实践与验证。

指月按：内治之药即外治之药，大黄、芒硝一般用于泻下通便，但很多疑难杂症，壅滞堵塞，往往少不了它们。芒硝能软坚止痛，外用有软化硬肿、消除疼痛的作用。各类皮肤湿疹、瘙痒，用芒硝也价廉易得，疗效确切。芒硝在外治法里发挥的作用，往往鲜为世人知晓。

河北有个叫乔保钧的老中医视芒硝为"圣药""佳品"，广泛运用于内、外、妇、儿诸疾，常应手而效，现将其经验略作介绍。

（1）粉剂外敷治乳痈：取芒硝500克，碾碎，装入20厘米×15厘米的布袋内，敷于乳房表面，待芒硝硬结成块，倒出晾干，碾碎后，如前法重复使用。主治乳痈，症见乳房局部变硬、肿胀热痛、发冷发热等。重者配服麦英合剂（炒麦芽100克，蒲公英50克），每日1剂，水煎服。

（2）煎剂洗浴治疗皮肤瘙痒：取芒硝100克，霜桑叶30克，加入水中煎煮10分钟左右，将滤液兑入温水中洗浴，治疗老年皮肤瘙痒症，每日1次，一般3～

5 次即有明显效果。

（3）油剂贴敷治疗腮腺炎：取芒硝、青黛各等份，研细混匀，用香油调为糊状，平摊在消毒纱布上，敷于发炎的腮腺部位，每日 1 次。先后以此法治疗 24 例，均获痊愈。

（4）溶剂洗头治疗斑秃：取芒硝 10 克，冰片 1 克，柏叶 30 克，白芷 9 克，生姜 30 克（切碎），先将后三味加水煎煮约半小时，再加入芒硝、冰片，充分搅拌，续煎数分钟，过滤，取滤液洗头，每日 1 次，1 个月为 1 个疗程，一般 1 个疗程即有新发荣生，3 个疗程可愈。

（5）配甘遂填充神阙穴治疗肝硬化腹水：取芒硝 3 克，甘遂 1 克，共为细末，填充神阙穴位，外贴伤湿止痛膏固定，每 2 日更换 1 次。此法对肝硬化腹水有利尿作用，可减轻症状。先后观察 14 例，均有一定效果。

3. 番泻叶

◎能泡茶喝的通便药

有个病人患急性便秘，三五天都不大便，虽然喝了蜂蜜、黑芝麻，但大便还是没有动静。他问有没有简单的办法？最好不用煎药，省得麻烦。

爷爷问，指月，有没有可以泡茶的通便药呢？而且不能泻得太厉害。小指月说，大黄、番泻叶都可以泡茶饮而通便，但番泻叶更平和，小剂量使用，可以让肠道微微通畅，起到缓泻的作用，大剂量使用也可以泻下攻积。

爷爷说，就用一味番泻叶，每次 3 克泡茶饮，喝两天看看。这病人只喝了一天，大便就畅快无比，腹中胀满感消失。

小指月说，看来这番泻叶是便秘病人的好帮手，不用煎药，通过简便的泡茶方法，而达到通便的效果。爷爷说，急则治其标，用番泻叶是治标不治本。

小指月说，为什么呢？爷爷说，番泻叶只适用于急性便秘，不适合于慢性习惯性便秘，而且这番泻叶也不能长期大量服用。

小指月说，番泻叶不是可以泻热通便吗，怎么又不能用于习惯性便秘呢？

爷爷说，番泻叶通导大便功用很强，它在通大便的同时，也带走了大肠很多的水分，后续容易引起大便更干结，所以很多病人用番泻叶后，剂量越用越大，肠道也越来越干结，到后来不仅便秘更严重，一旦停用番泻叶后，还会心烦焦虑，全身不适，睡眠不安，表现为一派番泻叶"上瘾"之状。

小指月说，原来是这样，看来番泻叶通畅大便，只宜暂用，不宜久服啊！

◎排肝毒的一条重要途径

有个重症肝炎的病人，二便不通，腹中胀满，身上发黄。

小指月说，这肝脉弦硬又数，周身毒浊不能外走啊。

爷爷说，排肝毒靠什么途径呢？小指月说，肝与胆相表里，当然要用利胆退黄的药，比如茵陈、栀子、郁金、金钱草等。

爷爷摇摇头说，只把肝毒通过胆排到六腑还不够，现在他二便难通，下面堵得严严实实，不要说是把肝毒通过胆排入肠腑，这肠腑的毒浊不上泛攻入肝部就不错了。小指月说，那是不是先通通肠腑？

爷爷说，《内经》认为肝与大肠别通。小指月说，以前听爷爷提到过五脏六腑别通理论，但没有重视。爷爷说，这肝与大肠有一条独特的连接途径，肝部可以借大肠来排毒，同时大肠浊毒厉害，也会逆入肝部，使肝脏排浊无门。

小指月说，难怪很多便秘的病人会加重肝区胀满，本身有胆道结石的病人，便秘后胁肋疼痛必会加重，只要治其大肠，通其秘结，肝炎胁胀就会减轻。

爷爷听后点点头说，治病其实很简单，实则泻之，虚则补之。小指月说，那为什么这重症肝炎，我说用泻肝胆的茵陈、栀子、金钱草，爷爷摇头呢？

爷爷说，实则泻之没有错，但泻必须讲究方法，必须要有中医的整体观指导，才能够把邪毒排出体外。比如肝脏的浊火，最终会通过胆道，经过膀胱、肠道排出体外，你只疏利肝胆，不通降膀胱、肠道，治病只治了一半。小指月听后心开意解，说，爷爷，我明白了，你是要为这肝部的炎症浊热打开一条下排的通道。

爷爷终于点点头说，是的，就重用番泻叶30克，开水泡茶喝。小指月说，这么大剂量，一般番泻叶泡茶通便每次3克足矣，为何爷爷用这么大剂量呢？

爷爷说，小剂量泡茶可以缓泻大便，大剂量泡茶可以攻通二便。番泻叶不仅有通肠治便秘之功，更可以利水治腹中水肿胀满，但前提是病人属于水热互结。

这病人服用后，果然二便通畅，一泻千里，首先腹中绷紧感放松，胀满之势减轻，随后第二次服用，肝区疼痛也消失了。

小指月说，这才是真正的以泻代清啊！直接开导下游，一切浊阴排泄无所障碍，肝部的炎症浊火自然随着而撤走。随后小指月在小笔记本中写道：

《陕西中医学院学报》报道，用于重症肝炎之导泻，可取大剂量番泻叶30～60克，以开水泡茶饮服。但须中病即止，切勿过度，只宜暂用，不可久服。

4. 芦荟

◎ 把肝脏的火赶到大肠去

有个病人工作非常不顺心，烦躁易怒，经常眼睛痛，血压也高。长期久坐不动，导致大便不通。

爷爷说，既有肝郁化火上炎，也有肠道下面秘结，应该怎么办呢？小指月说，一边清肝火，除烦热，另一边通肠道，泻积滞。

爷爷又说，那你想想，有没有一味药，可以把肝郁化火、灼伤目珠的火势赶到肠腑中去呢？只要浊火下行，诸症自愈。小指月说，既要清肝火，缓解大肠压力，又要通大便的药，有了，就是当归龙荟丸里的芦荟！

爷爷点点头说，芦荟这味药不简单，既能清泻肝火，也可以通下肠腑，单一味芦荟就能够把肝经上炎的火势赶下肠道，排出体外。

小指月说，这样不正符合肝与大肠的别通思想吗？爷爷说，如果碰到便秘，血压又高的，一派肝热上炎，肝阳上亢，这时用当归龙荟丸，很快就能把上炎的肝火赶下去，把偾张的肝脉松解开。

于是建议病人用当归龙荟丸。病人吃了几天后，不仅大便顺畅，睡眠安稳，眼睛疼痛、小便黄赤之症俱消，而且一量血压，居然也降至正常。

小指月说，当归龙荟丸居然可以降血压？爷爷说，肝肠疏通，压力就不会往上冲，这当归龙荟丸降血压，只适用于肝肠堵塞实证，就是实者泻之的思路，借助大肠来排泄肝脏的压力。然后小指月在小笔记本中记道：

当归龙荟丸（《医学六书》）：当归三两，大黄三两，龙胆草三两，芦荟三两，黄连一两半，青黛三两，黄芩一两半，木香一两，黄柏一两半，栀子一两半。上为末，炼蜜为丸。每服三钱，竹叶汤送下。

功能主治：肝火内壅，胃气不化，胁腹痛胀，大便闭结，脉数大者。

◎ 通便治失眠与围魏救赵

有个病人常年失眠，苦不堪言。他说，人世间最幸福的事情，就是能够像你们那样倒在床上就呼呼大睡。他从天王补心丹、朱砂安神丸，吃到谷维素、安定片，都没彻底解决他的失眠问题。一旦不吃药，失眠就更厉害。

医生说他这是心理问题。但他说，我没有什么心理压力，为什么还是睡不好觉呢？于是他敲开了竹篱茅舍的门。

爷爷一摸，左关脉弦硬带数。小指月说，这是肝郁化火上扰寸脉，导致心神不静。然后爷爷又摸他的右关尺脉独大，便问大便怎么样？

他说，两三天排一次大便，比较干。爷爷笑笑说，我不治你的失眠，通过治疗你的大便干，可以让你睡觉变好。

他说，真的吗？从来没有一个医生跟我说治失眠要治大便啊？爷爷说，指月，你看他为什么失眠呢？

小指月说，阳不入阴，人就失眠。爷爷又说，为什么阳不入阴呢？

小指月说，肠道里有阴实挡道，上面阳亢之火不能下行，往心脑里面一烧，神志就静不下来。爷爷又说，还有心与小肠相表里，如果小肠堵得严严实实，心脏就不舒服，就想拼命地运血去推动小肠。

这病人说，确实是这样，我上厕所时大便困难，就会心慌。

爷爷说，以后你只要记住一点，夜饭不可饱，定能致高寿。他不解地问，为什么呢？我每天都只有晚上才有充足的时间吃饭，才吃得很饱啊。

爷爷笑笑说，很多失眠问题的症结就在这里。胃不和则卧不安，特别是晚上应该只吃六七成饱，这样肠胃通降无阻，睡眠才会好。这病人说，原来这样，我一直都是晚上吃得最饱。

爷爷笑笑说，吃得太饱了，反而会加重肠道负担，就像车子载重太多了，反而爬不上坡。然后爷爷便给他用更衣丸。小指月说，爷爷，什么是更衣丸呢？

爷爷说，更衣丸，就是用芦荟配合朱砂制成的药丸，古人把上厕所称之为更衣，听起来比较文雅。更衣丸通过朱砂安神，平降心肝火旺，再借助芦荟打开肠道秘结，把积滞排出体外，这样烦躁失眠、精神紧张之感就能得到放松。

然后这病人就服用了更衣丸，他也是抱着试一试的心态，哪有医生治便秘可以治好失眠的呢？这不是隔山打牛吗？虽然怀疑，但吃后大便一通，精神马上放松，晚饭再只吃到半饱，睡觉就沉得像小孩一样。他想不到自己这么久的顽固失眠，就通过晚上吃个半饱，加上治大便不通的更衣丸就治好了。

小指月说，通过治便秘把失眠治好，这应该是很多人都想不到的。爷爷说，看完《孙子兵法》，你还得看看《三十六计》。

小指月说，爷爷，《三十六计》关治失眠什么事呢？爷爷笑笑说，等你真正读懂围魏救赵的典故时，你就明白为什么治肠道可以救心，通秘结可以安宁神志了。

随后小指月在小笔记本中记道：

《本草经疏》记载，更衣丸治大便不通（心肝火热攻冲，阳不入阴），臭芦荟

（研细）七钱，朱砂（研如飞面）五钱，滴好酒和丸，每服三钱，酒吞。

◎学中药有三到

爷爷说，想要真正学好一味药，除了读本草书外，还要到药物生长的地方，仔细观察药物形态，品尝药物滋味，只有看到、尝到、读到药物，最后你才能真正在临床中用好这味药。

竹篱茅舍外面种了几盆芦荟，小指月正在仔细地观察，芦荟长着肥厚的叶子，叶边上还带着一排排锯齿样的小刺。小指月拗下一片芦荟，折口处流下像口水一样的汁液，黏糊糊的，看着非常滋润。然后小指月便咬了一口芦荟，嚼一嚼，明显是苦的。苦能清热，苦能泻火，这是常理。

爷爷在旁边说，指月，你想想为什么芦荟能够泻肝火、通大肠呢？小指月说，这芦荟叶边带刺，能行将军之令，有开破之功，本草书里说叶边带刺可消肿，所以肝郁化火、局部肿热可以用它。

爷爷听后点点头，示意小指月继续说下去。小指月接着说，芦荟多汁苦寒，能够清热通便，肝经郁火可以通过苦寒的芦荟导归肠腑，排出体外。如果用一句话来形容芦荟的作用，我认为它能够引导肝经上炎热火下归六腑，撤出体外。

爷爷听后说，没错。但用芦荟时要慎重，因为芦荟大苦大寒，脾胃虚者应该少用。一般用芦荟不入煎剂，制成丸散或胶囊，服用效果更好。不会因为极苦极寒而败胃引起呕吐。小指月又说，爷爷，芦荟居然还是美容的妙品。

爷爷说，没错啊，现在各类芦荟制品非常受美容者的欢迎。芦荟长在沙漠里，它都可以保持枝肥叶满，津液充沛，所以这芦荟保水保湿之功非同一般，它能使皮肤尽快恢复细腻感，可以美白滋润肌表。

小指月又说，爷爷，上次我被开水烫了，就试着贴了一片芦荟，本来热辣辣的伤口，贴上立马感到清凉。贴了几次，几天后烫伤痕迹居然一天比一天变浅，最后一点痕迹都看不到了。爷爷说，没错，芦荟治疗水火烫伤也是一绝。它能够以苦寒之性，平降灼伤火毒。

小指月又说，除了美容、治水火烫伤外，芦荟还可以杀虫，治疗小儿疳积，为什么呢？爷爷说，没错，小孩容易出现形瘦萎弱，面色萎黄，这大都是消化不良，肠道里有积所致。

小指月说，芦荟是不是能够去肠道积热啊？爷爷说，芦荟治疗疳积化热的作用非常强。天地之道，浊降则清升；人体之道，积垢去则气血活。《儒门事亲》治疗小儿疳积，张从正就用芦荟配使君子等份打粉，米汤调服一二钱，随着腹中积热被磨去，小儿胃口一开，面色转为红润，身体慢慢强壮起来。所以像肥儿丸、各类虫积丸，往往都用芦荟。

《本草汇言》里说，芦荟乃凉肝杀虫之要药也。《药性论》又说，芦荟杀小儿疳积蛔虫。自古及今，消疳杀虫，芦荟能贯穿始终，所以小儿疳积虫聚无不用之。

小指月说，为什么用芦荟可以杀虫治疗癣疮呢？爷爷说，芦荟味苦极寒，寻常之虫根本不敢靠近。所以古籍里说芦荟能杀三虫。一般杀虫之药，不是极其温热令虫不敢靠近，就是极其苦寒令虫没法待下去。所以方书中有不少专用芦荟治疗疮癣的记载。比如刘禹锡《传信方》记载，少年颈项间患癣，一直延到左耳，用了各类治癣药，疮癣不减反增，后来听人介绍，用芦荟一两，炙甘草半两，研成粉末，先以温水把皮肤洗净，擦干后敷上药粉，几次便好了，真神奇也。

5. 火麻仁

◎蝗虫与大青虫赛跑

《伤寒明理论》记载，《内经》曰，脾欲缓，急食甘以缓之。麻仁、杏仁润物也。《本草》曰，润可去枯。脾胃干燥，必以甘润之物为之主。

小指月问，爷爷，为什么性格急躁的人大便容易干结呢？

爷爷说，急躁的人是火性子，火性子就容易伤津液，也容易耗气，火盛伤金，壮火食气，气津两伤。所以急性子的人容易累，做事也不能耐久，同样他的肠道也不够润滑，肠中的津液被焦急的性子给暗耗掉了，所以大便干结，难以排出。

小指月说，那该怎么办呢？爷爷说，脾欲缓，可以用甘润之品去缓其急躁。

这个病人是个非常性急的销售员，工作性质也决定了他做事不能慢吞吞，但是太过急躁的性子也会把自己的身体搞坏。他一直在苦恼为何两三天都没有便意，自己吃饭也不少啊，也没有少喝水啊？于是他便找来竹篱茅舍。

爷爷说，之前你吃过不少通便的药吧？这销售员说，没错，我吃过三黄片、大黄苏打片，都只能管一时，还用过番泻叶泡茶，喝了大便就通，不喝大便就不通，这是怎么回事呢？

爷爷笑笑说，你性格太急躁了，暗耗津液太厉害。这销售员不解地问，难道我便秘跟我的性格急躁有关系吗？

爷爷说，我给你讲个故事，你听听有没有道理。有一户人家，小孙子非常急躁，经常喝水都被烫到、呛到。家人怎么教育他也纠正不了。有一次他的祖父做了一条长长的纸龙。孙子很奇怪，为什么爷爷也喜欢玩玩具了呢？

爷爷笑笑说，我们到野外抓些昆虫，放在纸龙里，让它们赛跑，看它们谁能最快地从长龙的嘴巴一直钻到尾巴出来。小孙子有得玩了，很高兴，于是爷孙俩就抓了几只蝗虫，还有几条大青虫，把它们投放到纸龙里。

爷爷说，你看谁能先从尾巴里出来呢？孙子说，还用说吗，当然是蝗虫了，蝗虫会跳，跳一下，大青虫爬好一阵子都赶不上，简直是乌龟和兔子相比。

爷爷笑笑说，凡事不能靠猜想，得靠实践，实践出真知，这才是硬道理。于是爷孙俩拭目以待，结果大青虫一条条地都顺利爬出来了，但蝗虫一只都没有出来。小孙子不解地问爷爷是什么道理？

爷爷说，这蝗虫性子太急躁了，它到处挣扎撞击，消耗自己的力量，最后累坏了，虽然它们有铁齿铜牙及强有力的大腿，如果不顺着长龙的方向走，再努力地撞击也无济于事。而青虫就不同，虽然它们爬起来很慢，但它们性格和缓，从容悠闲，不急不缓，于是几分钟就轻松地钻出来了。

小孙子听后大受启发，说，爷爷，我以后不做焦躁的蝗虫了，我要做和缓的大青虫。从此小孙子不再急躁，喝水也柔缓了，很少被热水烫到、呛到了。

这时小指月哈哈一笑说，爷爷，我明白你的意思了，急躁的人就像蝗虫一样，再怎么蹦跶跳跃，只会把自己搞得精疲力尽，连龙尾都钻不出来。就像急躁的人，搞得气津两伤，最后连一泡屎都拉不出来。

爷爷说，那和缓的人呢？小指月说，和缓的人就像大青虫一样，悠闲地蠕动，就像肠道缓慢地蠕动，却富有后劲，虽然爆发力不够，但持久力充足，这样不久就从龙尾钻了出来。正如和缓的人，肠道气津充足，润滑又有动力，排便就很顺畅，很快就出来了。

这个销售员想不到爷孙俩的一番对话居然如此精辟，一下子指到了他性格的弱点，正是这性格的弱点导致了他的身体问题。他回忆说，我没搞销售前，做事也非常从容，那时从来没有便秘过。这几年每天工作就像陀螺一样，只知道加班，从不知道歇息，所以便秘一年比一年重。我知道接下来该怎么做了，如果不换一种性子生活，那就像焦躁的蝗虫一样，空有铜牙铁齿、强壮的大腿，也没法跳出纸龙的束缚。爷爷听后笑笑说，你能自我改变，病就好了一半。

这销售员说，那另一半呢？爷爷笑笑说，另一半就交给我们医生来搞定吧。医生只能帮你一半，就像在后面推车一样，你如果在前面不努力地把握好车的方向，那这车照样没有办法度过一个又一个陡坡。

随后爷爷便建议这销售员吃麻子仁丸。他吃完几盒麻子仁丸后，大便非常通畅，加上性子放缓了半个节拍，少了焦虑，每天按时上厕所，居然排便很顺畅，不再需要借助药物了。随后小指月在小笔记本中写道：

麻子仁丸是二仁一芍小承气，即由杏仁、火麻仁（又叫麻子仁）润肺肠，加上芍药缓五脏六腑急躁，这样急躁松缓，肠道就得到滋润，然后再配上大黄、枳实、厚朴这小承气汤的思路，把肠腑之气一打开，大便就很顺畅了。

◎长寿的秘密——麻子仁粥

《神农本草经》记载，火麻仁补中益气，久服肥健。

爷爷又跟小指月讲起他早年医游天下的一些见闻。小指月问，爷爷，为什么你常说火麻仁熬的粥有助于延年益寿呢？

爷爷说，以前我游医到广西巴马，那里人们贫穷，但普遍高寿。小指月不解地问，怎么贫穷的地方有这么多高寿的老人？

爷爷说，因为他们即使年老也很少有便秘的。小指月不解地问，为什么呢？爷爷，按照常理，年老体衰，肠燥津枯，有习惯性便秘是很正常的啊。

爷爷说，巴马的老人很有见识，他们祖辈流传吃一种粥，这种粥可以增液润肠，从而使肠通腑畅，寿命延长。小指月不解地问，什么粥有如此强大的作用呢？

爷爷说，就是麻子仁粥，火麻仁熬粥，服用后大便顺畅，也不容易口干舌燥，而且皮肤润泽，你想想为什么大便润通的人皮肤润泽呢？小指月说，肺和大肠相表里，肺又主皮毛，皮毛和大肠同系，滋润了六腑肠管，就等于滋润了皮毛九窍。

爷爷点点头说，没错，所以他们服用麻子仁粥后，不仅肠通腑畅，还中气充足，甚至身体壮健，肌肤润泽。

小指月又问，那么巴马人历代传承的麻子仁粥又是从哪里来的呢？爷爷说，这不是巴马人的首创，葛洪在《肘后方》里就提到过。

小指月惊讶地说，这么好的延年益寿药粥，在千年以前古人就知道了吗？爷爷便打开《肘后方》，指着上面的记载跟指月说，你看，治大便不通，用麻子仁同米杂为粥食之。小指月一看，果然是单方药粥，润肠通便，延年益寿。

小指月说，为什么肠通腑畅的人容易高寿呢？爷爷说，没有一个长寿者会便秘。大肠如果堵塞，百脉就不畅；大肠如果通顺，百脉就和调。所以古人看到这点，便说，若要长生，肠中常清；若要不死，肠中无滓。

小指月说，确实排肠毒可以让脏腑清洁，降浊阴可以让清气充满。爷爷说，这种食疗粥最高明的是寓药于食，防病治病于日用生活之中，延年益寿于平时饮食里，这才是中医文化在民间源远流长的价值所在。百姓日用而不知啊！

然后小指在小笔记本中记道：

火麻仁，又称大麻仁、麻子仁，属润下药。北方人常将其炒熟作为零食。内蒙古医学院中医系李瑞患习惯性便秘多年，用麻子仁丸虽也见效，但不仅服药苦，而且不服药即又便秘。一次下乡，当地人都零食火麻仁，遂也随之一起食，食后当天大便非常顺利。窃思此必火麻仁之功，以后即常常食用，从此其习惯性便秘告愈。后凡遇习惯性便秘病人，即告此法，效果均佳。

◎纠心结不解

《药品化义》记载，火麻仁能润肠，体润能去燥，专利大肠气结便闭。凡老年血液枯燥，产后气血不顺，病后元气未复，或禀弱不能运行皆治。大肠闭结不通，不宜推荡，亦不容久闭，以此同紫菀、杏仁润其肺气，滋其大肠，则便自利矣。

有个作家，70多岁了，写了不少畅销作品，很多读者都喜欢看。却有几个文学愤青，对作家的陈年旧事大肆渲染，说这作家品性败坏，写的文章都是矫揉造作。刚开始作家不以为然，无中生有的事，可这些文学愤青揪住不放，非得把老作家搞得名誉扫地不可。这老作家便在网上跟他们辩论起来，本来老作家大便就经常干结，平时血压还高，在网上对辩过程中，一气之下，居然中风偏瘫在床。这老作家仍然耿耿于怀，胸中气愤不已。爷孙俩被请来给老作家看病。

爷爷早已得知这前因后果，便坐在一旁，笑笑说：

左列钟铭右谤书，人间随处有乘除。

低头一拜屠羊说，万事浮云过太虚。

这老作家在病榻上长叹一口气说，老先生是说我格局还不够大，看不开是吗？

爷爷静默不言，他知道此时无声胜有声，每个人在艰难关头，都需要自己好好静思反省，路只有自己才能开辟，就像蚕要变成蛾破茧而出，要靠它自己咬破蚕茧，才能真正拥有强大的生命力。

老作家缓口气说，我不是为了我自己，我是为了整个文坛文风，如果整个文坛文风都让他们几个小子搅得乌烟瘴气，当谩骂诽谤、人身攻击成为一种文风习惯时，那国民文化素养就在走下坡路了。

爷爷说，是非以不辩为解脱。老作家说，如果听闻别人诽谤，你该怎么办？

爷爷说，不辩！老作家说，如果不辩，对方不就变本加厉了？

爷爷说，如果有人送礼物给你，你却不肯接受，那么这礼物最后该给谁呢？这作家不假思索地回答，当然最后还是还给送礼物的人啊！

爷爷接着又说，所以就像对方的诽谤，如果你不接受的话，这些诽谤最后又该给谁呢？这作家听后微微一笑说，虽然我创作多年，但还是感情用事，缺乏老先生禅者的睿智。接下来我不会再理会网上那些是非争论了，我还是多练练我的毛笔字，打打我的太极拳吧。

爷爷一笑说，这才是智者养生的真正态度，浮沉不失平常心，一个真正懂得息事宁人的人，便是一个长寿的智者。

小指月在旁边说，爷爷，该用什么药呢？爷爷说，还好这只是轻微的中风，只要心结已解，一切气火都随着大便排出。若心结不解，再好的润肠药，效果也不理想。小指月笑笑说，莫纠结。便写了天麻钩藤饮。

爷爷说，还要加上打开六腑下行通道的药——火麻仁、杏仁。小指月说，好的，《药性赋》里讲麻仁润六腑之涩坚，可爷爷为什么要用杏仁呢？

爷爷说，降气要从上往下，仁类药有什么特点呢？小指月说，凡仁皆润，可以滑利滋润燥结。

爷爷说，没错。老爷子肺气不降，肠腑不通，用杏仁降肺气，火麻仁通肠腑，二仁一配合，从天而降，大便通畅，上越的火气悉归大肠，心肝的压力都会松缓。

这老作家心头之结解开后，吃了几剂汤药后，大便顺畅，血压也降至正常，中风眩晕、周身不利之感也慢慢解除了。奇怪的是，那几个愤青骂了一段时间后，见没有回应，自然也就无趣地销声匿迹了。看来是非这东西取决于你自己，你去纠结，就理不顺，你丢开，它就没了。

◎为何卧床的病人大便容易干结

《普济本事方》记载，麻子仁苏子粥治产后郁冒多汗，便秘。紫苏子、大麻仁各半合，净洗，研极细，用水再研，取汁一盏，分二次煮粥喂之。此粥不唯产后可服，大抵老人、诸虚人风秘，皆得力。

有个年轻妇人生完孩子后，老容易出汗，大便也不畅。

爷爷说，指月，为什么汗多者便难？小指月说，汗为心之液，肾亦主五液，心肾之津液皆从胃肠来，所以出汗多就等于要向胃肠索取更多的津液，这样大肠缺乏水分，大便便艰涩难行。

爷爷说，所以妇人产后三大病：一病痉，二病郁冒，三病大便难。小指月说，这郁冒多汗是不是产后百脉空虚所致？爷爷点点头。

　　这妇人说，为什么我奶汁比较少呢？爷爷说，汗血同源，一方面出了那么多汗，另一方面大便又干结，阳明乃多气多血之经，如果阳明津液亏少，那么乳汁自然就不足。

　　这妇人又问，那我该怎么办呢？爷爷说，你要多喝一些汤饮，以津液补津液，少吃那些干燥的东西。这妇人听后点点头。

　　随后爷爷就只开了麻子仁和紫苏子两味药，让她熬粥喝。小指月说，为什么爷爷要用紫苏子、麻子仁呢？

　　爷爷说，诸子皆降，紫苏子降气更速，而且降气之余，还可解表通便，配上火麻仁，能从肺一直滋润到大肠，就像整条消化道从头到尾上了润滑油一样，大便滑利得就像泥鳅一样快。小指月说，原来是这样。

　　这妇人熬了麻子仁苏子粥，喝后大便果然很畅通，并且郁冒多汗之症也消失了，奶水居然也渐渐多起来。

　　小指月不解地问，爷爷，为什么你经常给一些老年人或产后妇人，甚至中风后的病人用到火麻仁？爷爷笑笑说，你观察得真仔细，老年人肠燥津枯就像老树一样，火麻仁润通肠腑，润六腑五脏，大便就不会那么艰难。

　　小指月说，那产后的妇人呢？爷爷说，产后的妇人本来气血就大亏，肠道蠕动力就不足，再加上要给孩子哺乳，津血要化为乳汁，所以肠道就更显得干枯，这时不管有没有便秘，适当放点火麻仁有助于六腑通畅，五脏安和。

　　小指月又问，那中风的人呢？爷爷说，这个问得好，你知道为什么叶天士《临证指南医案》中治疗中风的病人，常会在方中加入火麻仁吗？

　　小指月摇摇头。爷爷说，不少医家都认为，火麻仁可以滋阴息风。

　　小指月说，可火麻仁滋阴的力量远远比不上何首乌、生地黄啊，息风的力量也远远不能跟天麻、钩藤相比。爷爷说，所以火麻仁用在这里，必定有其他用意。

　　小指月说，那是什么用意呢？爷爷说，你想想，中风的病人长期卧病在床，久卧伤气，气津不足，肠道蠕动就差，所以他们大都大便难。

　　小指月点点头说，原来这样，很多卧病在床的人，肠道蠕动功能一般会变差，这时可以适当加点火麻仁，比如跌打损伤骨折康复，还有大病重病，久卧不动。

　　爷爷说，没错，增强肠道的蠕动，使身体恢复大便通畅，是治疗疾病的一条捷径，同时也是人体健康的必要条件，所以还得好好地研究研究火麻仁。

然后小指月在小笔记本中记道：

《本草经疏》记载，麻子仁，性最滑利，甘能补中，中得补则气自益，甘能益血，血脉复则积血破，乳妇产后余疾皆除矣。风并于卫，则卫实而荣虚，荣者，血也、阴也。经曰，阴弱者汗自出。麻仁益血补阴，使荣卫调和，风邪去而汗自止也。逐水利小便者，滑利下行，引水气从小便而出也。

◎火麻仁拾珍

于小勇经验

延安大学医学院附属医院中医科于小勇医师以单味火麻仁治疗慢性咽炎（虚火喉痹），症见咽干不适，咽痒，异物感，常有呃喀动作，一般无疼痛，全身症状不明显，查咽部呈暗红色，有颗粒状淋巴滤泡增生，效果明显。方药与用法：火麻仁 50 克，加水 300 毫升，浸泡 60 分钟，文火煎取 150 毫升，复煎加水 150 毫升，煮沸后 20 分钟取汁，两次煎液相兑，早、晚分服，每天 1 剂。以每天软便 2~3 次为度，不必尽剂。治疗 30 余例，疗效确切。唯病人阴虚较重时，须配伍养阴之品。

指月按：《药性赋》里讲火麻仁润六腑之涩坚，大家不要只想到火麻仁仅能润通肠道，食管、咽喉、胃，整条消化道也属于六腑范畴。如果因为干燥，比如咽干口燥、声嘶音哑，这时按照燥者润之的道理，重用多油脂的火麻仁，能润燥，使咽中异物感随着大便的畅通而消除。如果病人本身大便干结，又有咽炎，重用火麻仁乃最佳之举。

黄梅生经验

黄氏以自拟皂角刺火麻仁汤治疗麻痹性肠梗阻 15 例，其中腹部手术后肠麻痹 6 例，弥漫性腹膜炎并发肠麻痹 4 例，脊柱损伤所致肠麻痹 3 例，肠系膜炎所致肠麻痹 2 例。经治疗后，全部治愈，一般服药后 2~3 小时可听到肠鸣音响，4~6 小时即可排气排便。方药组成：皂角刺 50 克，火麻仁 15 克，蜂蜜 200 克，先将皂角刺、火麻仁水煎约 200 毫升，然后与蜂蜜冲服，一次服完。

杨某，男，32 岁。诊断：肠系膜炎，腹膜炎，麻痹性肠梗阻。症见头晕眼花，呕吐清水，腹胀腹痛，3 天未排便，不排气，尿黄。舌红苔薄黄，脉弦数。投皂角刺火麻仁汤 1 剂，服完后腹痛腹胀减轻。按原方又进 1 剂，即排便排气，腹痛、腹胀、呕吐随之消失，而告痊愈。

麻痹性肠梗阻以不排便、不排气、腹部疼痛、腹部膨胀、频频呕吐为主症。

根据"不通则痛"原理及"以通为用"的治疗原则，本方以皂角刺活血祛瘀、消痈溃脓，火麻仁、蜂蜜润肠通便、滋养补虚，故使麻痹性肠梗阻得以解除而愈。

指月按：肠道梗阻之象，一般分为不通和不荣，不通就是阻滞，不荣就是缺乏滋润，就像没有润滑油，机器转不动一样。这时用专门刺通气机的皂角刺，配合润通六腑的火麻仁和蜂蜜，既能让肠道胀气得以通开，也能够令便结得以排出。

6. 郁李仁

◎尝药尝出来的功效

爷爷抓了把郁李仁，丢给指月说，尝尝。小指月边嚼边说，爷爷，这郁李仁有点香润，又有一点冲鼻，还有点苦。

爷爷说，那你从这些气味里头能推出它有什么功效？小指月说，凡仁皆润，首先郁李仁是甘润的，能润肠通便。

爷爷说，还有呢？小指月说，郁李仁带点苦，苦能降，所以可以降下浊阴。

爷爷又说，还有一点是郁李仁跟其他仁类药最大的不同。小指月说，这郁李仁还有点辛味冲鼻，辛走肺与大肠，所以它除了跟火麻仁一样能多脂善润肠外，它还多了一种本事，就是滋润之中还可以辛散肺肠气滞，通降气机。

爷爷点点头说，抓住这三点，郁李仁就基本能掌握了。

有个多年咳嗽、大便不畅的病人，爷爷说，指月，你看这肺气打不开，大肠又不能滋润通降，哪味药可以开肺肠气机、润通六腑呢？

小指月说，就用郁李仁。爷爷说，没错，单味郁李仁，名曰郁李仁煎。

这病人用药后，多年咳嗽、睡眠不好、大便不太通畅的症状就消失了。

随后小指月在小笔记本中记道：

《圣济总录》记载，郁李仁煎治积年上气，咳嗽不得卧，郁李仁一两，用水一升，研如杏酪，去滓，煮令无辛气，次下酥一枣许，同煮热，放温顿服之。

◎受惊得的胃病失眠

姚和众说，治卒心痛（即心下胃脘痛），郁李仁三七枚，烂嚼，以新汲水下之，饮温汤尤妙，须臾痛止，却煎薄荷盐汤热呷之。

有个妇人在吃饭的时候，突然一声巨响，她吓得筷子都掉在地上，几天都吃不下饭，睡不好觉，随后经常胃痛，吃饭也吃得很少，连眼睛都不敢闭。在医院里做了各类检查，发现只是简单的胃炎。虽然吃了不少胃药，但还是食欲不振，经常心下胃痛。最让人难受的还是晚上睡觉，眼睛老是闭不上，甚至经常在睡梦中惊醒。

爷爷说，指月，眼睛不闭是何因？小指月说，因惊吓而肝胆气逆，阳浮于外。

爷爷又问，心下胃痛又是何因？小指月说，幽门气结，不通则痛。

爷爷又说，那就要找一味药，既能打开幽门之结气，又可以带点滋润，能安神、缓解肝胆之疾。小指月说，那就要选择一些含有油脂类的药物。

爷爷说，为什么呢？小指月说，章次公先生有个独到经验，大凡含有油脂类的药物，更能够镇惊、镇痛、缓急，就像火麻仁、杏仁、郁李仁、桃仁、当归。

爷爷又说，选择仁类药，还要具有一股辛散打开幽门结气的药物。小指月说，仁类药之中唯独郁李仁善于通幽散结，又能够滋润缓急。

爷爷点点头说，就用郁李仁，加酒浸泡。小指月说，为什么要用酒浸泡呢？

爷爷说，用酒浸泡后，更能够入肝胆，并且酒能壮胆行气血，散结气，这样胆气一壮，受惊恐之症便能得到安稳。

病人服用酒浸郁李仁后，果然晚上能够安眠，眼睛也能够舒缓闭合了，心下胃口处不再疼痛。随后小指月在小笔记本中记道：

"目暝则惊悸梦惕"，在临床上为难治之症。顾方老中医继承其父顾丕荣的临床经验，采用酒浸郁李仁，结合辨证论治，除治疗本病外，并对睡中手舞足蹈、寐中哭笑叫喊等一切异常动作，均取得满意的疗效。郁李仁"用酒能入胆治悸、目张不暝"。如"一妇因大恐而病愈后，目张不暝，钱乙曰：'目系内连肝胆，恐则气结，胆横不下，郁李仁润能散结，随酒入胆，结去胆下，而目暝矣'。"《温热经纬》湿热病篇说："湿热病，按法治之，诸证皆退。唯目暝则惊悸梦惕，余邪内留，胆气不舒，宜用酒浸郁李仁……"顾老根据前人经验，在辨证的基础上加酒浸郁李仁，治寐中惊悸梦惕，获得良好效果。实践经验，凡睡中一切异常动作、梦呓、叫喊也有同样疗效。考郁李仁用酒浸，因酒入胆，以散结气，胆气一舒，则肝魂自宁，诸症悉除。

◎心情不好也会便秘

有个抑郁的女孩，心情一不好，大便就不畅。

她问，为什么不高兴时就便秘呢？爷爷说，心有千千结，肠道怎么能通气呢？

她又问，那该怎么办呢？爷爷说，你就吃逍遥散，加些郁李仁。这女孩吃后，胸胁就不闷了，大便也特别顺畅。

小指月问，爷爷，逍遥散加郁李仁是什么道理？爷爷说，《用药法象》《本草秘录》等古籍中皆有记载，大肠病宜疏肝，肝病宜通大肠。

小指月说，也就是说肠道气滞和肝郁相关。爷爷说，肝主什么呢？

小指月说，肝主疏泄。爷爷说，没错，肝的疏泄，不局限于肝经，周身的气机都赖肝去疏泄，所以肝主情志，肝气条达，情志舒畅，肝气郁结，便闷闷不乐。

小指月说，我明白为什么用郁李仁了，这郁李仁既能入肝行气，善于辛开郁结，又可以入肠润燥，通导便秘。爷爷点点头说，郁李仁就是一味肝郁肠燥便秘的良药，所以治病要五脏整体同调，不能见到便秘就只想到火麻仁，也不能见到肝郁就只想到逍遥散，必须要行气解郁配合润肠通便，肝中郁气才能从肠腑排去。

小指月说，原来是这样，以前我想不明白为什么叫郁李仁，原来这郁李仁还带些辛味，既能开胃脘幽门之结气，也可以散肝中郁闷，真是气郁便秘的一味好药啊！

◎ 郁李仁拾珍

舒灯红经验

治疗湿浊阻滞所致二便不利，郁李仁与芳化之品配伍有至奇之效。如 1978 年 8 月，治一例患梅尼埃症的 45 岁男性农民，前医曾投半夏白术天麻汤，治疗后眩晕耳鸣减轻而便秘尿涩，问之尚伴恶心，查舌红苔白腻，脉濡滑。此乃痰浊中阻未彻，又兼大肠、膀胱湿浊阻滞，通降失常，气化不利。沿用前医方加郁李仁 10 克（汤浸去皮，捣碎用）、厚朴花 10 克、白豆蔻 3 克（后下）煎服，2 剂后即二便通畅。由此可见，本品虽属润下类泻下药，苟能选用得当，正如《本草从新》所云，是可发挥其治标救急作用的。

用于大肠瘀滞燥结便秘是一味恰当药物。如 1980 年 7 月，有一 36 岁男教师来诊，诉阑尾炎手术后苦便秘已半年，日用脾约麻仁丸 20 克不辍，且每隔 2 天必须灌肠 1 次，大便始得下。询及术后久卧少动，素来情怀抑郁。刻下小腹略胀，咽干唇燥，苔黄白相间，舌红边有青紫瘀点，脉沉弦细。遂以脾约麻子仁丸改汤剂，取荡之之义，加郁李仁 12 克（炮制同前），桃仁 10 克。服 6 剂观察，药后大便果能自解。本案便秘是大肠血瘀气滞燥结不通也，唯其气滞与肝郁有关。遵先哲大肠病宜疏肝的治则，参考《用药法象》《本草秘录》等本草记载，用郁李仁"入肝行气，破血润燥"以取效，乃信古人所云，询非虚语。

指月按：大肠病宜疏肝，这是五脏别通理论的体现。脏病治腑，腑病治脏，这都是五脏相关的中医整体思维。肝中浊气要靠大肠来排，所以产期便秘的人，肝区容易胀满、烦躁、脾气大，而大肠这土壤需要靠肝木去条达疏泄，所以肠道气机板结，通常要加入行气疏肝之品。而郁李仁既是仁类药，凡仁皆润，其气味又带些辛，辛能开结气，理肝气，散郁气。所以一味郁李仁堪称入肝行气、入肠润燥之妙品。

7、松子仁

◎一荣俱荣，一损俱损

《药笼小品》记载，松子润肠开胃，悦肌肤，散风止嗽，治大便虚闭。

有个修自行车的老头儿，最近秋天到了，老是咳嗽，于是便问有没有好方子，吃后可以缓缓咳嗽。

爷爷一看，这老爷子皮肤干燥，便问，大便怎么样呢？老爷子说，大便比较干，人老了，就像老树一样，干瘪瘪的。

爷爷说，这车子如果骑久了就哐当哐当响，该怎么办？老爷子说，很简单，上点油，再把螺丝上紧点，摩擦少了，噪声自然就减少。

爷爷说，你这咳嗽和皮肤干燥、大便干结是一个道理，就是五脏六腑年久失修，缺乏油水滋润，所以才发出"不平"的噪声。

这老爷子听后笑笑说，真有意思，还是第一次听到这么有趣的说法。

爷爷说，中医本来就很有趣。指月，你想想，哪种药可以给人体上点油滋润呢？小指月说，仁类药啊，凡仁皆润。

爷爷又说，哪味药既可以润肺，还可以润肠，既可以滋上，也可以润下？小指月说，松子仁可以润肠通便，润肺止咳。上滋肺燥，下润肠道。

爷爷点点头说，还要再加点胡桃仁，配合蜂蜜熬成膏，制成松桃膏效果好。

小指月，为什么加胡桃仁呢？爷爷说，若人向老，下元先亏。

小指月说，我明白了，这腰脚是老年人的薄弱环节。爷爷又说，松子仁偏于润肺肠，但胡桃仁却可以润肺肾，而且助肾纳气，使气不上浮咳逆。

小指月说，还有，胡桃仁补肾，肾主五液，是周身津液之海，所以滋润肾水，五脏都能得到滋润。

然后爷爷便跟小指月做了一料松桃膏，用蜂蜜熬制而成，这蜂蜜本身就能润通整条消化道，润肺止咳，润肠通便。这老人家吃后肺不燥咳了，大便不燥结了，连皮肤都滋润了。

　　小指月说，肺、皮毛和大肠是同系，所以一荣俱荣，一损俱损，一旦把它们滋荣了，各个地方都润泽光泽。一旦失去津液濡养，皮肤也干，肺也燥，大肠也秘结。所以中医的一个汤方可以治好很多种病症。随后小指月在小笔记本中记道：

　　《本草纲目》记载，松子仁润肺，治燥结咳嗽。

　　《玄感传尸方》记载，松子仁用治肺燥咳嗽，可与胡桃仁共捣成膏状，加熟蜜，饭后米汤送服。

8. 甘遂、大戟、芫花

◎攻逐胸水如神的十枣汤

　　《珍珠囊》记载，水结胸中，非甘遂不能除。

　　张锡纯说，甘遂为下水圣药。

　　徐灵胎说，甘遂下水，非大实大水不可轻用，切莫滥施。

　　有个病人患有老慢支多年，经常咳唾痰水，最近胸满，呼吸不畅，到医院一检查，发现是渗出性胸膜炎，胸腔有不少积液。医生便给他开了小柴胡汤合陷胸汤加白芥子，稍微有所好转，但随后胸腔积液又有所加重，胸中好像有块石头堵在那里，饭都吃不下。他便找来竹篱茅舍。

　　爷爷说，如果是轻度的胸腔积液，渗出性胸膜炎，用柴陷汤加白芥子可以很快地把积液气化疏散掉。可如果积液严重的话，这时非用十枣汤挖开沟渠、通导二便而去不可。小指月一摸这人右路脉象沉实有力，足见浊阴壅盛不下。

　　爷爷寻思后便写下方药。小指月第一次看爷爷这么小心地用药，每味药不到1克，精细到1克以内。连病人看了都有点奇怪，说，大夫，是不是我的病太重，你不敢给我下药啊。我看其他大夫一出手都是10克、8克，还有二三十克的，一张药单子写得满满的，你就给我开了这三四味药，而且每味药才一两克，会不会隔靴搔痒呢？

　　爷爷笑笑说，普通泻水的茯苓、泽泻，祛痰的半夏、陈皮，就像鞭炮一样，多放点无妨，可这甘遂、大戟、芫花就像炸药包，逐水攻痰，毫不手软。你如果不是水血互结、二便不畅的大实之证，我不会给你轻用这十枣汤。

这病人听后才明白，以前平常的药，就像小兵小卒，虽多无份量；现在老先生开的这些药是大将猛将，通经达隧，祛除痰水，毫不留情。

然后爷爷交代他每次只用这三味药研成的细粉 1 克，再加十枚大枣一起煎煮，而且务必在清晨空腹服用，如果服用后大便还没有大泻，可以把剂量加至 1.5 克，直到每日有三四次大便为度，中病即止，切莫过服。

这病人服用 1 剂后，就泻下两次，胸中如卸重物，咳嗽、疼痛顿减，那块大石头好像被搬走了。第二天清晨，又服用了一次，这次泻了四次，好像胸中的堵塞都被清除了一样，胃口开了，想吃东西。爷爷交代只宜清粥养胃，切莫饱食过食。然后再去医院做胸透检查，发现胸腔中的积液居然全消失了。

小指月说，爷爷，这张仲景的十枣汤怎么这么厉害，用那么一点药粉，就能把周身的痰水泻出去。爷爷说，如果不是实热堵塞，不可轻用，若是实热堵塞，有病病受，倒可以一攻。但毕竟攻邪之品，峻烈有毒，去水虽速，损伤人体真元亦快，决不能过量服用，更不能长久服用，即使要用也要严格遵守古方炮制。

随后小指月在小笔记本中写道：

江淑安老中医某夜与一同道闲聊，谈及十枣汤治疗饮停胁下之悬饮，历代医家颇有验案，但近时医者应用较少。同道追忆曾治一例，用大戟、甘遂、芫花各 1 克，加入大枣 10 枚，煎服后不久，腹痛甚剧，呕吐频作，家属惶恐，用方对症，出现如此反应，是何原因？细阅方书，知为煎服法有误。应该是三药研末，另煎枣汤送，清晨空腹服。不久，江老中医亦遇一悬饮病人，病已月余，西医胸透，左胸发现液平。查阅病历，曾用蒲公英、鱼腥草、郁金、瓜蒌皮、延胡索等清热开胸止痛药 10 余剂，胸痛等症依然。思胸痛系饮停为患，水饮不去，诸症难除。观病人正气尚强，适用十枣汤。处方用大戟、芫花、甘遂共研细末，取 1.5 克，用面皮包，大枣 10 枚煎汤，清晨空腹服。服 1 剂，泻 2 次，胸部如卸重物，疼痛顿减，精神尚佳；续服 1 次，腹泻 4 次，胸痛等症十去八九；再次胸透，液平消失。改用健脾利水药善后获愈，未再复发。说明十枣汤的运用，只要辨证准确，遵守服法，可以立见其效。

◎鸠占鹊巢神不安

朱丹溪说，病因惊而得者，惊则神出于舍，舍空得液则成痰，血气入舍，则痰拒其神而不得归焉。

一个妇人遇到一场车祸，虽然没有受伤，但从此心惊胆战，情绪烦乱，注意力难以集中,整天都觉得好像有人要打她,彻夜都不敢睡觉。她遍访名医,吃了无数滋养心血、安神定志之药,这惶恐不安之症仍未能尽除。

爷爷说,这是何脏出了问题?小指月说,这是心主神志出了问题。

爷爷说,为什么神不归位呢?小指月说,病人受了惊吓后,神散气乱,痰水乘虚而入,在里面安营扎寨,就像鸠占鹊巢一样,留而不去,这样痰水在里面抗拒,导致神归不得位。爷爷说,从哪里可以看出来呢?

小指月说,舌苔黄腻,脉象弦数,心神惊恐,这应该是痰热扰心,心失所主。爷爷点点头说,得荡涤她胸膈中的痰水。

小指月说,用何药可以涤荡胸膈中顽固胶痰?爷爷说,把这当成风痰癫痫来治,用遂心丹。于是便用甘遂、朱砂捣成细末,用猪心为引,连服一周后,方才泻下大量痰水,心神得安,烦乱得减,那种惶惶不可终日之感也再没有出现。

爷爷说,如果不服到她大便泻下恶物,这病就不能彻底根除,所以但见实证,就可以服到泻下恶浊、神志清静为止。

小指月说,不用安神药却达到安神的效果。爷爷说,邪去则正安。

小指月说,为什么用甘遂呢?爷爷说,甘遂虽为下水圣药,而痰亦水也,其行痰之力百倍于他药。故痰浊内扰,导致神魂不安,顽固难愈者,但见实证,皆可用甘遂先撤其壅盛痰浊,这样痰浊不上泛,不堵塞,心窍神明就会恢复清宁。

随后小指月在小笔记本中写道:

《济生方》记载,遂心丹治风痰迷心癫痫及妇人心风血邪。甘遂二钱,为末,以猪心取三管血和药,入猪心内缚定,纸裹煨熟取末,入辰砂末一钱,分作四丸。每服一丸,将心煎汤调下,大便下恶物为效,不下再服。

安徽名老中医胡翘武经验,痰踞神舍,镇惊豁痰显功效。唐某,女,36岁。惊恐后致怔忡,时发时止者三载。半年来怔忡益甚,终日惕惕不安,自觉怦怦心跳之声闻于双耳,双臂平伸则颤抖不已,心烦意乱,夜不成寐,常有彻夜目不交睫之苦。面颊紫暗,印斑片片,目窠微肿,舌质暗红,苔白滑,脉弦滑小实。痰瘀互结,侵踞少阴之舍,日久渐有热化之势,非清热化痰、活血祛瘀不为功,投温胆合通窍活血化裁罔效。再诊时脉证同前,窃思证辨无误,方投未错,罔效之因药用未精,脉络经隧之痰非寻常祛痰之剂所能奏效也。忽忆《证治准绳》甘遂散所主痰热扰心之癫痫,与本证之心经痰热同出一辙,遂书方:甘遂10克,朱砂10克,丹参30克,共碾细末,加鸡心一枚捣烂,和上药末为丸,分30粒,每服1丸,每日2次。2周后怔忡大减,夜寐亦安。唯觉情绪烦乱,思想难以专一,臂之颤抖尚未痊愈。

此乃痰热一除，心脉未充，神舍空虚。法当滋养心血，以敛游浮不定之心神，填空虚不足之脉络。予天王补心丹加减，半月后日渐向愈。

◎猛虎与仙丹

《三因极一病证方论》记载，控涎丹治忽患胸背、手脚、颈项、腰胯隐痛不可忍，连筋骨牵引钓痛，坐卧不宁，时时走易不定。甘遂（去心）、紫大戟（去皮）、白芥子（真者）各等份，上为末，煮糊丸如梧子大。食后临卧，淡姜汤或熟水下五七丸至十丸。如痰猛气实，加丸数不妨。

《本草纲目》记载，控涎丹乃治痰之本。痰之本，水也，湿也，得气与火，则凝滞而为痰、为饮、为涎、为涕、为癖。大戟能泻脏腑之水湿，甘遂能行经隧之水湿，白芥子能散皮里膜外之痰气，唯善用者能收奇功也。

小指月说，为什么叫大戟呢？爷爷说，大戟的根会麻戟人的咽喉，有极强的刺激性，所以要严格控制剂量。

小指月说，那大戟和甘遂有什么不同呢？爷爷说，大戟和甘遂常连用，治疗各类重症水肿，大戟能泻逐上、中、下三焦脏腑之水，而甘遂则偏重于泻逐上、中、下三焦经隧之水。

小指月说，爷爷强调用甘遂、大戟或芫花要辨阴阳虚实，为什么？爷爷说，一般的胸水、腹水，邪浅正未衰，不需要猛攻强打，只用平和的茯苓导水汤或实脾饮即可。如果邪深正气尚不衰，便可借猛药来攻邪实，让邪去正安，身体恢复。

小指月说，如果邪深正气已经衰了呢？爷爷说，这种情况的胸水、腹水乃是一潭死水，如阴云密布，阳气极虚，难以气化，正虚不运药。就像有飞机大炮，但没有人会用，所以空有强大兵器，也难撼动水邪，这是身体阳气虚，不能化水也。中医称之为正虚不运药者难治。

小指月说，那该怎么办呢？爷爷说，这时就不能纯用甘遂、大戟等阴毒峻猛之品，因为你用阴寒去治阴水，无阳则阴无以化，这时必须靠离照当空，温化蒸发，方有一线生机。

有个十来岁的孩子，脖子长了个囊肿，医生用了消瘰丸、二陈汤，吃了30多剂药，痰核小了一点，却未能连根清除。便找来竹篱茅舍。

爷爷看后说，这脖子的包块是什么呢？小指月说，是囊肿啊。

爷爷又说，中医把囊肿看作什么？小指月说，囊肿就是中医所谓的痰水互结之产物也。

爷爷说，为何化痰水的二陈汤、消瘰丸不能消此囊肿？小指月说，这囊肿大都外围有一团硬包，非寻常化痰药能攻破。

爷爷说，西医常用针管穿刺抽取囊肿液体，囊内肿块暂时缩小，不久它又重新生出来，难以根治，所以大夫们建议手术割除。

孩子父母说，孩子连打针都怕，所以看能不能不用手术来消除囊肿？

爷爷说，可以，用控涎丹试试。小指月说，控涎丹就是甘遂、大戟、白芥子等份，炼蜜为丸，专治痰核瘰疬初起。

爷爷说，没错，大戟、甘遂分别攻泻脏腑、经隧之水，唯白芥子气锐，专门善于透散皮里膜外之痰水。若用得好，可收奇功。

这父母便在爷爷的指导下配制了一包控涎丹，每个丹丸就像黄豆那么大，从2粒开始，观察大便，如果不拉稀水，可以再加1粒，直到拉稀水为度。结果服药不到10天，脖子的囊肿包块消无芥蒂，从此再没复发。

小指月说，这猛药用得好，便是治病仙丹啊！爷爷说，用得好，这猛药可以变为仙丹，来攻逐胶结之痰水，但用得不好却会成为猛虎，反噬人体。所以现在的医者大都畏惧它迅猛剽悍有毒，经常避而远之，选用二陈、三子或平胃、消瘰之品，虽然服用小有效验，毕竟难以斩草除根，所以如果舍弃这猛将良药来攻疾治病，就像舍弃大将之才，去应战对敌一样。

然后小指月在小笔记本中记道：

山东已故老中医李克绍应用控涎丹颇有体会。控涎丹又名子龙丸，系甘遂、大戟、白芥子等份，炼蜜作小丸。《外科症治全生集》用以治瘰疬初起，并治横痃、贴骨疽等症。李老曾用此方治疗1例舌下囊肿及3例膝关节囊肿，俱彻底治愈。本方价钱便宜，疗效可靠，服用安全，确实值得推广，但目前各药房多不备此成药，用时必须自己配制，今举例并将服法介绍如下。

1957年李老在羊亭卫生所时，一4岁男孩患舌下囊肿，经西医用针管抽取囊中液体，当时症状消失，但不久又肿又抽，始终不能根治。西医某大夫认为根治须将囊肿切除，但患儿太小，不能合作，劝其转中医治疗。病家当即找李老诊治。李老过去在烟台行医时，曾用二陈汤加味治疗一陈姓男青年，服药四五十剂，虽有效果，但痰核终未消除。今患儿只4岁，即使其父母不嫌麻烦，每日1剂，坚持服药亦有很大困难。因配制子龙丸30克，丸如黄豆大，嘱其从2粒开始，日服3次，开水送下。次日查其大便，如不溏，每日加服1粒，再不溏，次日又加服1

粒，直至大便似泻而非泻为度，后即以此为标准量，每日续服。结果服药不到10克，囊肿即消，后未再发。

后以此方治疗3例膝关节囊肿，因俱系成人，令其从3粒开始，逐渐加量，取得疗效后，即连续服用至症状消失。皆获圆满效果，无一例失败者。

1974年春治一胸腔积液老人，西医透视，因积液太深，未行穿刺，转中医院门诊治疗。嘱自配子龙丸，如法服用，1个月后透视，积液全部吸收。

◎芫花治胸水咳嗽

《名医别录》记载，芫花消胸中痰水，并以祛痰止咳见长。

小指月说，爷爷，甘遂、大戟、芫花都是峻下逐水凶悍之品。爷爷说，没错，烈马若驯服，便是千里宝驹。小指月说，如若驯不服，岂不把人摔得粉身碎骨？

爷爷说，所以没有很好的师传心授，亲眼所见，不要轻用这些峻猛之品。小指月又说，它们三个都很厉害，都能治水肿、臌胀，有什么区别呢？

爷爷说，逐水之功，甘遂最强，它能行经隧之水。《汤液本草》记载，甘遂通水，其气直透达水饮留结之处。《神农本草经》说，甘遂能把各处之水像开凿一条水道一样，破开这些留饮，癥瘕积聚借助这条隧道，从水谷道膀胱、肠道排出体外，大有大禹治水、开山凿河之势。所以甘遂是泄水圣药。水结胸中，非此不除。故仲景大陷胸汤必用此物。

小指月又问，那第二呢？爷爷说，第二是大戟，《神农本草经》说它主十二水。它能泻五脏六腑十二经之水湿，不过力量比甘遂稍弱点。用它们时需要遵循一条原则。小指月说，什么原则呢？

爷爷说，《内经》说，大毒治病，十去其六。古人恐后人不太重视此道，便又重复说道，衰其大半乃止，切莫过之，方不至于偾事。

小指月说，难怪爷爷用药只用到病人微泻即止，攻通积水后，就要靠身体元气自复了，不能靠药物取代身体排水的功能。所以峻下逐水之药的运用，一般是邪去大半当止。

爷爷点点头说，第三才是芫花。《神农本草经》说芫花主咳逆上气。所以胸中积水停饮导致的咳嗽，用芫花效果比较好。

有个哮喘病人，胸腔有积液，一躺下就咳喘，非常难受，睡又睡不好。

爷爷说，用芫花熬大枣，熬令汁液将干，去掉药渣，只服食大枣便可。这病人服用了半个多月，胸中积液一天比一天少，呼吸一天比一天顺畅，最后咳嗽也消失了。

爷爷说，邪去则正安，大气一转，病邪乃散。这胸中乃清阳所居之处，最忌讳浊阴积水留恋，用芫花来泻胸胁水饮，饮去则咳痰止，恢复胸中空虚之状，呼吸便顺畅。随后小指月在小笔记本中记道：

《补缺肘后方》记载，治卒得咳嗽，芫花一升，水三升，煮取一升，去滓，以枣十四枚，煎令汁尽，一日一食之，三日讫。

◎甘遂、芫花、大戟拾珍

张琪经验 甘遂与大黄、礞石、菖蒲、郁金、芒硝合用治疗狂证

狂证多因痰火内扰，《难经》谓："重阳则狂。"《医学入门》谓："此心火独盛，阳气有余，神不守舍，痰火壅盛使然。"张锡纯认为狂证"乃痰火上泛，瘀塞其心与脑相连窍络，以致心脑不通，神明皆乱"。表现为头痛不寐，两目怒视，面红目赤，狂暴不知人，语言杂乱无伦，甚则登高弃衣，骂詈叫号，气力逾常，舌红苔黄腻，脉滑数有力，应泻热逐痰。张老多选用礞石滚痰丸合张锡纯荡痰汤，重用大黄，配合礞石、半夏、黄芩、芒硝、石菖蒲、郁金等，进药后通过泻下痰浊瘀热，躁狂诸症可随之消除。对痰热重症、病久成顽痰者，则依张锡纯荡痰加甘遂汤意，加入甘遂，甘遂和芒硝相得益彰，多可取效。甘遂猛烈走窜，"攻决为用，为下水之圣药"，而"痰亦水也，故其行痰之力亦百倍于他药"。芒硝不仅能开痰，"咸寒属水，是心脏对宫之药，以水胜火，以寒胜热，能使心中之火热消解无余，心中之神明，自得其养。"

指月按：狂证大都是神志浮越于外，而痰浊乘虚攻入心窍。这样周身为邪浊所干扰，神不守舍，动作无常。这时需要借助荡胸豁痰之药，一举将阻窍痰浊扫荡掉。这样心神能入位，热火能下消，就不会狂乱怒扰。

张淑萼经验 甘遂、冰片外用通二便

近年来试用甘遂30克、冰片10克，二药研末，加适量面粉，用温开水调成糊状，外敷中极、关元两穴方圆3～4寸，对于肛肠术后的二便不通有较好疗效。一般1小时可见效，显效慢者可加热敷，均为一次成功。

指月按：利用甘遂外敷，攻逐水饮，不至于荡伤正气，加冰片，取其善于通透之意，以温开水调成糊状，甚至还可以加热敷，则温通二便之力更佳。

张琼林经验 通关开闭散

甘遂研极细粉，加樟脑（或冰片）少许，再加少许麦面作黏接剂，用香葱同

捣为糊,调药敷中极穴约 5 厘米×1 厘米面积,1 小时后去掉,不效再敷,或加热敷。功效:通关开闭。主治:癃闭(尿潴留、前列腺肥大、尿闭、肝硬化腹水等)。

指月按:二便闭塞乃危症,《内经》讲小大不利,当治其标。用甘遂配樟脑或冰片,开窍以逐水,力量强大。《汤液本草》记载,甘遂可以通水,而其气直透达所结处。借助冰片或樟脑、香葱,能够令诸窍开达,有助于水液流下。

黄步来经验 生甘遂煮鸡蛋治疗小儿慢性淋巴结炎

生甘遂 50 克,鸡蛋 20 枚。生甘遂研末,鸡蛋煮熟去壳,用竹筷从蛋的一端向另一端戳洞,然后将生甘遂与熟鸡蛋加水同煮 15 分钟,弃药汤、药渣,食鸡蛋。治疗 21 例,治愈 16 例,好转 4 例,无效 1 例。

陈某,男,5 岁。1987 年 5 月 27 日初诊。右颈侧肿块 4 个月余,不发热,先后应用青霉素、链霉素、复方新诺明等药物,疗效不显。无扁桃体炎、龋齿病史。查:右颈侧可触及两枚直径约 1.5 厘米的肿块,表面光滑,活动度好,质中等,轻度压痛。诊为慢性淋巴结炎,嘱用上法治疗。2 天后肿核明显缩小,5 天肿核完全消退。

邓维滨经验 大戟煮鸡蛋治颈部淋巴结核

邓老临床应用大戟煮鸡蛋治疗淋巴结核,疗效显著。用法:红芽大戟 200 克(儿童用 100 克),红皮鸡蛋 7 个。用水约 2000 毫升(儿童用水 1250 毫升),加入铁锅中,下大戟、鸡蛋,加热至沸腾,再用文火煮 4 小时,去药渣和水,取鸡蛋放冰箱或阴凉处,每早空腹吃 1 个鸡蛋,连续服用 21 天为 1 个疗程。鸡蛋煮破者不要服用。服用的最佳时间为春季服 21 天,秋季服 21 天。病情轻者 1 个疗程即可痊愈,重者 2 个疗程即可痊愈。

指月按:《本草崇原》记载,癥坚积聚,甘遂破之。但想到小儿体弱,或者久病体虚,猛药攻下,容易伤及正气,便配伍食疗之法,使部分药力渗入其中,而不至于峻猛难以消受。而用大戟煮鸡蛋法,道理亦相同。

董汉良经验 芫花、甘草疗冻疮

1979 年冬,编辑《绍兴中医》创刊号,收到某退休西医鲁某的治冻疮验方:芫花 15 克,甘草 10 克,水煎乘热外洗,治疗已溃、未溃之冻疮均有良效。因时值寒冬,患冻疮者颇多,虽方药甚众,然疗效不显,如未溃用辣椒外洗,已溃用狗油外涂,其他有冻疮膏、冻疮油之类。我有一种陋见:"难治之证,方药甚众,方药多者,往往为难疗之疾。"虽见此方亦不在乎,且以为二药相反对已溃者是否有毒，心里亦颇疑问。

后亲遇鲁医师，他说："此方已经用数十年，用之颇效，又无刺激皮肤之弊，因我是西医，未知药理，故特问之……"嗣后将该方选入刊用，并经临床试验运用，收效确实非凡。后《中成药研究》亦特载此方，使用至今，屡验不鲜，诚属良方也。

芫花、甘草同煎外洗，从临床治疗所见，未溃而肿痛痒者，有消肿止痛止痒之效；已溃者则有清洁疮口、敛疮生肌之功，绝无发生皮肤吸收中毒之害。其效果之可靠，非一般冻疮药可比拟。市售冻疮药以芳香刺激性药物为主药，取其走窜之力，以促血液循环，似有一定道理，亦可谓一般治冻疮之通则，但移时则消，终不能愈。若已溃者且有增加疼痛之弊。用此二药治冻疮则有出类拔萃之誉，然其治疗冻疮之机制至今未明，或是其相反相成的相激作用而致此之伟效哉！

指月按：但要注意，芫花有毒，切忌入口。同时冻疮表面上看是天气寒冷所致，但根源还是五脏虚冷，气血不足。所以用内服中药巩固五脏气血，有助于从根源上防治冻疮。而卢志庭医师亦有类似经验，应用芫花、甘草治疗冻疮（对早期冻疮红肿痛痒者疗效尤著）20 余年，疗效显著，确实可靠。不论红肿多剧，应用下方，数天内可全部退肿。对皮肤浅度糜烂者亦无禁忌，值得推广。方药及用法：芫花 15 克，生甘草 15 克，水煎成 2000 毫升，乘热时浸泡手足，每次 30 分钟，每日 2 次。浸泡后药液不必倒掉，继续加温，应用 2～3 天即治愈。

9. 商陆

◎救急的见肿消

《本草纲目》记载，商陆其性下行，专于行水，与大戟、甘遂盖异性而同功。方家治肿满、小便不利者，以商陆根捣烂，入麝香三分，贴于脐心，以帛束之，得小便利即肿消。

《圣济总录》记载，商陆豆方治水气肿满，生商陆（切如麻豆）、赤小豆等份，鲫鱼三枚（去肠存鳞）。上三味，将二味实鱼腹中，以绵缚之，水三升，缓煮豆烂，去鱼，只取二味，空腹食之，以鱼汁送下，甚者过二日，再为之，不过 3 剂。

小指月说，爷爷，大戟、甘遂、芫花能够攻逐水饮，商陆也能泻下逐水，它们有何不同呢？爷爷说，大戟、甘遂之品味苦，而商陆味苦之中还带有微辛，苦和辛有何不同？

小指月说，苦者取其降也，辛者取其通也。爷爷说，没错，苦降者能行逆折横流之水，如十枣汤用甘遂、大戟，能大泻上逆胸膈之水，而辛通者能行壅滞停蓄之水，如疏凿饮子中的商陆，可以治腹水胀满。所以商陆又有个别名，叫见肿消。

小指月说，见肿消，看到水肿就能消，这该怎么用呢？爷爷说，内服用为食疗，或者外用敷脐法，都能尽商陆之妙。

有个严重腹水的病人，感冒后患了急性肾炎，身体一直肿胀，一日比一日厉害，最后肚腹如鼓，小便点滴难下，医院诊断为急性肾炎合并尿毒症，并且下了病危通知书，连药都吃不进去了。他们家人急忙来请教老先生有什么急救招法。

爷爷叹口气说，腹中胀满，小便点滴难下，恶心呕吐，汤药又喝不进去，如此两难，该如何办呢？家属见爷爷都有些棘手，不禁泪如泉涌，苦苦哀求。

爷爷说，小大不利，当治其标。大便几天不通不会死人，小便一两天排不出来就会让人中毒。为今之计，唯有先通利其小便，减轻五脏六腑压力。小指月说，汤药都进不了了，怎么通小便呢？

爷爷说，先用商陆配合麝香敷贴小腹，以救万一。小指月说，爷爷，现在麝香已经很难找到了。

爷爷说，那就用新鲜的葱捣烂如泥代替。小指月说，葱为通中发汗所需，也可以通阳化气，炒热和商陆一起趁热敷小腹，便可帮商陆穿透，疏凿水道。

《校正增广验方新编》记载，商陆根、葱白捣填脐中，小便利，肿自消。

家人赶忙买来药，然后如法使用，冷了又炒热再敷。当天晚上，小便就通利如泉涌，原来像皮球一样的肚子慢慢瘪下去了，水肿像退潮一样消退大半。第二天早上，病人居然说肚子饿，喝了两碗稀粥。家属赶忙过来报喜，然后爷爷又叫他们搞点赤小豆鲤鱼商陆汤，运用食疗之法，乘胜追击，把留存在脏腑、经隧里的水也排出体外。这样调养了几天，很快身体就调理过来了。

小指月惊讶，病人更惊讶，商陆这味平淡无奇之药，居然把病人从生死边缘拉了回来。小指月说，见肿消，见肿消，果然厉害，见了水肿胀满就能消下去。

爷爷说，不过这也只限于急则治其标，用于急性水肿。如果慢性水肿，脾肾阳虚的，正虚不运药，你用上去，非但无效，还会加重身体负担。

随后小指月在小笔记本中记道：

商陆有赤、白两种，临床应以白花商陆入药。白花商陆，味微寒，性微辛，无毒。花白者，根块商陆呈白而微黄色，状如白甘薯，表皮浅褐色。方书多言商陆赤者有毒，不可内服。有云商陆内服剂量应掌握在1.5～4.5克，过量可引起中毒，反致尿量减少，可能针对赤花商陆而言。贵州民间呼白花商陆为大苋菜，多栽种于庭院备用，谓其能治虚弱或病后体虚浮肿。取新鲜者炖肉吃，每次用量达50~100克。商陆能否治虚弱，理论上尚无根据，临床也不用其补虚。《本草纲目》仅载有"商陆，其苗、茎并可蒸食，可作脯，可充粮救饥"。

聂光荣老中医喜用白花商陆，内服常用量，干品 10~15 克，外用 50~100 克。家传商陆鲜葱贴敷小腹法，治疗腹水肿满、癃闭。其法用白花商陆，干品100克或鲜品150克（鲜品更佳），鲜葱50克，共捣烂如泥，置锅内炒热，贴敷小腹，冷则炒热又贴，如此反复多次，一般 4~6 小时即可达到目的。

曾治一青年男子危重水肿病，因感冒后患急性肾炎住院治疗，数日之后，浮肿不仅未消，且日甚一日，渐而肿势入腹，小便涓滴而下，竟至癃闭。医院按急性肾炎并尿毒症，已下病危通知。聂老诊见其人全身浮肿，腹大如瓮，面赤气喘，烦躁不安，恶心呕吐，食饮难下。病人肾关闭塞，三焦不通，水气泛溢，壅滞于腹。尤为棘手者，恶心呕吐，汤药难进。即先用商陆贴敷小腹法，以救万一。遂取新鲜白花商陆 500 克给病人家属，嘱另加鲜葱一握约 150 克，共捣烂如泥，置锅内炒，趁热敷小腹部，冷则炒热又敷。越日家属欣喜来告曰：如法用后，半夜小便大下，腹大明显消退，且全身筑筑汗出，身肿已消。今晨已进稀粥两碗，还叫不饱。一味平淡之药，把病人从痛苦、重危的边缘挽救了回来，且收效之快，亦令人惊叹。病人积水得行，肾关已开，胃气因和。后投加减疏凿饮合自拟二皮消肿汤，扫荡余水，兼以清热，治疗半月余，即获痊愈。

白花商陆对各种原因所致的腹水，如急慢性肾炎、尿毒症之腹水、心源性腹水、肝硬化腹水、尿潴留，用贴敷法均有卓效。而且外用，病人也乐于接受。敷时不要过烫，对皮肤亦无刺激。须要注意：赤花商陆苦寒有毒，内服慎用。聂老只用白花商陆，赤者均不作内服、外用。

◎无名肿毒也可用商陆

《千金要方》记载，商陆治一切肿毒，商陆根和盐少许，捣敷，日再易之。

有个小伙子打架，手臂被打肿了。孩子的父母说，手臂红肿热痛这么多天都没消下去，怎么办呢？

爷爷说，用见肿消。小指月一愣，在他的记忆里，见肿消一般只用来消腹中水肿，怎么这手臂的红肿热痛也用见肿消呢？爷爷笑笑说，虽然肿的部位不同，但肿的性质如果都是水热互结，瘀滞不通，都可以用商陆。

《滇南本草》记载，治跌打，商陆研末，调热酒敷跌打青黑之处，再贴膏药更佳。

这父母便给孩子用商陆调热酒敷局部肿热青黑处，敷了几天就消退了。

小指月说，为什么要用热酒呢？爷爷说，酒能行药势，助药力，又可以活血化瘀。跌打损伤，血不利则为水肿，水肿不利则会加重瘀血，会影响到血液循环，这样局部才青黑肿胀。

小指月说，我明白了，用热酒温通之性，令血行瘀散，用商陆这见肿消，消散局部红热肿胀，这样水气流通，血化下行，所以瘀肿青黑便减轻了。

又有个病人，拇指上长了个大疮包，肿热难受，不知是什么原因。

爷爷说，这叫无名肿毒，治法很简单。小指月说，爷爷，我知道了。无名肿毒也用商陆。爷爷说，为什么呢？

小指月说，一味商陆乃见肿消也。爷孙俩哈哈大笑。

爷爷说，没错，商陆既能泻下逐水，也可以消肿散结，不过它是苦寒的，苦寒治疗的是热证，所以阳证肿热才可以用商陆。捣烂加点醋，敷于患处，就可以治疗无名肿毒。方法虽简单，疗效却可靠。

果然敷了3天后，肿毒不知不觉就消退了。随后小指月在小笔记本中记道：

山东名老中医张志远善用商陆消疽热红肿。商陆之根入药，口中嚼之过久能麻舌，可见肿消。《五十二病方》言其以醋渍之外涂疽证，可"熨"红肿，实则和《神农本草经》所载完全一致。《张文仲方》谓"传恶疮"，发病较慢，高出皮肤不太明显，表现为红肿热痛的外科疾患，同后世痈属阳、疽属阴之区分方法不同，究诸实际，还应归入阳证范围。关于该药的外治作用，已故耆宿万仙槎先生曾向张老传授过他的经验，先将商陆打碎，轧为细末，加醋调匀，贴于患部，治疗无名肿毒，方法简单，疗效甚好。用于疖腮、丹毒、毛囊炎、蜂窝织炎等，都取得了一定效果。如再配合内服清热解毒、通络散血之品，则药效更佳。

1985年曾诊治一中年妇女，因龋齿拔牙导致右侧颜面红热，似火灼手，劝其用徐泅溪束毒围内的大黄加商陆同陈醋混合为膏，按疔疮处理，敷在脸上，中心留头，外盖油纸，纱布固定，结果48小时即热退肿消，特附此案以识药缘。

◎ 商陆拾珍

张舜丞经验

张老以商陆为主配合大戟、芫花等，用于治疗门脉性肝硬化、心源性肝硬化而有大量腹水者，依据"急则治其标，缓则治其本"的原则，以达到使腹水尽快消退而腹胀减轻的目的。这时商陆可用至20克，芫花6克，大戟3克，如嫌药峻者可配茯苓、白术各20克等健脾益气利水之品以助正。腹水基本消退后再根据肝硬化腹水气滞、血瘀、水结的病理变化特点，缓治其本。常用黄芪20～30克，甘草3～20克，红花20克，莪术30克，木通20克，通草4克，山豆根6克（开始每两天增加1克，至30克为止），白矾2克等。

张老在这里选择商陆而不用其他逐水药的用意是：商陆有除满利水消胀之功，而无甘遂等逐水药服后引起恶心呕吐等胃肠道剧烈反应的毒副作用，使病人容易接受。另外商陆还有水消后不反复的优点，故临床常用之。如张老曾治一56岁女性病人，患风湿性心脏病20余年，近因大量腹水，全身高度浮肿，四肢冷凉，周身皮肤呈青紫色，气息奄奄而就诊。张老在确认为心源性肝硬化后，即投以逐水之品，药用制商陆20克，大戟、芫花各3克，茯苓皮20克，大腹皮30克，枳实12克。5剂后复诊，病人精神状态极好，浮肿较前明显消退，皮色由青紫转为紫红色。嘱其继续用药治疗，并加强护理，现正在好转中。

商陆的用量一般本草书中规定不超过一钱，即3克，张老每次用到20克，却往往收到出奇制胜的功效，这是他多年用药经验的结晶。

指月按：实肿可以用商陆，实则泻之，若虚肿必须配以黄芪，气足小便方得通利。大多数腹水，除了水结外，还兼气滞血瘀，血不利则为水，所以会配活血的红花，行气的莪术，气通血活，水更容易消去。

10. 牵牛子

◎小儿食积发热二丑粉

岳美中经验：黑丑、白丑各等份，上药炒熟，碾筛取末，治疗偏食或食积发热。用时以一小撮药与糖少许喂服。此方为岳氏老友高聘卿所传，屡经投用，效如桴鼓。（《名中医治病绝招》）

以前饥荒年代，贫血、瘦弱的孩子很多，现在恰恰相反，是生活富裕的年代，小儿食积、肥胖的占了多数。

有个8岁小孩，端午节的时候吃了不少粽子，随后两三天没胃口，吃不下东西，而且肚子胀，经常午后发热，最高的时候烧到39℃，家人以为是发热了，赶紧送到医院输液退热。用了药热很快就退下来了，但第二天又烧上去，没办法，又得再去输液，热又降下来，但随后第三天又烧起来，甚至连晚上都发热。于是家人给他吃退热药、发汗药，热虽然降下来了，却转变为低热，完全没有胃口。家人便赶紧找来竹篱茅舍。

爷爷说，烧了多少天了？孩子父母说，反复烧了快一个星期了，为什么老是退不了热呢？这高热怎么那么难退？

爷爷说，见热莫攻热。孩子父母说，不退热那怎么治？

爷爷说，孩子多少天没大便了？他们说，三四天了。

爷爷摸摸孩子的肚子说，这大便憋在这里贻害无穷啊！孩子父母不解其故。

爷爷说，上面水沸腾了，是扬汤止沸，还是釜底抽薪呢？

他们说，当然釜底抽薪了。爷爷点点头说，不断地输液，热暂时退了，随后又烧起来，因为仅仅只是扬汤止沸，不把肠腑里面的积滞撤去，没有釜底抽薪，这些食积就会源源不断地化热，就会继续烧上来。

孩子父母点点头说，一周前吃了不少粽子，过后孩子就没胃口了。

爷爷说，孩子本来就脾常不足，粽子是糯米制成的，本来就难以消化，一下子吃了那么多，脾胃消化不过来当然就停食了。以后难消化的东西要少吃，即使容易消化的，也不要让孩子吃撑着。孩子父母听后点点头。

爷爷便说，指月，小儿食积发热怎么办？小指月说，用牵牛子打成的粉，又叫二丑粉，特效。

于是爷爷就给他们包了包二丑粉，叫他们回去拌点白糖给孩子吃，口感好，还能够通积滞大便。小指月称为糖衣炮弹，直抵胃肠，泻下积滞。

这孩子服药后3个小时大便就通了，胀闷的肚子一下子松快了。又过了2个小时，解了第二次大便，排出大量暗黑色的积滞，孩子胃口就开了，自己想要吃饭。当天晚上睡得雷打不动，也不发热了。随后小指月在小笔记本中记道：

任之堂经验：二丑粉治疗小儿食积有特效。小儿食积的表现是经常下午或夜间发热，不想吃东西，大便不畅。用退热药，可以短时间控制体温，但药力消失后体温又升高。这个问题的根源在于胃肠道的积食，运用二丑粉，采用攻下的办法，排出体内的积食，孩子自然很快就能康复。

余师遇到过这样一个患儿，5岁，午后发热伴胃胀2天。孩子妈妈说，孩子2天前暴饮暴食后消化不良，出现午后发热，喝了五谷茶也没什么效果。于是到当地医院就诊，具体治疗方案不清楚，虽然用药后体温下降，但到了半夜又烧起来，体温38℃。他们情急之下，让孩子吃了退热药，第二天一早赶忙前来就诊。就诊时，孩子面颊潮红，腹胀如鼓，3天没有大便，体温38.5℃。这是明显的小儿食积，用攻下的办法就能缓解。处方很简单，二丑粉 5 克，拌白砂糖少许，凉开水调后嚼服。服药后 3 小时解了一次大便，腹胀减轻，体温也降下来了。4 小时后解了第二次大便，腹胀消失。当天晚上喝了一碗稀粥，完全恢复正常。

很多人担心二丑有毒，使用不当会中毒。其实二丑的毒性主要在它的皮上，通过特殊的加工方法，自然就无毒了。那么如何加工呢？这个问题余师在《医间道》书中有详细的介绍，现转载如下：取牵牛子 1000 克，小火炒焦黄后，研成细粉，边研边过细筛，1000 克只取 600 克左右初粉，剩余 400 克尾粉不用。

用法：药粉 3 ~ 5 克，与白砂糖（红糖也可以）拌匀后加少量开水调匀，形如芝麻糊一般，味道香甜，令患儿嚼服。

余师每年使用不下于 100 人次，几年来使用于数百人，未见一例中毒。使用时把握好一个原则，即中病即止。病人服药后出现腹泻，即不再继续服用。

◎ 大禹治水，堵不如疏

《儒门事亲》记载，禹功散治停饮肿满，黑牵牛头末四两，茴香一两（炒），或加木香一两。上为细末，以生姜自然汁调一二钱，临卧服。

有个青年好酒色，平时久坐伤肉，加上肥甘厚腻，酒肉湿毒下注，所以小小年纪就有尿道炎、前列腺炎，排尿时胀痛。他也不重视，偶尔二便不通，就到医院打打吊瓶，过几天就好些了。这次连续几天熬夜，加上大量酗酒，腹中膨胀如鼓，二便胀痛不通，阴部胀满难受，坐卧不得。在医院里住院治疗了好几天，打了不少消炎针，炎症是退下来了，但二便还是不通畅，还是胀得难受。

爷爷问小指月，这是为什么呢？小指月说，水饮内停，下焦肿满，二便不通。

爷爷又说，怎么治疗水饮内停肿满呢？小指月说，急则治其标，缓则治其本。

爷爷说，该怎么办？小指月说，急则挖沟渠，导水下行，如同大禹治水，堵不如疏；缓则健脾胃，培土制水，使水湿不泛滥。

爷爷说，现在二便不通，当属急症，应用何药？小指月说，是不是用甘遂、大戟、商陆？爷爷摇摇头说，太峻猛了，还不至于用到这些将军。

小指月又说，那用泽泻、茯苓、车前子导水下行如何？爷爷说，这些药物又太平和了，就像小兵小卒，威力不足。

小指月说，既然甘遂、大戟、芫花、商陆之品非常峻猛，药力强悍用不得，而茯苓、泽泻、车前子又药力不够，不足以委以重任，那该用什么药呢？

爷爷笑笑说，用牵牛子。小指月说，就是善利大便，又能通小便，治疗水肿、腹水的牵牛子吗？

爷爷点点头说，没错，《千金方》里单用一味牵牛子打粉，用水送服，治疗水肿胀满，以小便利为度。此单方一味，功效不小。

20世纪60年代，贵阳有卢老太太，即用牵牛子末配生姜汁、红糖蒸饼治疗肾炎水肿，退肿之效甚捷。当时中医界无人不知卢老太太验方，可见牵牛子逐水消肿之功甚为确实。

小指月说，为什么牵牛子就可以呢？爷爷说，若论功用，牵牛子比甘遂、大戟、芫花、商陆力量稍弱，相对没那么峻猛霸道，所以不良反应也少。但牵牛子又比平常的利水之药，如五苓散、五皮饮要强。张子和在《儒门事亲》中说过，病水之人，如长江泛滥，非杯勺可取。所以必须要选用药力峻猛，但不良反应又比较少的药，牵牛子就是理想的选择。

小指月说，原来是这样。爷爷说，就用《儒门事亲》的禹功散，用牵牛子粉配合小茴香、木香，以姜汁调服。

小指月说，为什么要配上气药小茴香、木香呢？爷爷说，气行则水行，气滞则水停。这木香善于走脾主之大腹，小茴香善于入下焦之少腹，大凡香类药都善于行气，气机旋转，水湿就能被带动，水湿一动，借助牵牛子通利二便之功，就很快从膀胱、肠道排泄而去。

小指月又说，为什么还要用姜汁来调敷呢？爷爷说，姜本来就可以降逆止呕，温化水饮，打开阳明胃肠下行通道，本身姜又禀一股阳气，膀胱者，州都之官，只有阳气气化，水液流动出来才快。

小指月说，我明白了，爷爷，原来这禹功散之所以得此名，是因为张从正创此方时想到大禹治水，它的功劳全在于疏导，而不是围堵，而这禹功散就是一个疏导水饮，令百川归海，从膀胱、肠道排出去的思路。

这青年服用了一次禹功散，便一泻千里，第二次再服再泻，腹中便被泻空了。以前他看了粥饭就皱眉推开，现在自己要粥饭吃了。年轻人身体恢复得快，一旦气机旋转过来，升降出入如常，几天后又生龙活虎了。

爷爷语重心长地说，小伙子，生命很可贵，不要肆意浪费。

这小伙子经过这次病苦的考验，大大收敛了以前种种不良的生活习惯。因为他在病房里看到跟他同样病痛的病人，有的变为急性肾炎，甚则尿毒症，最后透析，再到最后黯然离世。每个人都不可能那么幸运，在危急的时候碰上一两个好中医。这次只能说是机缘加上自己的运气，所以才免除了一次病苦生死考验。

家人很开心，以前怎么劝这小伙子都不听，现在病了一次后，好像重新做人一样，变得更懂事了。小指月不解其故。

爷爷说，孟子提到，人之有德慧术知者，恒存乎灾疾。在灾难疾苦中，你能够反思，生活就会一片美好，如果撞南墙还不知道回头，下次还得头破血流。人不能靠别人来救，要靠自己救自己。医生只能救你一次两次，不能反反复复地救你。救自己最直接的方式就是要从各种病痛里反思，那些在大病重病中照样能够挺过来，并且过得很精彩的人，大都懂得反思自己的得失，并且修正自己的心态、行为。这时小指月在小笔记本中写道：

《本草纲目》记载，牵牛子，自宋以后，北人常用取快，及刘守真、张子和出，又倡为通用下药，李明之目击其事，故著其说极力辟之。牵牛治水气在肺，喘满肿胀，下焦郁遏，腰背胀肿，及大肠风秘气秘，卓有殊功。但病在血分及脾胃虚弱而痞满者，则不可取快一时及常服，暗伤元气也。

一宗室夫人，年几六十，平生苦肠结病，旬日一行，甚于生产，服养血润燥药则泥膈不快，服硝黄通利药则若罔知，如此三十余年矣。时珍诊其人体肥膏粱而多忧郁，日吐酸痰碗许乃宽，又多火病，此乃三焦之气壅滞，有升无降，津液皆化为痰饮，不能下滋肠腑，非血燥比也。润剂留滞，硝黄徒入血分，不能通气，俱为痰阻，故无效也。乃用牵牛末，皂荚膏丸与服，即便通利，自是但觉肠结一服就顺，亦不妨食，且复精爽。盖牵牛能走气分，通三焦，气顺则痰逐饮消，上下通快矣。

外甥柳乔，素多酒色，病下极胀痛，二便不通，不能坐卧，立哭呻吟者七昼夜。医用通利药不效，遣人叩予，予思此乃湿热之邪在精道，壅胀隧路，病在二阴之间，故前阻小便，后阻大便，病不在大肠、膀胱也。乃用楝实、茴香、穿山甲诸药，入牵牛加倍，水煎服，一服而减，三服而平。

◎ 牵牛子拾珍

朱良春经验　牵牛子泻水逐痰、消积通便治小儿肺炎

小儿肺炎，痰热壅肺，胸高气促，面赤，痰鸣鼻煽，便闭，指纹色紫，舌红苔黄。朱老常用牵牛子配大黄、黄芩、桑白皮、连翘、鱼腥草、僵蚕、瓜蒌等，服后大便畅通（泻下 3～4 次），喘促痰鸣即平。盖牵牛子苦寒滑利，逐痰泻水之功甚著，合大黄、黄芩等，清热解毒，化痰通腑，用之得当，往往可收"一剂知，二剂已"之效。

朱某，男，2岁。患肺炎已3日，高热不退（体温40℃），神昏谵语，面赤，手足时见抽搐，喘促痰鸣，小便少，大便干结。此痰热壅盛之候，亟拟泻热逐痰、上病下取之法。处方：牵牛子6克，生大黄6克，全瓜蒌12克，法半夏6克，黄连4克，钩藤15克（后下），桑白皮10克，僵蚕6克，桔梗6克，石膏25克，鱼腥草10克（后下），2剂，每日1剂，水煎4次分服。药后大便溏泻，每日4次，喘促痰鸣即止，体温下降到37.8℃。原方去牵牛子、大黄，加石菖蒲3克，远志3克，黄芩6克，连翘10克，又2剂，体温已恢复正常，神清。易方以二陈汤加山楂、神曲、通草等调肺胃，化痰湿，以善其后。

指月按：肺主通调水道，水道不通调，痰喘肿胀，就像水漫金山一样。牵牛子能够泻肺中停水，令脏邪出腑，而通下焦水道，大有急开支河之意。所以二便畅通，痰喘即平。故李时珍在《本草纲目》中讲到，牵牛子治水气在肺，下郁遏，卓有殊功。可见肺与大肠相表里、同膀胱相别通的脏腑相关思想，在古籍里头、今人运用之中，时时都能体现。但须注意，用通下之品，必须衰其大半乃止，不可药过病所。正如《雷公药性赋》所讲，牵牛不可久服，否则令人瘦。

章次公经验

牵牛子气味雄烈，有破气散壅、通利三焦的作用，故亦常用于饮食积滞，腹胀腹痛，便闭或泻下不爽之症。章次公先生曾拟"灵丑散"一方（黑牵牛、五灵脂等份研末，每服3~6克，每日2次），朱良春老中医用之多年，其效甚佳。此方亦用于痢疾，少腹胀硬或坠痛，排便不爽，常以牵牛子、五灵脂与大黄、槟榔、薤白、白槿花、苦参、石榴皮、川楝子、香连丸等相伍而用。

指月按：牵牛子配合五灵脂，是活血化瘀配合清利膀胱、肠道，也是前面提到的大扫除思路。不管是便秘腹胀，还是痢疾排泄不畅，都应该以"通"字立法。灵丑散通血脉肠道，去饮食积聚。一般牵牛子都入丸散剂，特别是散剂服用为主，很少入汤剂煎服，所以可以在辨证方中配合服用此药散。

刘绍勋经验

1972年国庆节前夕，家母因过食膏粱厚味，当夜脘腹剧痛，辗转反侧，痛苦万分，经吞服开胸顺气丸1包暂缓症状，次日仍胃痛、胁痛不已，嗳腐厌食，腹部胀满，尿道涩痛，溲中带血，舌质绛，苔黄腻，口渴思饮，脉象弦滑有力。一派食积停聚、湿热蕴结之象。家母当年已是82岁高龄，病情发展如此迅猛，阖家惊骇。我反复思量，如投鸡内金、三仙等清导之品，恐怕病重药轻，贻误病机。考虑再三，遂在消食和胃之品中加入熟牵牛20克，仅服1剂，症状大减，继服1

剂，病趋稳定，遂停服汤剂，仅以米粥调理而告全愈。

李某，男，现年 20 岁。6 年前因颜面及四肢水肿、腹部胀满如鼓向我求医，经医院诊新为"肾炎合并尿毒症"，住院治疗月余未效。观其脉证，已属湿热蕴毒传入脏腑，气血衰微之候。我拟用扶正与祛邪兼顾之法，在清热解毒、通关利湿、扶正益气之品中，重用熟牵牛 30 克。服药 2 小时许，排尿一小水桶（约 1000 毫升），诸症豁然减轻，后继续治疗，方药随症加减，竟获全愈。

指月按：有病则病受，牵牛子乃攻逐消积药之代表，在肾炎、尿毒症水肿，肝硬化腹水等危笃疾病中，牵牛每每大显身手。治疗这类疾病，刘老主张用熟牵牛。此药经过炮制，一可减其毒性，二可缓其燥烈，三可去其辛辣刺激之味。总之，凡有食滞之象者均可用之，基本剂量为 15 克，体质强壮者可用至 30 克。

孙谨臣经验　二丑炒研调啜，擅通食积虫积

黑白牵牛不但用于逐水，亦可用于泻积，故常用以治疗小儿食积、虫积，有通便去积之效。王某，男，2 岁。因节日过食厚味，以致损伤脾胃，运化失常，发热口干，脘满腹胀，嗳噫酸腐，大便干结，舌苔黄厚而腻，指纹如蛇形。里滞较重，蕴蒸发热，应釜底抽薪，消食泻积并用。处方：炒麦芽 12 克，炒黑白丑各 3 克，共研细末，过筛，稍加红糖，用米汤调如糊状，顿服。服药 3 小时后得大便一次，诸症悉解。

指月按：小儿食积乃为常见病，积不去胃口不开，疾病难愈。但古人说用牵牛子消积，少量用则动大便，量大一点泻下如水。所以炒用后泻下较缓和，与麦芽、糖调和，米粥送服，既香甜可口，又平稳消积下滞，便于小儿服用。

唐祖宣经验　牵牛子治疗小儿胃柿石症

牵牛子泻下逐水而攻积。曾随师治疗一小儿胃柿石症，疗效颇佳。方法：取牵牛子 30 克，炒熟研末，每天早晨空腹服 3～6 克。

指月按：用牵牛子炒熟研粉送服，也可以炼蜜为丸，每丸 5 克，用温开水服下。如若平素脾胃虚弱者，可以用大枣汤或加红糖调服，这样通利而不伤。

尹志美经验　治疗妇人带下用牵牛子

尹老在《医宗金鉴》"带下有余皆湿化，少腹胀疼污水绵，导水牵滑芩军热，万安牵椒茴木寒"的启发下，抓住"湿"字，认为带下有余之病皆属湿，治带不治湿即非正治，湿又分为寒湿和湿热，寒湿带下用万安丸（牵牛子、胡椒、小茴香、木香），湿热带下用导水丸（牵牛子、滑石、黄芩、生大黄）。

指月按：寒者当温化，热者当清利，但不管清、温，总之浊水应该出下窍，

所以都用到牵牛子，目的是以加强污浊排泄顺畅。

11. 巴豆

◎福兮祸所伏之祝寿

《伤寒论》记载，三物白散治寒实结胸，无热症者。桔梗三分，巴豆一分（去心皮，熬黑，研如脂），贝母三分。三味为散，以白饮和服，强人半钱匕，羸者减之。病在膈上必吐，在膈下必利。不利，进热粥一杯；利过不止，进冷粥一杯。

有个70多岁的老人，平时喜欢喝酒，痰多，这次正逢他过生日，家人大摆宴席，为老爷子祝寿。老人家从来没吃这么饱过，然后就有点困倦，便上床睡觉。第二天家人发现老爷子还没起床，便赶紧到房间里去看，原来老人家还在深睡中，家人想叫醒他，老人家却迷迷糊糊，好像痴呆了一样。家人第一个想到会不会中风了呢？但口眼也没有歪斜，身体也没有偏瘫，就是神识迷糊，昏不知人。于是不得不请爷孙俩前来诊视。

小指月摸完脉后说，爷爷，双手脉都实大有力，还带滑。然后又看到老爷子嘴里控制不住地流出大量黏痰，非常黏稠，撬开口腔一看，舌苔厚腻垢浊。

爷爷说，整个痰实壅堵在胸肺，所以神不守舍。家人说，该怎么办呢？

爷爷说，这几天大便怎么样？家人说，老爷子3天没有大便了。

小指月说，小大不利，当治其标，是不是该先通通肠？爷爷说，不仅是要通肠，还要把胸膈中的黏痰导泻下来。

小指月说，爷爷，那是不是要用凉膈散呢？爷爷说，你看他的舌苔如何？

小指月说，白腻垢浊。爷爷说，凉膈散是治热证的，用硝、黄。这个应该按照寒实结胸来治，选用《伤寒论》的三物白散。

小指月不解地问，爷爷，脉象这么有力，不用硝、黄去泻吗？爷爷说，有力分为热实和寒实，热实就用硝、黄，寒实就用巴豆，如果弄反了，祸不旋踵啊！

《本草通玄》记载，巴豆，禀阳刚雄猛之性，有斩关夺门之功，气血未衰，积邪坚固者，诚有神功。老赢衰弱之人，轻妄投之，祸不旋踵。巴豆、大黄同为攻下之剂，但大黄性冷，腑病多热者宜之；巴豆性热，脏病多寒者宜之。故仲景治伤寒传里恶热者多用大黄，东垣治五积属脏者多用巴豆，世俗未明此义，往往以大黄为王道之药，以巴豆为劫霸之剂，不亦谬乎？

小指月这才明白，又说，这巴豆不是有毒吗？爷爷说，覆舟之水亦可载舟，伤人之药亦可救人。

然后给这老爷子用上三物白散，连灌了两次药，不断呕吐出更多的黏痰。第三次灌药后，腹中转气，鸣响泻下，连续泻下三次，搞得满床都是稀屎。这时老爷子便说，我好口渴啊，想喝水。

爷爷说，先给他一碗冷粥，不要泻得太厉害。小指月说，为什么用冷粥呢？

爷爷说，巴豆乃大热之品，攻下峻利，去除寒积，势如破竹，唯有冷粥可以缓其峻利。小指月点点头。

爷爷又说，用这三物白散治病，通泄胸腹痰水，就像倾盆大雨，一泻过后，万物焕然一新。如果没有辨明寒积，或泻下过度，就像暴雨如注，泛滥成灾，反而不可收拾。所以用巴豆必须随时准备冷粥，以缓其暴利。冷粥就是给巴豆刹车。

这老爷子慢慢就能讲话了，神志也恢复正常了。

爷爷说，老年人本来脏腑元气虚，就应该少激动，吃饭只吃七分饱。你家里又是祝寿庆贺，又是满桌酒肉，这不是孝敬老人，而是完全没有半点健康常识。无知的爱等于伤害，无知的孝反而带来灾病。痰生百病食生灾。

这家人听后羞愧难当，还好及时把老爷子救过来了。难怪农村里流传这样的俗话，老年人千万别祝寿，一祝寿就会缩短寿命。这种看似有些武断的结论，其实很多人是不懂得此中的道理。老年人过得平平常常最好，心情激动难安，餐桌上又暴饮暴食，这就是为何逢年过节，很多老年人住进医院的原因。

随后小指月在小笔记本中记道：

仲景《伤寒论》有桔梗白散，是典型的巴豆剂（巴豆霜一分，桔梗、贝母各三分）。原方主治"寒实结胸，无热症者"。叶橘泉老中医曾用于痰食胶结、昏迷不语的老人，获得意外疗效。如郑姓老人，年70余，素嗜酒，并有慢性气管炎，咳嗽痰多，其人痰湿恒盛，时在初春，其家有喜庆事，此老人酒肉饭食后即上床睡眠。翌日不起，家人在忙碌中初当不知，至晚始发觉病人迷糊，询之瞠目不知答，木然如痴呆。因其不气急，不发热，第三天始邀余诊，两手脉象滑大有力，检视口腔，满口痰涎粘连，舌苔则厚腻垢浊，呼之不应，问之不答，两目呆瞪直视，瞳孔反应正常，按压其胸腹部，病人蹙眉似有痛闷感、拒按状，于揭被时发觉有尿臭，始知其遗尿在床，然大便不行。当考虑其脉象、舌苔是实证，不发热，不咳嗽，不气急，病不在脑而在胃，因作寒实结胸论治。用桔梗白散五分，嘱分3次以温开水调和缓缓灌服。灌药2次后，呕出黏腻胶痰样吐物甚多，旋即发出长叹太息呻吟声，3次药后，腹中鸣响，得泻下2次，病人始觉胸痛，发热，口渴，欲索饮，继以小陷胸汤 2 剂而愈。

◎巴豆治冷积寒泻

远地有一医门国手刘老，八十高龄，得了泄泻病。不管是健脾除湿，还是补火助阳，或清热解毒，屡治不效。如此迁延数月，病情日重，于是写了一封信过来，请爷孙俩出诊，前去看一看。

爷爷收拾好行囊，小指月也背了个小包裹，便日夜兼程，徒步而行。

小指月在途中走得腿都走不动了。这长途跋涉，不仅需要耐力，更需要精神。他看爷爷脸不红，气不喘，便不解地问，爷爷，我都快累趴下了，你怎么还闲庭信步呢？你是怎么走下来的？

爷爷笑笑说，再远的路，你只要走好当下的一步就行了，我所要做的就是专注当下，只要把脚迈开就行。这不需要太多的耐力，也不需要太多的精神。

小指月恍然大悟，原来这一路长途跋涉，自己不是累在双腿上，而是累在心念上。他在走路的同时一直在观赏风景，在思考问题，又在猜想这难治的泄泻病会难到什么程度，这样在念头上消耗的能量气血比双脚走路消耗得还要多，所以年少的小指月看起来体力居然跟不上爷爷这老头子了。

这时指月稍微调整一下心态，就不是继续落在爷爷后面了，而是赶在了爷爷的前面。这样终于走到医门国手刘老的家了。

爷爷先凭脉望色，然后再看以前医生开的处方。原来前面的医生都说年老体衰，中气不足，才导致泻痢下注，所以必须用补。可越补阻滞就越厉害，泻痢就越排不干净。

小指月说，爷爷，这关尺部脉象都带些滑数。爷爷说，看来还是要通因通用。

这时刘老说，我以前也想过通因通用，所以用芍药汤、香连丸，服用后也没有效果。爷爷说，你这身体确实不太好治。

刘老说，先生但说无妨。爷爷说，通因通用，有小通和大通之分。你素来身体多痰湿，肥胖，积滞在大腹，不是一般的小通能通得开的，必须要用雷霆手段，就像盘根错节，非斧斤不能斩除。如果我用迅猛涤荡之剂，你敢服吗，你会怀疑吗？

刘老说，当世之医，唯君与我，君定方，我服药，又何疑之有呢？于是爷爷便再无顾虑，遂用巴豆霜一味，峻下痰水，泻痢遂愈。

小指月说，为何要选用巴豆呢？爷爷说，巴豆乃治泻痢良药，李时珍称巴豆治泻痢乃千古不传之秘。特别是年老体衰，本身阳气不足，病人又喜欢吃生冷海鲜鱼肉，这些黏滑冷积滞塞在肠壁，便导致泻痢反复难愈。你若用寒下之硝、黄，这些寒痰留饮更下不了，如雪上加霜，这时你用温下之巴豆，方能如春阳融雪，肠通腑畅，寒去痢止。随后小指月在小笔记本中写道：

《墨余录》中记载，明代著名医家王肯堂，八十高龄患泄泻病，自治不愈，邑中诸医也遍治罔效，迁延数月，病情日重，于是写信请李中梓为其诊治。李中梓日夜兼程，来到肯堂病榻前，经过凭脉审证，认为病变的症结在于前面诸医咸云病缘于年高体衰，故屡用补剂，愈补则愈滞，治疗唯有采取通因通用之法。由于王比李年长，名气也高，李颇有为难之处。于是便对王肯堂说，公体肥多痰，当用迅利药荡涤之，能勿疑乎？王曰：当世之医，推君与我，君定方，我服药，又何疑？遂用巴豆霜一味，下痰涎数升，其疾顿愈。两位名医彼此相互敬重、相互信任，一时遂被传为医林佳话。

◎巴豆拾珍

杨传温经验

巴豆一名，童叟皆知，常使人望而生畏，有点老虎不吃人、恶名在外的味道。对医界来说，巴豆之性烈，巴豆之力峻，更是无医不晓了。余家世医，祖辈常教诲曰：巴豆别名"肥鼠子"，鼠类最喜食之，又说：巴豆少量口服，可以破积聚疗癥瘕，治肚腹胀满，成人、儿童均可服用，疗效较佳。成人每次1~2粒，生用。并举若干病例，授余习之。又谓：若遭巴豆中毒或泄泻不止者，可口服新汲水一碗，解之立效。关于肥鼠子一说，作者亲见药厨中的巴豆常被老鼠盗食一空，然何以老鼠服若多巴豆而安然无恙，其理不知。至于人服之到底有多大毒性，亦不了然。一次偶然的机会，用了一次生巴豆，又巧逢一个幼童误食巴豆的病例，才对巴豆有了实践体会。

蒋某，女，55岁，教师。素无他病，只是多年患习惯性便秘，经常腹部胀满，隐痛不适，食欲不佳。曾多次服用中西药导便润肠。开始服用情况尚好，待继续服用，药量越用越大，效果越来越差，一日不用则数日不便，便则肛裂带血，且消化呆滞。无奈，于1984年夏延余诊治，视其精神好，无病色，脉缓有力，苔黄薄、质正常。处方一张，生巴豆1粒，压碎（不去油），用一碗淡面糊送下，嘱病人若拉稀便3次以上时，应立服冷开水半碗至一碗。病人上午10时服用，12时半开始腹泻1次，至下午6时共泻6次，泻时有肠鸣，但无腹痛，自觉便后格外畅快舒服，排泄物为黑黄色黏液兼少量食物残渣及脓液，味恶臭，6时许饮冷开水一碗，后又泻1次，一夜无事，睡眠很好，后未再泻。次日随访，腹部坦软，精神好，无任何异常发现，忌肉腥3日。自此以后，每两日自行大便1次，不干。现已年余，迄无反复。

刘某，女，4岁。1985年3月5日上午10时，家长急匆匆抱来求诊，问其故，家长谓当日8时许，患儿之姨备5粒去皮之生巴豆灭头虱用，当时小女在旁玩耍。当其姨用巴豆时不见，问小女，小女回答她吃了，故速来院求治。查患儿精神好，玩耍自如，压其腹软而无痛，问吃豆豆没有？患儿曰：吃了。计服巴豆1~1.5小时，当即给患儿服冷自来水100毫升左右，1小时后又服1次，坐等观察。下午3时患儿有腹痛感，溏稀大便1次，内有巴豆2粒。经观察再未见异常，遂去。巴豆确有泻下导便之力，亲历用验，不容怀疑。冷水能缓。

指月按：从人食巴豆而易泻，老鼠食巴豆则肥壮看来，并非所有老鼠实验都可以移用于人体。而中医靠的是自身内证试验和亲自临床观察药物效果，从而总结经验，加深印象。本草书里讲巴豆性烈最为上。毕竟属于温下之品，如非寒实冷积，必须慎用。善用巴豆泻下冷积，若药中病所，则如倾盆大雨，泻后万物皆新。可若用之不当，或泻下太过，导致体力不支，变症横生，就像暴雨成灾，不可收拾。服后如若泻下不止者，饮冷水遂止，不可服热粥。巴豆得温热泻下更速。

张根等经验　巴豆内服治疗臁疮

祖父张玉珠，花甲之岁患臁疮，诸医乏效，3年有余。右小腿胫骨下端一铜钱大溃疡面，四周皮肤乌黑肿胀，疮口凹陷，疮面肉色灰白，时流污水，腥臭难闻，若无良图。幸遇一老走方医，其言易治，半月可愈。药物及用法：生巴豆（不去皮、心），晨起囫囵吞下1枚，随即嚼服洗净的生葱（去须）6棵，每日1次。连服10天后，疮面污水锐减，肉色淡红而暗，四周皮肤暗红，肿胀消，疮面平坦变小，如一分人民币大小。又5日而平复，果如其言。

鉴于此，用上述方药于1980—1986年治疗此病90例，治愈率90%，愈后很少复发。且药后无腹泻等毒性反应，少数病人仅有极轻微的腹部烘热感。

生巴豆辛热大毒，其毒性为巴豆油，主要含在仁内。不去外皮，囫囵吞下，其油受内、外二层种皮挡护，不至于在较短的时间内大量渗出，胃酸侵蚀及胃肠黏膜揉搓，外种皮开裂，其油缓渗慢滤微量持续而出。伍生葱其义有三：一能监制巴豆毒性，使其不伤胃肠；二引巴豆能直达病所，使其发挥温散散宣、以毒解毒之能；三因生葱本身也具有较强的散寒通阳、活血化瘀、解毒通络之能。二者为伍，相得益彰。共奏散寒除湿、通阳活血、解毒通络之功，而收毒去新生、脉络通畅、疮口平复之效。此方用于臁疮日久，热去为寒，毒邪凝滞血气，脉络瘀阻之证。若夹热邪，可配服黄柏末，每次3～5克，每日2次，温糖开水送服。

指月按：巴豆本为温热峻下之品，而葱乃通中发汗所需，葱管外实中空似肺，肺主皮毛，二物相合，能引肌表败浊排下，引新鲜气血至病所。臁疮乃肌表溃烂所致，陈旧不去，新血难生。臁疮日久，久病多虚寒，巴豆性热能暖寒，巴豆善攻逐又可推陈，像这种温下之品，正适合寒积败浊。所以巴豆非仅为肠腑中寒积而设，肌表血脉有寒积亦可用之。不过要看用何药作引导，用葱走表，善于让肌表臁疮辞旧生新。

吕承全经验

余曾治疗一商人，形体丰腴，又喜进食肥腻，患鸡鸣泄（慢性结肠炎）半年有余，用参苓白术散、附子理中丸、四神汤、罂粟壳等健脾补肾、固涩止泻之品，久治皆不效。该病人在行路时偶尔拾了一粒巴豆，放入口袋中。晚间去看戏，又买了些花生放入口袋中，边看戏边吃。夜间病人突然出现腹泻数次，方知自己误食了巴豆，急来诊治。余嘱其饮用冷水，以解巴豆毒。病人饮冷水后，腹泻渐渐停止。自此，病人鸡鸣泄竟获治愈。

余之同乡万某参加解放军，在淮海战役中到敌后侦察，万某通晓些中药药性，出发前万某自购巴豆10余枚，捣烂后涂于右上臂皮肤，不久右上臂出现显著水肿。在敌后万某遇敌军抓壮丁，万某伪称右上臂骨折，得以解脱。完成侦察任务返回后，万某将右上臂置于冷水桶中浸泡，不久右上臂水肿消退如初。在临床上须注意，有蛔虫者不宜服用巴豆，因其易引起肠穿孔。

指月按：巴豆治冷泻，也取它温通之效也。

李静经验

忆早年有一开饭店的邻居老太太，偶尔谈及哮喘病时，老太太说自己曾患过哮喘病，经人传方用巴豆放入苹果内蒸服而治愈，至今已10余年未发作，并问我知不知道此方。我回说此方书中有载，每日服1粒。她说开始也是如此服，但服好久效并不显，后乃逐渐加量，每日增加1粒，后服至每日10余粒其效方显，后直至病愈。受此启发，后遇寒喘病人每用之，发作时仍服用应症汤药，缓解后服此单方屡用有效。李氏曾自服巴豆仁，生用装胶囊中吞服，从小量开始服至每日12粒巴豆仁，并无腹泻，但不可打碎服之。

1981年一友人之子，年16岁，来我家中，看我桌子上放有巴豆粒，自认为是松子，去皮服下数粒，不一会吐泻交作，知其中午还好好的，何以突然如此？

询之服过何物，方说就是服了几粒你桌子上的松子，方悟是巴豆嚼服所致，嘱其服冷开水2碗方止。俗语说巴豆不去油，力量大如牛。可见此药服法需慎用之。

指月按：巴豆用治哮喘应该以寒痰留饮为主。《本草通玄》中记载，巴豆性热，脏病多寒者可用之。而老年哮喘，久病多虚寒，加之遇寒则喘促加重，所以用巴豆既有泻痰积之功，又有温寒冷之效。

马骥经验

巴豆味辛性热，有毒。若服用巴豆油1滴可致吐泻，亦有服用20滴而造成死亡者，所以有人不敢使用。我随侍先祖父承先公临诊多年。先祖父认为，巴豆之毒，正是其救人之用，用之得当，诚有神功，实为一种拯急济危之良药。

1932年秋，哈尔滨市遭松花江洪水泛滥之灾，街水深越丈，疫疠流行，以霍乱、痢疾、湿温、温毒为最多。其间死人最快者为干霍乱，其证候表现为脘腹绞痛，欲吐不出，欲泻不下，四肢厥冷，冷汗如水，腓肠转筋，脉微欲绝。先祖父曾用《金匮要略》中的三物备急散救活较多危重病人。并说："此证最急，为秽浊之邪壅遏中焦，若不急取吐下，则贻误病机，将祸速反掌。"故必急投三物备急散，其方由巴豆、大黄、干姜组成，以温水或米汤送下，方中巴豆辛热峻下，开通闭塞，性虽峻猛，但得大黄相辅，因其性相畏，其辛热之毒可减。巴豆得干姜，其祛邪之功加强，且祛邪而不致伤脾。

我临证用巴豆，对病势剧而体强者，去皮炙用，取其峻猛效捷。病急、体不甚强者，则宜制成霜用，取其性缓。1949年夏季的一天，忽抬来一病人，见其唇青口噤，呻吟叫号，冷汗淋漓，脘腹疼痛，颠倒起伏。其状吐不出，泻不下，躁扰之形，莫可名状。切其脉，伏而不见。我认为当时酷夏，病缘内伤饮食，外受暑侵，清浊相忤，乱于胃肠，遭此卒疾，必峻攻逐邪，方可以拯其急，迟则祸不旋踵。迅奔邻右药店，索巴豆、杏仁各两枚，去皮火炙，用纱布包之，捶烂后用热汤渍之，榨取其汁，待温，撬齿强行灌之。汤下咽，须臾，病人腹鸣，大吐浊水，喷射而出，远达2米左右。复灌以温水，再使探吐，俄更下利二行。移时病人神苏噤开，痛定汗止。再酌橘皮竹茹汤加厚朴、半夏，煎汤频饮之，禁与它食。渴则以人参麦门冬汤呷之，藉以复其气津。翌晨家人邀诊，病人精神大爽，更依前方投2剂，3日尽剂，病人渐复常食，静息半月而告愈。

据先祖历年之经验，对此证，察其邪在脘膈者，则取《外台》走马汤；重当脐腹以下者，则用三物备急散，服后得吐下，邪有出路，为有生机。服后其功不显者，宜饮热汤助其烈性，顷即可致吐下。若用上法仍不吐下者，预后不佳。若吐下太过，饮冷米汤或冷水，其毒立解。

我还常用巴豆治疗寒积腹痛、食物中毒等急症。巴豆一品，其性极烈，能吐能下，可升可降，用之有节，能止能行，实为斩关夺门之猛将，治疗急症之良药。

指月按：巴豆虽辛热有毒，然覆水之舟亦可载舟，伤人之药亦可救人。古人制三物备急丸，以苦寒泻下之大黄，配合辛热峻下之巴豆，迅速逐扫尘垢，乃为危急时期之良将，故名备急，专治消化系统为污浊所犯，吐泻不得。此时若不通开，生命岌岌可危。

12. 千金子

◎价值千两黄金的千金子

《蜀本草》记载，千金子治积聚痰饮，不下食，呕逆及腹内诸疾。

《开宝本草》记载，千金子主妇人血结月闭，癥瘕疢癖，瘀血蛊毒，心腹痛，冷气胀满，利大小肠。

小指月说，爷爷，这千金子峻猛之性，跟大戟、甘遂不相上下啊。爷爷说，这千金子又叫续随子，也是大戟科植物，专门攻逐水肿。

小指月说，为什么叫千金子呢？爷爷说，人命至重，有贵千金，说明这药能急救于顷刻。

小指月说，怎么急救呢？爷爷说，一般虚劳不能一时虚死人，但实证的壅塞，大小便不通却会堵死人，所以急莫急于闭塞。

小指月又说，千金子逐水消肿，何以能够打开闭塞？爷爷说，对于二便不通的水肿实证、痰饮积聚，千金子能攻逐留饮。《蜀本草》记载，治积聚痰饮、不下食、呕逆及腹内诸疾。

小指月说，我明白了，有痰饮积水堵在那里，病人吃不下东西，甚至会呕逆。千金子一旦攻通水饮，下水道一排，胃口就开。爷爷说，所以肿积实证，攻通大便后，胃气来复，就是好转。

小指月说，难怪爷爷用攻逐水饮、通利大小便的药后，都要叫病人准备浆粥养胃。只要给邪以出路，胃气就很容易来复。

爷爷又说，这千金子还有另外一层含义，也跟它的功效有关。小指月说，千金子的功效还有破血消癥，治疗妇人血结经闭。

爷爷说，妇人又叫什么呢？小指月说，叫千金，有个中成药叫妇科千金片，讲的应该也是这个道理。

爷爷说，本身它能破瘀血，通经脉，消癥瘕，这种子类的药还有个特点。小指月说，诸子皆降。

爷爷说，还不够，你读过《种子的力量》这篇文章，种子还有另外一个神奇的功效。小指月说，难道是种子善于开破？

爷爷说，如果种子不善于开破，就不能破壳而出，就不能把压在上面的泥土沙石顶开。小指月说，我明白了，爷爷，上次用五子衍宗丸，有个病人吃了就遗精，然后你叫他把这些种子炒炒，这样就能封藏精华而不遗精。

爷爷说，没错，炒熟后生发之性、疏泄之力及开破之劲都转为补益人体。以后再碰见肾虚精亏的，用种子类药时，一方面不能选用迅猛的，另一方面微微炒过，既能健脾，也能减少泄精之弊。小指月听后说，我明白了，爷爷。

爷爷说，千金子这味药不简单，它是一般利水消肿之品不能比的，也是一般活血化瘀之品不能比的。小指月说，爷爷，你是说千金子比利水消肿药多了活血化瘀，比活血化瘀药多了利水消肿。

爷爷笑笑说，不仅如此，《开宝本草》里说，千金子除了善主女人血结、经闭外，更以它辛温之性，善于治冷气腹痛，能够通利大小肠。

小指月说，那这样就太厉害了，血不利则为水，水不利又会加重血瘀，所以治疗痰饮、水肿，要兼以活血；治疗瘀血肿结，要兼以利水。

爷爷说，最后这些痰饮、水肿、瘀血、积聚都跑到哪里去了呢？小指月说，最后还不是浊阴出下窍，归到膀胱、肠道去，排出体外。

爷爷说，所以千金子厉害就厉害在这里，不仅帮你扫除停痰留饮、冷积瘀血，还负责把这些病理产物通过膀胱、肠道排出体外。这样既帮你的身体打扫卫生，还把你体内的这些垃圾倒掉。像这样负责任的药物，真是比较少啊！

小指月说，难怪千金子俗名又叫作千两金、菩萨豆，此药真具有菩萨心肠，千两金都买不到啊！人命至重，危急时能够得到一药相济，此药何止千两金呢！

爷爷接着又说，这千金子还是毒蛇咬伤、恶疮顽癣的妙药。小指月说，是不是利用千金子有毒来以毒攻毒呢？

爷爷说，此其一也，还有第二方面，因为毒蛇咬伤的局部会出现瘀血、水肿，这些堵塞会引起身体气脉不通，用千金子能够把瘀血、水肿打散，并令浊阴出下窍。所以不管外用，还是内服，它都是很好的蛇伤良药及恶性皮肤病妙品。

随后小指月在小笔记本中写道：

《摘元方》记载，治阳水肿胀，千金子（炒，去油）二两，大黄一两，为末，酒水丸绿豆大。每服以白汤送下五十丸，以去陈莝。

《海上集验方》记载，治蛇咬肿毒，闷欲死，重楼六分，千金子七颗（去皮），二物捣筛为散，酒服方寸匕，兼唾和少许敷咬处。

13. 独活

◎风药悍将——独活与羌活

《名医别录》记载，独活治诸风，百节痛风，无问久新。

小指月问，羌活、独活有什么不同呢？爷爷说，古代羌活、独活不分，都是祛风胜湿之药。

小指月说，《神农本草经》记载，它们主风寒所击及金疮止痛。爷爷说，所以内外上下百节风湿痹痛皆可用之。古人称它们可以散肌表八风之邪，利周身百节之痛，它们堪称风药中的悍将。

小指月说，它们什么时候开始分开来的呢？爷爷说，宋朝以后。羌活芳香之气更为清扬，所以通行上半身，占尽优势；而独活之味更为浓厚，所以专走腰膝足胫，凡自腰腹以下，下盘风寒湿痹，酸楚疼痛，通用独活。

小指月说，气薄者走上，羌活也；味厚者，走下，独活也。所以羌活治上，独活治下。爷爷说，独活入足少阴，善治浮风；羌活入足太阳，善治游风。一般羌活发汗解表之力更雄，而独活镇痛止痹之功更强。但它们很多时候可以通用、连用，能把风邪由里往外拔，所以它们是比较出色的风药。

有个种松树的老人，每逢节气变化，关节就会痹痛不已。所以天气难过，他的身体就难过。他说我这老骨头都快成天气预报了。

小指月不解地问，怎么人会变成天气预报呢？这老人哈哈一笑说，刮风下雨来临前，我的各个关节都要疼痛，每当关节疼痛时，我就知道风雨要来了。

小指月说，居然还有这种事？爷爷说，指月，你年纪还小，不能体会。老年人体虚，百脉空虚，风寒湿之邪容易乘虚而入，令经脉痹阻，不通则痛。

小指月说，这在《内经》里叫作至虚之处，便是容邪之所。

爷爷又问，你这遍身风湿痹痛，是皮肤表面痛，还是骨子里痛？这老人说，有时左边痛，有时右边痛。小指月说，这是风，风者善行而数变。

老人又说，我还有腰椎间盘突出，整个腰腿有时痛到骨头里，很难受。小指月说，这是少阴浮风，痛入骨髓。

爷爷说，既有太阳肌表游风，又有少阴浮风，用什么药呢？小指月说，上下都有风寒湿痹，表里都为风湿所击，那就羌活、独活一起用。

爷爷说，没错，还要加一味药引子，善于治关节痹痛的。

老人说，什么药引子？爷爷说，你那松树林里最多了。

老人不解地说，我种的松树林里就有治我风湿的药，我真不知道啊！爷爷笑笑说，毒蛇出没之处，方圆数十米处必有解药。

普通的病痛，在你周围同样可以找到对应的草药。小指月说，如果住在城市里，周围没有山，又怎么能找到良药呢？

爷爷笑笑说，这只是个比喻。应付普通小病，厨房即是药房。只要掌握升降浮沉、寒热、阴阳之理，厨房里的每一样东西都不可小瞧，都会成为你对付疾病的好招法，以后我们再慢慢讲。

老人又问，是什么药？我可以去采。爷爷说，就是松树疙瘩，中医又叫作松节，像人体的关节一样，能够治疗各类痹证。

老人说，这太简单了，太多了。你们如果有需要，我可以给你们送一堆过来。

爷爷便叫他回去用羌活、独活、松节泡酒，每次服用时都煮一下，平时少量喝，等天气变化痹痛发作之时，就可以喝得多一点。

就这小小的药酒方子，让他周身痹痛大减。以前天气一变化，关节痛得吃饭不香，睡眠不安，现在喝了这药酒，浑身上下微微出点汗，气通血活，身心舒畅，再也不怕这令人头疼的风湿了。

随后小指月在小笔记本中记道：

《外台秘要》记载，历节风痛，用独活、羌活、松节等份，以酒煮过，每日空心饮一杯。

◎上油与除锈垢

《药品化义》记载，独活，能宣通气道，自顶至膝，以散肾经伏风，凡颈项难舒，臀腿疼痛，两足痿痹，不能动移，非此莫能效也……能治风，风则胜湿，专疏湿气，若腰背酸重，四肢挛痿，肌黄作块，称为良剂。又佐血药，活血舒筋，殊为神妙。故独活主治有二，诸风掉眩，颈项难伸；诸寒收引，腰脚不利。

有个渔农，经常要修筑塘堤沟渠，跟水打交道，有时整个下半身都泡在水里，这样一边干活出汗，毛窍大开，一边寒湿之气就乘机进来。年轻时以为没事，可年龄越大，身体奇奇怪怪的疼痛就越来越多，早晨起来，周身硬邦邦如僵尸，转摇都不能，更不用说屈伸起床了。只有忍着疼痛，自己搞点活络油，涂涂擦擦，揉热后，才稍微可以活动开。

爷爷说，老来疾病都是壮时招的。这渔农叹了口气说，我若早听老人言，就不会吃亏在眼前了。早些年，我成天泡在水里，不觉得有什么问题。现在碰点冷水，关节就痹痛难受，你看我这腰都快弯不下去了，该怎么办呢？

爷爷说，关节老化，就像生锈的钳子一样，屈伸不得啊。小指月说，前几天我拿药剪的时候，发现药剪好久没用，都生锈了，费了半天工夫才把锈迹刮掉，上点油，又可以灵活使用了。

爷爷说，你这关节痹痛，屈伸不利，像不像锈迹堵在那里呢？这渔农说，有点道理。我去医院检查，说我腰椎间盘突出，膝盖长骨刺，这些大概就是锈迹吧。

确实片子里发现关节处有些凹凸不平的骨垢。爷爷说，指月，你思考一下，这些骨垢影响到活动，它们是怎么形成的？

小指月说，《内经》里都记载了。爷爷示意指月继续说下去。

指月说，《内经》说，风寒湿三气杂至，合而为痹，风气盛则为行痹，湿气盛则为着痹，寒气盛则为痛痹。爷爷又说，局部为什么会长垢呢？

小指月说，风寒湿一旦束缚肌表，血液循环就会受阻，脉道会闭塞不通，瘀血就会停留，同时津液运行不畅，局部也会变为痰浊，这样痰瘀交阻，与风寒湿相互搏结，就会形成现在看到的各种凹凸不平的骨垢。

爷爷说，那如何把这骨垢给瓦解了呢？小指月说，首先少不了用风药，把风寒湿由里到外，通过发汗，祛出肌表。爷爷又说，还有呢？

小指月说，还有治风先治血，血行风自灭。风湿痹痛的治疗过程中总少不了活血行气之品，气通血活，风湿自去也。而且气通血活有助于局部痰瘀解散开。

爷爷追着问，还有呢？小指月说，好像用这些思路就行了，既补气血，又能祛风湿，止痹痛。

爷爷说，要见病知源。气血从哪里造出来的呢？风寒湿为什么会长驱直入，深入到筋骨里呢？爷爷这一句话点醒了小指月。

小指月说，肝主筋，肾主骨。如果不是肝肾不足，这风寒湿不可能乘虚直入，至虚之处乃容邪之所啊！所以应该加些补肝肾、壮腰膝之品。而且肾主藏精，肝主藏血，肝肾气血也要从这里发源而出，经过脾胃运化，便能流布周身。所以应该加些补益肝肾、健脾胃之品，这样气血便能源源不断地制造出来，正气日强，风湿痹痛就会日退，精血日足，病理产物在局部就待不下去了。

爷爷说，首先要用祛风湿、止痹痛的风药治其标。小指月说，比如独活、防风、细辛、秦艽。

爷爷又说，第二步得流通气血治其本。治风先治血，而且气通血活，有助于把局部的病理产物搬运走。小指月说，比如四物汤，就是治血第一方。

爷爷又说，第三步得强筋健骨、补肝肾治其根，使骨髓坚固，肌肉致密，这样使风寒湿之邪不至于长驱直入，越进越深。小指月说，这时可以用杜仲、桑寄生、牛膝，专补肝肾，强筋骨。

爷爷又说，第四步得健脾和胃，使得气血生化有源，以治其源。这样源源不断的气血生产出来，五脏六腑能吃饱饭，才有力气一举把风寒湿邪赶出体外。

小指月说，这时可以用人参、茯苓、甘草或肉桂，四君子汤的思路。爷爷点点头说，没错，这样标本根源思路都理顺了，那用什么方子呢？

小指月说，爷爷，我明白了，就用独活寄生汤，这汤方考虑到了标本根源。

爷爷说，没错。此汤方方歌说，风湿顽痹屈可伸，可不是简单的治风湿痹痛的方子。孙思邈创造此方非常有道行，你还得继续领悟此方的精髓。

小指月写了独活寄生汤。爷爷说，病人舌苔白腻水滑，寒湿痹痛盛，独活须重用，方能以风胜湿。《本草正》记载，独活专理下焦风湿，两足痛痹，湿痒拘挛。

这渔农连续煎服了10剂独活寄生汤，一天比一天感觉身体轻松，一天比一天感觉到痹痛减轻。到后来早晨一睁开眼，就能轻松起床，关节也不僵硬了，原本晚上经常抽筋，也不再抽筋了，真是肝肾强壮，气血充足，百病难生啊！

爷爷说，指月，你看这汤方像不像在给他的关节上点油除锈垢呢？小指月想了一下说，风寒湿邪，还有瘀血，就像锈垢，所以用风药和活血药把它们清除走，这样气通血活，锈垢就没有了。

爷爷说，那上油呢？小指月说，补肝肾，强筋骨，还有健脾胃、生气血的药物，就是养他的筋骨肌肉，筋骨肌肉得到精血滋养，就变得柔和，不再僵硬了。就像剪刀上完油后，再用就很顺手了。

爷爷哈哈一笑说，如果孙思邈他老人家知道你这么想，估计也会乐坏的。小指月也笑道，这样的话，会修剪刀，就会治风湿了。

爷爷又说，其实，一般风湿痹证都有两大病机，一个是久痹多虚，一个是久痹多瘀。小指月说，虚就是没油，需要上点气血；瘀就是锈垢多，需要刮一刮。

随后小指月在小笔记本中记道：

《备急千金要方》记载，治腰背痛，独活寄生汤。夫腰背痛者，皆由肾气虚弱，卧冷湿地当风得之。不速治，喜流入脚膝，为偏枯冷痹，缓弱疼重，或腰痛挛脚重痹，宜急服此方。组成：独活三两，桑寄生二两，杜仲二两，牛膝二两，细辛二两，秦艽二两，茯苓二两，桂心二两，防风二两，川芎二两，人参二两，甘草二两，当归二两，芍药二两，干地黄二两。

天津名老中医王士福在"治痹之秘在于重剂"一文中谈到，如疼痛较重，舌苔白厚而滑者，加独活一味，此药不但有疏风散湿之功，若用至60克，既有镇痛之神效，又无副作用。

◎ 春风化雨牙痛方

《千金要方》记载，治齿根动痛，生地黄、独活各三两，上二味细切，以酒一升渍一宿，含之。

《续名医类案》记载，文潞公方，治牙齿风热上攻肿痛，独活、地黄各三钱，为末，每服三钱，水一盏煎，和渣温服，卧时再用。

有个老爷子，牙齿剧痛，又有牙齿松动。

爷爷说，牙齿为何脏所主？小指月说，肾主骨，齿为骨之余。

爷爷又说，牙齿为什么会松动呢？小指月说，年老肾精不足，加上虚风上拔。

爷爷说，那就要用一味能够养肾阴的药，再用一味可以把少阴肾经的浮风疏散出去的药。小指月说，养肾阴，最妙不过地黄；祛少阴浮风，并能止痛，最妙不过独活。

爷爷便说，没错，就用生地黄养其真，使齿根不动摇；用独活顺其性，祛其风，使痹痛消除。然后小指月就教这老爷子用这两味药泡酒，用于漱口，饮下一点也可以，牙齿松动疼痛很快就好了。

爷爷说，年老牙齿松动疼痛，大都是肾精亏虚所致，所以不能纯用风药去止痛，还得配滋养肾阴之品，令牙齿牢固不痛。

小指月说，《内经》说，不通则痛，不荣亦痛。这风药独活能令五脏元真通畅，不通则痛的病机就解除了；而生地黄乃补养肾水第一品，它能养五脏之真，不荣则痛的病机也解除了。

爷爷高兴地说，你能站在这个高度上看这两味药，这两味药就远远不止于是个小小牙痛方。如果你灵活变化，用独活使脏腑之性得顺，用生地黄使脏腑之真得养，这样顺其性、养其真，何患疾病不愈！小指月说，爷爷，看来我要再好好研究一下风药和滋阴药了，这里头太玄妙了。

爷爷说，为什么呢？小指月说，风药能够引领滋阴药去滋养五脏九窍，就像春风能把春雨带过来，灌溉禾苗，而滋阴药又能缓解风药之燥。这样春风带雨，万物生发，风药配滋阴药，五脏安和。

随后小指月在小笔记本中写道：

用独活治疗头痛、齿痛而疗效上乘者，少见报道。江苏省中医院单兆伟认为凡头痛、齿痛因风寒湿邪引发者，皆可用之以散邪止痛。治头痛，常与川芎、白芷、蔓荆子等同用，以增祛风止痛之效，如"风干足少阴肾经，伏而不出，发为头痛，痛在脑齿"；用之以搜伏风，常配细辛、生地黄、川芎等，如《症因脉治》独活细辛汤。治牙痛，可单用本品止痛，如《肘后方》治风齿疼、颊肿，用独活以酒煎热含漱，亦可与细辛、川芎、羌活、生地黄等同用，散寒止痛之效更佳，方如《证治准绳》独活散；若风火牙痛，牙龈红肿者，可配石膏、升麻、细辛等以散风清热而消肿止痛。

◎风药胜湿能治泻

有个6岁的孩子，因为吃了生冷瓜果，一直拉肚子，由急性腹泻转为慢性，现在偶尔喝点凉水，或者晚上踢了被子，没盖着肚子，就肚子疼，反复泄泻，肠鸣辘辘。医生给他用了痛泻要方，即白术、白芍、防风、陈皮。用后肚子疼就减轻了，可泄泻没好，还是照样拉稀。于是他们找到竹篱茅舍。

小指月一看这孩子舌苔白腻，还水滑，便说，这是清气在下，湿气不化啊，这方子开得挺好的。孩子的父母便说，为什么这么好的方子也没有止住泄泻啊？

爷爷说，指月，你看是为什么呢？小指月也摇摇头。

爷爷说，地面有摊水，怎么让它快点干？小指月说，把风扇打开，空气流通，地面就很快干了。

爷爷又说，晚上洗完澡，头发湿漉漉的，要想很快让它干了，这时怎么办？小指月说，用电吹风吹啊。

爷爷又说，要想把头发快点吹干呢？小指月说，把电吹风开到最大，吹出来的暖风很快就能把头发烘干。

爷爷笑笑说，没错，这方子思路对了，就是风力不够，所以肚子疼好了，但水泻仍然没彻底吹干。小指月说，那该怎么办呢？

爷爷说，再加进独活、羌活二药，各用5克，加大辛温的风力，迅速吹干他肠腑中的湿气。果然孩子吃了药后，慢性腹泻拉稀就消失了。

小指月说，清气在下，则生飧泄。风药能够很快让清阳出上窍，这样水湿不下注，拉稀水就好了。爷爷说，这叫风能胜湿，清风送爽，湿气自干。

随后小指月在小笔记本中写道：

慢性腹泻日久，脾虚夹湿，健运无权，症见反复泄泻，肠鸣辘辘，舌苔厚腻，或食已即泻者，安徽名老中医龚士澄常于健脾止泻方中加羌活、防风、独活等祛风药以升阳化湿，鼓舞脾胃清气，又"风能胜湿"，则相得益彰。独活等祛风药用量要小，一般为 3～5 克。

◎用风药疏肝

《滇南本草》载，独活能治两胁疼痛。

有个急性肝炎的病人，炎症消失后，老觉得胁肋胀满，不时有刺痛感。医生认为他这是肝郁气滞，给他用了四逆散疏肝理气，吃后稍微松快一点，但还是有些隐痛。难道疏肝的力量还不够？于是再给他用了郁金、香附、木香，发现肝部隐痛感还不能根除。他便找来竹篱茅舍。

小指月摸完脉后说，爷爷，双关脉郁滞，用疏肝降胃的四逆散没有错啊？爷爷说，你看看他的舌头。病人舌苔白腻。

爷爷说，湿阻气机，一般行气药力量还不够，得用风药，才能把周身气机吹动起来，加上独活 5 克试试。这样就在原方基础上加了独活 5 克。

这病人就疑惑了，说，这汤方我以前吃了十几剂，都没有根除我的肝部隐痛，你再加这一点点药有效吗？

爷爷笑笑说，以前医生给你用的药，就像木工钻孔一样，已经钻到九分了，这味药再下去，把最后一分也透开，你不妨一试。

这病人回去就按照爷爷所说的，又抓了 3 剂药，吃到第二剂他就似乎感到肝部有股气通开，胀痛就消失了，吃完第三剂，胸胁疼痛再也没出现。

小指月说，爷爷，为什么那么多疏肝理气的药，都不能把他的肝中郁结疏理开，你用这风药独活，居然可以疏肝理气，这是什么道理？爷爷说，东方生风，风生木，木生酸，酸生肝，所以风气通于肝，这是《内经》里基本的原则。

小指月恍然大悟，说，我天天读《内经》，居然没有读透这句话，现在爷爷一说，好像有些眉目了。爷爷说，想到了什么呢？

小指月说，独活是风药，风药能制造风气，风气又通于肝，所以能够条达肝气。爷爷是借祛风湿的独活来疏肝理气，条达肝郁。爷爷说，为什么前面用香附、郁金都没把肝郁条达开呢？

小指月说，香附、郁金疏肝利胆比较平和，就像风扇一样，只在内部转，而独活就不同。爷爷说，有什么不同呢？

小指月说，独活乃风药中的悍将，气味雄烈，芳香四溢，能宣通百脉，调和经络，通筋骨而利机关。独活行气之力就像自然界刮风一样，能让屋内和屋外空气对流出入，这样肝气一下子就条达到毛窍外面去了。

爷爷点点头说，没错，像香附、郁金只是小理肝气，而羌活、独活能够大理肝气，对于肝郁气滞、瘀血阻结出现的顽固胁肋隐痛，你用小理肝气之法，未必能转得开气机，这时用大理肝气之法，使大气一转，胁肋疼痛自然应手而愈。

小指月听后，茅塞顿开，如拨云见日，用这风药来疏肝理气，无疑对于治疗抑郁症又多了一把金刚钻。借助风药能出入表里的个性来条达内部气机，这真是一个巧妙的思维。于是小指月在小笔记本中记道：

杜曦经验：独活治肝炎后胁痛。在一次学术活动中，上海市崇明县中心医院蔡丽乔医师介绍独活有治疗肝炎后胁痛的作用，应用于临床取得了满意的效果。曾治43例，治愈39例，好转4例。一般服3~10剂即可达止痛效果。临床上凡肝炎后证属肝郁气滞、脾胃虚弱、肝胆湿热、瘀血阻滞而出现胁痛，在辨证用药的基础方中加入小剂量（成人一般6克）的独活，胁痛常能应手而愈。但独活辛温，故肝阴不足的病人慎用。

◎子宫肌瘤是怎么形成的

《内经》记载，石瘕生于胞中，客气客于子门，子门闭，气不得通，恶血当泻不泻，衃以留止，日以益大，状如怀子，月事不以时下，皆生于女子。

有个长子宫肌瘤的妇人，经常少腹痛，到医院一检查，肌瘤都快弹珠那么大了。医生说可以手术，但她想保守治疗，看看用中药能不能化掉。于是她便找来竹篱茅舍。

爷爷看她穿着一条短裙，平时你是不是经常吃雪糕、冰激凌、凉饮啊？她说，是啊，这些关我子宫肌瘤什么事呢？

中医总是能够从日常生活中找出真正的病因。如果只是在疾病表面上用药，不从生活里头找出养生误区的话，疾病治好了，它还容易反复。

这时爷爷说，女人腹部要注意保暖，不能受寒，一旦受寒，就寒凝血瘀，痛经，甚至闭经，子宫也容易长包块。这病人听不懂，她说，受寒只会感冒，怎么会使子宫长包块呢？

爷爷说，就像河流一样，天气温和，血脉通畅，天寒地冻，血脉瘀滞，所以中医看到这种现象，就认为寒则涩而不行，温则消而去之。这妇人听后，觉得似乎有点道理。

爷爷接着又说，穿短裙，寒从下面来；吃凉饮、冰激凌，寒从上面来；空调吹冷风，寒从外面来。这样贪凉饮冷，三管齐下，子宫冻得打哆嗦，都缩成一团了，恶血排不出来，现在长肌瘤，将来还长大包块呢，都是一团死血堵在那里。

她听后，不禁有些害怕。爷爷说，你冬天手脚冰凉，身体的温度都不够，为什么还那么喜欢贪凉饮冷呢？这下一针见血，连妇人冬天手脚冰凉、睡觉不暖的症状都让爷爷说出来了。

小指月问，怎么知道的呢？爷爷说，双尺脉沉迟，为里有寒。沉主里，迟主寒。里有寒，手脚当然不暖了。

这妇人说，老先生，我尽量改这些坏习惯吧，你看我这病要怎么治呢？爷爷说，子宫肌瘤，不姓瘤而姓寒，治子宫肌瘤不靠攻坚破积之法，而要靠阳主气化。

小指月问，为什么呢，不是说瘤者留也，气血留滞吗？活血化瘀难道不对吗？爷爷笑笑说，活血化瘀是辅助的，助阳气化才是主导。

这妇人有些听不明白爷孙俩的专业对话，然后爷爷便做了个比喻说，比如我现在从冰箱里拿一块冰出来，你们说，用什么办法，能够把这块冰化掉、碎掉。这妇人说，用锤子不就一下子捶碎了。

小指月说，放在温暖的火盆里，它自然就融化、蒸发掉了。爷爷笑笑说，用锤子虽然可以打碎，可冰块还在，就像碎石后结石还容易再长，手术后包块也容易再生。但用温暖助阳气化之法，使身体阳气充足，这些包块就像冰雪碰到春阳一样，春阳融雪，纷纷化为水，积雪、冰块自然就没有了。

这妇人说，那我这个病能不能治呢？爷爷笑笑说，就看你配不配合了。我要用药给你雪中送炭，你如果不断地贪凉饮冷，给自己的子宫雪上加霜，肌瘤就像冰块一样硬，越来越难以融化了。

这妇人终于明白中医原来是这样看病的，原来是这样思维的，原来要靠养生和用药一体，才能够把疾病治愈。小指月说，爷爷，我知道用什么药了。

爷爷说，用什么药能给她的子宫雪中送炭呢？小指月说，张仲景《伤寒论》中提到，妇人腹中有癥瘕，用桂枝茯苓丸。

爷爷点点头说，尺脉沉迟有寒，阳主气化功能不够，才导致气血水停留。桂枝茯苓丸能够助阳气化，活血化瘀，利水下行，不愧是治疗妇人腹中寒积的名方。小指月便把桂枝茯苓丸五味药写了下来。

爷爷说，这积怎么形成的？小指月引《内经》说，积之所生，因寒而生。

爷爷又说，为什么寒气会导致积聚呢？小指月又引《内经》说，肠外有寒，津液与血相抟，并合凝聚不得散，而积成矣。

爷爷说，所以这积能够长成，一般离不开三大原因。小指月说，哪三大原因？

爷爷说，《内经》不明说了吗？第一，得有寒气；第二，寒气令津液不能流通；第三，寒气又让血瘀滞。这样津液和血包裹在一起就是痰瘀，所以真正的积，在中医看来就是一团寒气包着痰瘀。

这时小指月豁然开悟，说，爷爷，这样我们不但会治子宫肌瘤了，很多肿瘤、积聚，只要知道它们是这样形成的，那都可以用一法通治啊！

爷爷点点头说，没错，学问之道，要触类旁通，一通百通。张仲景创桂枝茯苓丸，治疗子宫里的包块，不仅为妇人立法，更为各类积聚包块立法。古人说，《伤寒论》里一百一十三方，就代表一百一十三法，我看远不止一百一十三法，单这桂枝茯苓丸的设计就有三大法了。小指月说，哪三大法呢？

爷爷说，你看，就这普通的五味药，张仲景没有提到《内经》，而每一味药好像都成为《内经》的注脚。小指月便把桂枝茯苓丸背了出来，桂枝、茯苓、桃仁、赤芍、牡丹皮。然后又琢磨这五味药如何成为《内经》的注脚呢？为何张仲景是在用《内经》的理法来设计方药呢？

这时爷爷便说，首先，桂枝在这里最重要，它能温阳散寒，助阳气化，它可以把包裹在肌瘤包块表面那层寒冷的外罩撕开来。小指月又说，原来这样，没有辛温的桂枝，确实不能让身体寒积气化啊！

爷爷又说，第二大理法就是茯苓。小指月说，茯苓用来干什么呢？

爷爷说，张仲景用茯苓八成以上都是用来化饮的，说白了就是让身体津液流通，而不会凝聚成一团囊肿、水液、积液。小指月说，原来是这样。茯苓走三焦，原来就是不让身体有积水、有津液停留为饮邪。

接着爷爷又说，第三大理法就是桃仁、赤芍、牡丹皮三味药共同活血化瘀。

小指月说，爷爷，我明白了。瘤者留也，是气滞血瘀水停的产物，既然桂枝能够让气行结散，助阳气化，而茯苓又能够让水停、饮停重新流通起来，那么桃仁、赤芍、牡丹皮就是恢复血液循环，使血液流通起来，不会停留在局部，成为瘀血、死血、包块。爷爷点点头说，正是如此。

小指月感慨地说，张仲景太厉害了，如果没有爷爷这样解说这首桂枝茯苓丸，我怎么也想不到一首汤方里头居然饱含这么多的医理奥秘，就像一个治疗积聚的全息图一样，把积块是由气、血、水相互包裹形成的机制都说明白了，并且通过药物还能把它们打散开来。

随后爷爷又说，指月，还得再加一味药哦。指月说，爷爷，这桂枝茯苓丸已经考虑得很全面了，还要加什么药呢？

爷爷笑笑说，古方今用，得多看看当今时代的特点。小指月说，什么特点呢？

爷爷说，张仲景时代没有空调，没有冰箱，而现代的人受寒的机会大得多。故要加一味风药，把腰腿以下的寒气散开，又可以止痛，化子宫积聚。

小指月说，是不是独活啊？爷爷说，为什么呢？

小指月说，《神农本草经》里说，独活能够主风寒所击，又可以止痛，还能够主女子疝瘕。爷爷点点头，笑笑说，古代所谓的女子疝瘕就是我们今天所说的子宫肌瘤、卵巢囊肿或盆腔积液之类的妇科疾病。

小指月说，这风药有什么本事，能把女子子宫里的包块、疝瘕都治了呢？爷爷说，问得好，如果读懂这点，你就等于掌握了解读《神农本草经》的一把钥匙。

小指月说，刚才是《内经》《伤寒论》，怎么又谈到《神农本草经》了呢？

爷爷接着说，前面我们讲《神农本草经》时，为什么《神农本草经》说藁本这味风药主妇人疝瘕？你如果想通了这个问题，不仅能够用风药去治肿瘤包块、积聚疼痛，更能够知道这些包块积聚是怎么形成的，也知道风药的真正本事在哪里，绝不仅仅局限于治风寒感冒。小指月有些一头雾水了，用风药来治疗肿瘤积聚疼痛，这种思路实在太匪夷所思了，一般人怎么想得到呢！

爷爷笑笑说，这又得回归到《内经》里去了。《内经》说，妇人的子宫包块是因为子宫受寒收缩，导致瘀血当泻不能泻，留滞在那里，就结成块状，久而久之，日积月累，便越来越大。小指月说，原来是这样。怪不得爷爷一直叫妇人要少穿短裙，少吹空调，并且月经期间少触凉水、少洗头，目的就是防止毛孔收缩闭塞，子宫留住恶血啊！爷爷说，还有呢？

小指月说，爷爷还常教这些受寒的妇人喝姜枣红糖茶，多晒太阳多出汗，使腠理疏通，那么子宫内的恶血就很容易随着月经排走，过而不留。爷爷又说，那你知道这里为什么要用独活来治女子疝瘕了吗？

小指月说，我明白了，独活辛温味厚，味厚走下焦，入少阴肾，肾主胞宫，这样独活便以它辛温之气，散除肾经埋伏的风寒湿，所以痹痛可愈，腠理可开，积聚的形成趋势可以被截断。爷爷听后赞许地点了点头。

这妇人在旁边安静地听爷孙俩对话医理，谈论养生，也受益匪浅。她说，老先生，回去后我会注意保暖的，多运动，多晒太阳，少待在空调房里。

小指月就在桂枝茯苓丸的基础上加了独活一味。想不到才吃了第一剂，这妇人的少腹疼痛就消失了。一直吃了半个多月，月经顺畅，排出很多血块。然后再去做检查，奇怪，子宫肌瘤没有了！连医生都觉得不可思议，说，会不会以前误诊了呢？既没有动手术，也没有用什么药，这肌瘤不可能不到半个月就消掉了。

这妇人笑弯了腰，因为只有她和爷孙俩知道这子宫肌瘤是怎么消掉的。

从此这妇人便过上一种温暖阳光的生活，不再贪凉饮冷，不再只为漂亮而穿短裙、招风寒、找病受，所以身体也就越来越好。

14. 威灵仙

◎骨鲠卡喉怎么办

《圣济总录》记载，治鸡鹅骨鲠，赤茎威灵仙五钱，井华水煎服。

《本草纲目》记载，治诸骨鲠咽，威灵仙一两二钱，砂仁一两，砂糖一盏，水二钟，煎一钟，温服。

每个小孩基本上都有吃鱼时卡刺的经历。这时家人就会想很多招法，有用吞饭团法，有用喝醋法。小时候小指月也经历过，发现这些招法对于一些小刺很管用，厉害点的就要找草药了。

有一次指月被鱼刺卡住，爷爷就从药柜里抓了一把威灵仙，再倒进半瓶醋，加进半碗水，放在炉子上面煮了十分钟，加点白砂糖，然后让小指月慢慢喝下。只喝了五六口，指月就觉得咽喉没有梗阻感了，吞咽唾沫也没有那种刺痛感了。

他就问爷爷，奇怪，这鱼刺跑到哪里去了呢？爷爷笑笑说，鱼刺卡喉一碗醋，灵仙一把力能疏。

小指月说，这威灵仙软化骨鲠、骨刺这么厉害？爷爷说，不然怎么叫威灵仙呢？清代黄宫绣解释威灵仙说，威者言其性猛也，灵者说其效果好也，仙者赞其神验也。随后小指月在小笔记本中记道：

> 铁脚威灵仙，砂糖加醋煎。
>
> 一口咽下去，骨鲠软如绵。

◎找回尊严，乞丐变工人

《本草经疏》记载，威灵仙主诸风，为风药之宣导，善走者也。

《药品化义》记载，威灵仙宣通十二经络。

威灵仙主要有两大功用，一是治骨鲠，二是祛风湿。

有个乞丐，经常露宿街头，有时睡桥下，有时睡破庙里。有一次天气闷热，他睡在山脚下，半夜天气突然转凉，他也不知道，第二天起来，手脚动不了了，只能在大路边爬行，到处乞求别人救他。大家伸以援手，给他些吃的喝的，但没有人能施医送药。这时爷孙俩采药经过山脚下，乞丐见到有采药人经过，哭泣着哀求道，老神仙，老神仙，快救救我，快救救我。

小指月看后说，只看到有跪下去求人的，没看过有睡着求人的。这乞丐叹了口气说，小神仙，你有所不知啊，老乞丐我手足麻痹，动不了，站都站不起来，好心的神仙们，你们救救我这可怜人吧。原来是这样。

爷爷便说，指月，药篓里还有威灵仙丸吗？《海上集验方》记载，威灵仙丸治中风手足不遂，口眼歪斜，筋骨关节诸风，腰膝疼痛，伤寒头痛，鼻流清涕，皮肤风痒，瘰疬，痔疮，大小肠秘，妇人经闭。威灵仙洗焙为末，以好酒和令微湿，入竹筒内，牢塞口，九蒸九曝，如干，添酒重洒之，以白蜜和为丸，如梧桐子大。每服二十至三十丸，酒汤下。小指月说，有啊，还有一包威灵仙丸，可以吃好几天的。爷爷说，连带那半瓶酒也送给他，叫他喝两天看看。

这乞丐千恩万谢，用头不断地叩着地面，表示非常感激。3 天后，竹篱茅舍传来敲门声，正是那个乞丐，这乞丐拄着一条拐杖可以从山下走到竹篱茅舍了。

小指月说，你怎么了？这乞丐说，感谢老神仙、小神仙的仙丹，老乞丐我吃了就能走路了。希望老神仙再赐给我些仙丹，看看吃完后能不能把拐杖给丢了。

小指月正要去拿威灵仙丸，爷爷说，门外有筐药材，你帮我搬到那边去晒。

这时不仅小指月奇怪，老乞丐更奇怪。小指月就想，这晒药是我的工作，我轻而易举就能做好，为什么爷爷要叫这行动不方便的老乞丐去做呢？

这乞丐也有些纳闷，以前他从来都是向人乞讨，没有干过活，而且现在还拄着拐杖，干起活来多不方便啊。但爷爷这样说了，乞丐也硬着头皮去搬药材，正常人搬两次就搬完了，结果他搬了十几次，全身衣服都湿透了，然后总算舒了一口气，带着点成就感，前来跟爷爷说，我把药材都晒好了。

爷爷把早已准备好的威灵仙丸交给他说，这是你的酬劳。乞丐从来没有接受过别人给的酬劳，他向来都是遭受别人白眼，而且别人给他钱都是丢的，这次爷爷居然握住他的手，把药丸塞到他手里，这股暖洋洋的气息一下子传到他心里去了。老乞丐说，酬劳？我有什么酬劳呢？

爷爷笑笑说，我从来没把你当作乞丐，你是一个人，你付出了汗水，就可以得到酬劳，得到回报，没有人规定一个人一辈子都只能向别人乞讨。

老乞丐老泪纵横，说了声谢谢。爷爷说，你的回报是你应得的，何谢之有呢！

老乞丐再次感动，随后他把乞丐盆丢掉了，然后就到码头去做搬运工，每天凭自己的汗水，赚来生活的酬劳。劳动才是最光荣的，靠自己双手奋斗才是最骄傲的，吃自己的饭，流自己的汗，这样才能真正活出尊严来。

小指月感慨地说，爷爷，这次用药不是救了他的病啊，而是救了他的人啊，我终于明白你为什么要把晒草药的活交给走路都不方便的乞丐干了。

爷爷笑笑说，救人一时以药，救人一世靠的是尊严和精神。人的尊严和精神不能靠别人施舍，要靠自己去取得。如果他不能找回自己的尊严，那么不久他又会因为露宿街头而中风偏瘫，这样就没有人再能救他了。

然后小指月在小笔记本中记道：

《本草纲目》中记载，唐贞元中，嵩阳子周君巢作《威灵仙传》云：威灵仙去众风，通十二经脉，朝服暮效。疏宣五脏冷脓宿水变病，微利，不泻人。服此四肢轻健，手足微暖，并得清凉。先时，商州有人病手足不遂，不履地者数十年。良医弹技莫能疗。所亲置之道旁，以求救者。遇一新罗僧见之，告曰：此疾一药可活，但不知此土有否？因为之入山求索，果得，乃威灵仙也。使服之，数日能步履。

◎单味威灵仙治梅核气

《唐瑶经验方》记载，治噎塞膈气，威灵仙一把，醋、蜜各半碗，煎五分服，吐出宿痰。

有个女的，经常和丈夫吵架，老犯咽炎。这段日子觉得咽喉部好像有个东西堵在那里，吞又吞不下，吐又吐不出。她就慌神了，以为咽喉里长东西，如果是肿瘤之类的，那就麻烦了，而且最近老打嗝，坐卧不安，胸中好像有些闷塞，越想越可怕。于是她赶紧到医院去做检查。医院查了说，没什么东西啊，你这是心理作用。可她不相信，于是便寻来竹篱茅舍。

小指月说，这不是梅核气吗？这妇人说，什么是梅核气？严不严重啊？

小指月说，经常生气较劲的妇人最容易得梅核气。气机下顺了就不严重。如果经常气逆，身体的痰浊就会纷纷往咽喉上面窜，这样痰气包裹在一起，咽喉部就容易长东西。这妇人松了口气，找到了病因，以后不能多生气了，难怪每次生气，咽喉部就觉得梗塞感加重，看来小郎中说的没有错。

爷爷说，梅核气用什么汤方呢？小指月说，张仲景在《金匮要略》中提到，妇人咽中有炙脔，半夏厚朴汤主之。

爷爷说，半夏厚朴汤是梅核气的专方，还有一味药是梅核气的专药，你有没有想过？小指月说，梅核气的专药？一味药能顶得过半夏厚朴汤？我倒没有想过。

爷爷说，这味药善于消化梗塞，尤其是咽喉中若有鱼骨鲠住，皆可消而散之，何况区区的痰结气滞。小指月一拍脑袋说，爷爷，我想到了，就是一味威灵仙。

爷爷说，威灵仙善于下气除逆，消除痰结。天下无逆流之水，人身不可有倒上之痰，是故梅核气痰气交结，不治痰而治气，气顺则一身之痰尽消矣。

小指月说，这威灵仙治骨鲠如神，然后又可灵活用治梅核气。不管是痰气交阻，还是骨鲠，就像不管是树叶阻塞，还是泥沙淤积，都是一个办法，要把它通开。所以都用威灵仙宣风通气。爷爷又说，医者意也，善用威灵仙治咽喉部的梗塞，你要借助这个思路来打开周身一切梗塞之门。

这时小指月对威灵仙一下子有了灵犀一点通之感，便说，爷爷，如果胆道结石，胆管梗塞，能不能用啊？爷爷笑笑说，但见食滞梗塞的，在辨证汤方中用威灵仙，可以作为通开胆道梗塞的主帅。

小指月又说，既然胆道狭窄可以，那么各类肠道粘连狭窄导致的腹中胀气疼痛，能不能用威灵仙打开这狭窄之门呢？爷爷又笑笑说，但见有形积滞挡道的，就像骨鲠卡喉一样，威灵仙都可以把它们疏通开。在辨证汤方中加入，便可以作为扩张肠管的先锋部队，能够为众药逢山开路，遇水搭桥。

小指月又说，如果是食管癌梗塞，水谷不入，能否借助威灵仙软化骨鲠的力量去提高病人的生存质量？爷爷说，癌症和平常病在本质上没什么不同，中医只要辨证为痰气交阻，瘀血挡道，需要用到宣通十二经络的威灵仙，便可以大胆地使用。非但食管梗塞可以灵活运用，就连周身包块积滞挡道，骨刺垢积阻滞，都可以用威灵仙作为开路先锋，使气至病所，通而不滞……

这病人便用单味威灵仙煎水服。不久，咽喉中的梅核气就像骨鲠在喉被威灵仙化掉一样，随后咽部吞唾沫畅通无阻，经常呃逆气不顺的现在也顺了，顿时心开意解，人生快意不少。她想到这病是从气中得的，以后不敢再动辄发脾气了。

想到那些食管癌梗塞在咽喉，最后连饭都吃不下去，那才叫可怕，有什么脾气可以发呢，有什么事情能重过自己生命呢？

随后小指月在小笔记本中记道：

李裕蕃经验：善用威灵仙治梅核气。威灵仙味辛性温，有祛风湿、通经络、止痹痛、治骨鲠之功。临床多用于风湿痹痛、诸骨鲠咽等症。李老把梅核气具有咽部如梗的症状与威灵仙治骨鲠的作用相联系，从而取威灵仙试用于治疗梅核气。每次 30 克，水煎服。单用，或加入理气散结的方药中。经多年临床应用，辄效。真乃医者意也，善解也。

李珍经验：威灵仙治梅核气。一 30 岁女病人，咽部堵塞感，不痛或微痛，吐之不出，咽之无物，如梅核气。按前医治疗，多取仲景厚朴半夏汤，或四逆散加味，或吴瑭的香附旋覆花汤，常能有效。唐山吕中医师对该病人投以厚朴半夏汤加柴胡、金莲花、玫瑰花、玉蝴蝶、合欢花，6 剂不效。他以为时日尚少，继照上方又 3 剂，三诊告知，9 剂下咽，未见寸效。再三思索，药症不悖，何以不效？沉思良久，悟及清人贾九如《药品化义》中说，威灵仙气和，味微苦，性凉而急，能升能降，走而不守，宣通十二经脉。凡痰湿壅滞经络形成的骨节疼痛或肿或麻木，用此疏通经络壅滞之血滞、痰瘀便能消散。因其性凉又微苦，对风湿之邪郁遏日久化热者亦相宜。乃推想此药对肝郁气滞而引起的诸症也可能起到作用。于是投原方加威灵仙与射干各 10 克，3 剂，以观后效。4 天后，病去其半，又 3 剂病愈。之后，凡遇此类病人，每加威灵仙、射干，得心应手。

◎ 小儿扁桃体发炎怎么办

《雷公药性赋》记载，威灵仙善消胸中痰唾之癖。

《本草纲目》记载，威灵仙，气温，味微辛咸，辛泄气，咸泄水，故风湿痰饮之病，气壮者服之有捷效，其性大抵疏利，久服恐损真气，气弱者亦不可服之。

小儿扁桃体发炎是个常见病，反复发作，每隔十天半个月，孩子就咽痛，到医院输液，体质越来越差；不去输液，孩子又实在难受。于是在两难之间，不知怎么办，甚至有些父母想把孩子送到医院里，把扁桃体切掉，想要一劳永逸。

爷爷说，扁桃体炎症是身体有积热的信号，就像报警器一样，它是提醒你要清淡饮食，少疲劳过度，而不是把这报警器摘了，然后继续熬夜，吃煎炸烧烤。如果这些毒热不发出来，堵在脏腑里头，问题更大。

有个少年，老是清嗓子，好像有吐不完的痰。父母便问他，怎么了？又没有抽烟，怎么像大人那样老吐痰呢？

这少年说，我感到胸中闷闷的，而且这喉咙里老觉得有口痰，卡在那里，就是吐不干净。到医院一检查，是扁桃体发炎。他父母便带他来看中医，想看看中医有没有治本之招。

爷爷说，治本得医患配合。他父母说，怎么配合呢？

爷爷说，他咽喉部为什么容易发扁桃体炎症？父母说，孩子胸中有痰火。

爷爷点点头说，没错，这痰火从哪里来的呢？他父母这倒没有想过。

爷爷说，你孩子营养过度了。他父母说，营养过度？我们总担心孩子营养不足，所以天天给他煲汤煮鱼，什么蛋白质高就给他吃什么，希望他快快长高。

爷爷说，胸肺为储痰器，脾胃为生痰源。胸肺的痰火源源不断地变为咽炎、食管炎，是因为脾胃出了问题。他父母说，孩子脾胃确实不太好，吃东西没胃口。

爷爷说，饮食过度，肠胃乃伤。天天大鱼大肉，塞得满满的，谁的胃口最后也好不了。这脾胃一旦运化不过来，水谷精微变生不了气血，都变成了黏糊糊的痰浊。所以回去后得让孩子清淡饮食，不然这咽炎、食管炎就没完没了。

他父母听后点点头。爷爷说，鱼生痰，肉生火，青菜豆腐保平安。现在孩子之所以生病，跟父母溺爱过度是分不开的啊！他父母听后，有所感悟。

爷爷接着说，农民给庄稼施肥料，都是隔三岔五地施，如果天天施，这庄稼就烧根了，受不了。人也一样，天天大鱼大肉，不是爱他，而是害他。

没有健康知识的关爱，对孩子来说反而是一种伤害。正如不懂得农作物生长规律，却拼命地施肥，以求农作物快快长高，最后反而导致农作物烧根。

他父母终于明白了，原来孩子一直多病，跟家里饮食习惯分不开，于是回去就打算清淡饮食。

爷爷便说，指月，急性扁桃体炎症属于实证的，痰火上扰，用什么中药最快？小指月说，就用扁桃三药——威灵仙、白英、青皮。

爷爷说，没错，为什么用威灵仙呢？小指月说，威灵仙能升能降，善于疏利一切梗塞。《雷公药性赋》称它善消胸中痰唾之痞，能够疏利咽膈以利气道，消化痰积以治闷塞。爷爷说，对，就用这三味药。

这少年吃了第一剂，咽喉部就通利了，堵塞感也消失了。吃完3剂药，连胸中痞塞、觉得痰吐不干净的症状也消失了。随后小指月在小笔记本中写道：

《本草正义》记载，威灵仙以走窜消克为能事，积湿停痰，血凝气滞，诸实宜之。

◎治便秘的导火索

《雷公药性赋》记载，威灵仙善推腹中新旧之滞。

《经验良方》记载，治大肠冷积，威灵仙末，蜜丸梧子大。一更时，生姜汤下十九至二十丸。

有个病人，感冒后调理不当，大便燥结，数日都排不下来，人憋得难受。这在中医里叫作外邪入里化热，脉洪大有力。医生给他用了大承气汤，通秘结，导积滞，清仓廪。连服了2剂大承气汤，肚子里头一点动静都没有，就不敢再给他用了。于是便请老先生前来。爷孙俩看到这病人躺在床上，翻来覆去，很难受，满脸通红，明显阳明实热上攻。大家都在等着爷爷的回春妙手。

爷爷说，指月，这大承气汤和阳明腑实对得上吗？小指月说，怎么对不上，有是证用是药，应该有疗效啊！

爷爷又说，那为什么腹中仍然纹丝不动呢？这时不仅小指月迷糊，连屋里的其他医生都在等着答案。

爷爷说，就用一味药，威灵仙三钱，单味煎汤，喝了看看。

大家都傻眼了，这么严重的阳明堵塞，用大黄还嫌这将军力量不够猛，你却用这么微细的威灵仙，这不是治疗风湿痹证的药吗？跟大便燥结完全是风马牛不相及啊。

如果这是一个刚出道的毛头小伙子开出的药，大家一定会哈哈大笑，笑他无知，但这味药却出自很有威望的老先生之手，大家便拭目以待。

这时连小指月也是丈二和尚摸不着头脑，爷爷应该给他用些大黄荡涤肠胃，推陈出新才是正道啊。

就在大家都不解的情况下，病人喝下了汤药，不长时间就听到肚子里咕噜噜的转气声，然后大家便看到病人往厕所里跑，大便一泻而下，多日的积滞一下子被清空了。病人主动要喝粥，肠中气机一通，胃纳就加强，随后这病就好了。

其他医生忍不住便问，老先生，你这单味威灵仙是什么道理？我们从未从药书里读过有通秘结的作用。小指月也想知道答案。

爷爷笑笑说，用大承气汤方证对应没有错，但这脏腑堵得严严实实，药力都瘀在那里。就像炸石头一样，炸药放在石头表面，没法淋漓尽致地发挥药物的真正作用，所以2剂大承气汤仍然没能够通泻而下。

大家都点点头，继续听下去，为什么用威灵仙呢？爷爷接着说，《药性赋》里说威灵仙宣风通气，它是植物的根须，善于钻达，能够引领药气钻到深处去。这样疏通经络，拨转气机，马上就点燃大承气汤的火力。如果把大承气汤比喻成炸药，这威灵仙就是一条长长的导火索。这样一引爆，大承气汤的效果就出来了。

众医生听后，没有不赞叹称奇的。用大承气汤就像画龙一样，龙画好了但还没有活，稍微加点宣风通气的威灵仙，就像那点睛的一笔，胸腹之气一转通，药力就发挥得淋漓尽致。小指月说，这威灵仙可以助大承气汤一臂之力啊！这点想破脑袋都想不到啊！

爷爷笑笑说，其实不用多想，你就可以得到。小指月说，不用想就可以得到？

爷爷说，临证不能治，皆因少读书。在《本草从新》或《世医得效方》中就有威灵仙治便秘的记载，不仅急性热证实秘可以用它，老年人习惯性便秘，肠燥津枯，阳气不足，也可用威灵仙配合肉苁蓉，加强肠道动力。

随后小指月便在小笔记本中写道：

《医学衷中参西录》中记载，有阳明热结便秘的病人，众医家都用大承气汤，大便却仍然不通。一个叫刘肃亭的老先生，力排众议，单用威灵仙三钱煎汤，病人服用后，大便随即而下，病去若失。

中国中医科学院西苑医院付方珍主任医师善用威灵仙治老年性便秘。《本草从新》说："治中风，痛风……大小肠秘，一切冷痛。"《世医得效方》记载："威灵仙丸治年高气衰，津液枯燥，大便秘结。"其组成为黄芪、枳实、威灵仙。几十年来，付老用威灵仙20～30克，肉苁蓉10克，治疗习惯性便秘，特别是老年人的习惯性便秘，均获得好的疗效。如有气虚者，可酌加黄芪、党参，效果更佳。付老认为，威灵仙的用量可根据病人的病情及体质的强弱加减用药，疗效更佳。

◎ 用风药治痒

《雷公药性赋》记载，威灵仙善散疴痒皮肤之风。

有个小女孩得了顽固的荨麻疹，早晚瘙痒，皮肤一抓一条血痕，抓哪痒哪，都不敢再抓了，但不抓又难受得很。

爷爷说，平时你喜欢吃什么呢？她说，我喜欢吃海鲜。

爷爷说，以后不要吃这些东西了。她说，为什么？这些不是高营养的东西吗？

爷爷说，什么叫作营养？你吃粗茶淡饭，顺利吸收，那就叫营养。你吃山珍海味，身体吸收不了，消化不彻底，那也不叫营养。所以真正的营养应该是以人为本，从自身出发。这女孩听了后，点点头。

爷爷说，不仅海鲜要少吃，动物内脏、鸡蛋，这些东西都得忌嘴。这女孩说，我的天啊，这些都是我最喜欢吃的。

小指月说，病人不忌嘴，忙坏大夫腿啊！这女孩没少看过医生，但却没吃过真正治本的药。

爷爷说，病从口入，治本一定要靠药物配合你自己的饮食。她点点头。

爷爷便说，指月啊，治浑身瘙痒的特效方是什么？小指月便背起了奇效良方：

威灵甘草石菖蒲，苦参胡麻何首乌。

药末二钱酒一碗，浑身瘙痒一时除。

爷爷说，就用这六味药。这女孩吃后，浑身的瘙痒全消失了。小指月说，爷爷，不是说瘙痒的人要少喝酒吗？你怎么还用酒做药引子呢？

爷爷笑笑说，酒是双刃剑，用得好是灵药，用不好是病根。借助酒把瘙痒都发出来，然后利用药力一举宣散，从此痒去身安。

小指月又说，爷爷，本草书里好像没有记载威灵仙止痒的，都说它是祛风湿药，它凭什么能止痒呢？爷爷说，祛风之药，便是治痒之药。

小指月问，为什么呢？爷爷说，痒为泄风，风气宣通，痒就减轻了。就像你身上痒，用手去抓抓，气通血活，瘙痒便暂除。小指月点点头。

然后爷爷又说，《威灵仙传》里记载，威灵仙去众风，通行十二经脉，朝服暮效，所以除风痒如神。

◎可以让你丢掉拐杖的药丸子

《雷公药性赋》记载，威灵仙利冷痛腰膝之气。

《太平圣惠方》记载，威灵仙散治腰脚疼痛久不瘥，威灵仙五两，捣细罗为散，每于食前以温酒调下一钱，逐日以微利为度。

有个老爷子拄着拐杖，用手按住腰，前来竹篱茅舍。一看就知道腰腿不利索。可导致腰腿不利索的原因很多，不找出真正原因，很难药到病除。

爷爷问，平时大便怎么样？老爷子把拐杖放下说，大便经常有泡沫。

爷爷说，这是风痰积滞，你腰肾有风。老爷子说，是啊，背后疼痛又沉重，最怕风了，一吹风就冷得难受。我自己做了个腰垫，绑在腰上才觉得舒服些。不然的话你按这边那边就痛，按那边这边就痛，走起路来没有拐杖都不行！

爷爷又说，指月啊，这腰肾游风该怎么祛除呢？小指月说，用风药。

爷爷又说，用辛凉的风药，还是用辛温的风药呢？小指月说，病人腰膝冷痛怕风，治寒以热药，应该用辛温的风药，用风药畅通气血，通则不痛。

爷爷便说，那就用放杖丸吧。小指月说，知道了，爷爷，一味威灵仙打粉制成的丸子，就是放杖丸。

老爷子用酒送服放杖丸后，第二天拉出大量的胶浊恶物，再服用，又拉出更多，越拉越轻松。他服完药后，觉得像有把扫帚从上往下把他多年身体的陈垢扫去一样。再走起路来，发现居然不需要拐杖了。这么神奇的药丸子，他感慨地说，如果我早点知道这方子，就不用这么多年挂着拐杖辛苦了。

随后小指月在小笔记本中记道：

孙兆说，放杖丸治肾脏风壅，腰膝沉重，威灵仙末，蜜丸梧子大，温酒服八十丸。平明微利恶物如青脓胶，即是风毒积滞。如未利，再服一百丸，取下，后食粥补之一月，仍常服温补药。

◎威灵仙拾珍

欧阳勋经验

威灵仙为末，泛水为丸，每服 3~6 克，每日 2 次，温酒调服。能治风湿阻络，腰膝重痛。用威灵仙 12 克，水煎去渣，冲鸡蛋服，治胃神经痛。威灵仙 10 克，砂仁 3 克，熬服，治鱼骨鲠喉。用威灵仙根焙干研末，每服 10 克，与鸡蛋 1 个搅匀，用菜油（或麻油）煎饼食，每天 3 次，连服 3 天，忌牛肉、猪肉及酸辣，治急性传染性黄疸型肝炎有卓效。

指月按：威灵仙能宣通十二经络，所以周身但凡经络堵塞壅滞，不管是风湿痹证，还是炎症肿痛，都可借助威灵仙宣通之性，使病理产物容易代谢走。

张琪经验

张师治疗石淋时喜用威灵仙。张老取其走窜之性，通经络、散癖积之功。《本草经疏》谓其"主诸风，而为风药之宣导善走者也。……膀胱宿脓恶水，靡不由湿所成。……祛风除湿，病随去矣"。《本草正义》谓其"以走窜消克为能事，积湿停痰，血凝气滞，诸实宜之"。大量临床实践证明，威灵仙对肾结石有良好的治疗作用，肾结石伴有肾积水用之尤为适宜。

指月按：对于周身积湿停痰，血凝气滞，威灵仙皆可开之。肾结石，尿路堵塞，也可以看成是一种梗塞之象，威灵仙善于宣通十二经，有助于塞处复通。所以在治疗泌尿系统结石的排石汤中加进威灵仙，往往能够增强排石止痛的效果。如一病人，右输尿管结石，左肾中度积水，虽服用解痉止痛之药，疼痛仍然不减，后来用威灵仙 30 克，金钱草 15 克，桃仁 15 克，枳壳 15 克，水煎温服，1 剂痛止，2 剂结石从小便出。同时发现把威灵仙加到胆道结石方中，也可以收到良好的排胆结石、止痛的效果。

张炳秀经验　骨赘痹痛重用威灵仙

腰椎增生，痛风足痛，或由骨赘而发，或为尿酸聚集为痛风石而作。民谚有"铁脚威灵仙，骨见软如绵"之说。腰椎增生，张师常以之益肾壮督，消骨鲠，通经络，舒骨痹，定顽痛。喜以王氏腰椎增生方（已故新安名医王任之先生经验方）加威灵仙 30 克，醋延胡索 10 克，以加强消骨祛痹痛之力。治疗痛风性关节炎，在清热利湿化浊、益肾健脾等施治的同时，每多重用威灵仙。

指月按：威灵仙别名能消，就是说它能够消磨积聚。单用威灵仙研粉加醋，制成糊状，外敷于骨质增生、骨刺处，皆有助于康复。如赵某，女，46 岁。X 线片示右足跟部骨刺，行走时疼痛加重。将威灵仙制剂涂于布上，包于患处固定，每日换 1～2 次。治疗 20 余日后，疼痛逐渐消失，行走如常。此方简单易行，疗效确切，可用于各部位骨质增生、骨刺所致疼痛。

马沂山经验　威灵仙治胃痛

根据威灵仙有散癖积、通经止痛的功效，常用单方威灵仙治疗胃脘痛。方用威灵仙 30～50 克，水煎去渣取汁 300 毫升，加红糖适量顿服，用于治疗虚寒型胃脘痛，每收良效。

如王某，女，64 岁。素有胃气虚寒病史，因食生冷食物后致胃脘痛，嗳气，恶心呕吐，头出汗，手足不温，舌淡苔白稍腻。处方以威灵仙 50 克，如上煎服，约 40 分钟后胃痛渐止，诸症消失。嘱继服用上方 5 剂，威灵仙用量改 30 克，以巩固疗效，随访 2 年未再复发。

指月按：威灵仙虽然是祛风湿药，但它可以通络止痛，中医认为久病入络。对于某些老胃病，特别是虚寒胃痛，威灵仙本身辛温善通，能够宣通痹阻，通则不痛，配合红糖或红枣，这样通中带补，而不会耗伤气血。

来春茂经验　芍药甘草汤加威灵仙治胆绞痛

方药：白芍 30 克，甘草 6 克，威灵仙 30 克。每日 1 剂，水煎分 3 次服。

陈某，女，43 岁。右上腹胀痛剧烈，掣引右肩，反复发作已达 6 年，曾经检查诊断为慢性胆囊炎，中西医治疗，症状仅能缓解，每因饮食不当即发作，缠绵难休，苦楚异常。此次剧痛已相继月余，针药未能控制。症见面色萎黄，疼痛蹲坐不安，汗出涔涔，触之右肋弓下胆囊区拒按，舌苔薄白，舌边尖红，脉细数，即予上方 3 剂。上方服 1 剂疼痛缓解大半，3 剂服完痛止。后处逍遥散加减调理痊愈。随访观察 5 年未见发作。

指月按：《伤寒论》芍药甘草汤，多用治误汗伤血，厥逆，脚挛急。血亏津耗，则肢体筋脉失养而挛急。也就是说，芍药、甘草能养其真，迅速解除经脉不荣则拘急疼痛的证候。而威灵仙擅长宣通五脏、十二经，走而不守，乃顺其性、畅气机之药，可以迅速解除经脉不通则痛的症候。三味药一组合，令经脉之真得养，经脉之性得顺畅，非独局限于治胆绞痛，对于肾绞痛、腹痛，皆可在辨证方中加入。

15．川乌

◎比老虎咬还痛的风湿痹证

《金匮要略》记载，乌头桂枝汤治寒疝，腹中痛，逆冷，手足不仁，身疼痛。乌头，以蜜二斤煎减半，去滓，以桂枝汤五合解之，令得一升，初服二合，不知，即服三合，又不知，复加至五合，其知者如醉状，得吐者为中病。

小指月说，爷爷，为什么有些得风湿痹证的人，好像比癌症的病人还痛苦？

爷爷说，顽固的风湿，可以称得上不死的癌症。古人把普通的风湿痹证称之为历节疼痛，厉害的叫白虎历节，就像老虎咬住你的关节那样痛入骨髓，求生不得，求死不能。小指月说，那该怎么治疗呢？

爷爷说，最好的办法，莫过于未病先防。小指月说，怎么未病先防呢？

爷爷说，你要知道这顽固的风寒湿是怎么形成的？小指月说，张仲景说，此病伤于汗出当风，或劳损过后又贪凉饮冷所致。

爷爷说，能见病知源，懂得去防它就不可怕了。小指月说，如果不懂，运动后经常吹空调，喝凉饮，甚至汗出淋漓，马上去冲凉水澡，那该怎么办呢？

爷爷说，只要及时喝一碗热腾腾的姜枣红糖茶，微微出点汗，则风气去，寒湿自化，就没事。如果不懂，长此以往，就容易浑身不适，甚至痹痛难忍。

小指月又说，如果真的病已铸成，木已成舟，得了顽固的风湿痹证，百药乏效时，怎么办呢？爷爷说，首先要注重养生，要远寒凉，近温暖。其次，中药治疗顽固风湿痹痛最厉害的金刚钻莫过于乌头了。

小指月一愣，说，难道就是大辛大热大毒之品？爷爷说，没错，此物大温大毒，堪称中药的麻醉止痛之品，治疗顽固寒痹冷痛非它莫属。若炮制不好，会置人于死地，故非万不得已，绝不轻易使用。

小指月说，如果真要用怎么办？爷爷说，那就要控制好剂量、配伍及炮制之法，特别是乌头要和蜂蜜一起炮制，最好炼制乌头蜜，而且还要配合大量的甘草。

小指月说，甘草能解百毒，蜂蜜也可以缓中解毒补虚，多种炮制手段一起上，可见这乌头的毒热之性非比寻常。

有个女病人风湿痹证，痛得都想自杀了。她说这种痛真像被猛虎咬住一样。

爷爷说，如果早年你注意养生，就不至于到晚年时受尽病苦折磨。这病人说，人生没有后悔药可吃，希望我的教训可以让更多的人不必重蹈我的覆辙。

小指月说，那你有什么心酸的过去呢？这病人说，谈不上心酸，就是我生完孩子后，坐月子，当时天气非常热，我就天天喝冰冻饮料。家里的老人叫我不要喝凉饮，又叫我不要吹风，我当时不以为然，认为西医这么发达了，哪能还按你们的老传统。我就索性吹空调，喝凉饮，还没坐完月子，我就感到骨头里凉飕飕的，好像喝的凉饮、吹的凉风都钻到骨头里去了。想不到半年以后，我早上起床，周身关节硬邦邦的，没有个把小时动不了。这时才开始着急了，到处治疗，都只能暂时缓解，一直都没有根治。到现在年纪越来越大，体力越来越不如以前，这风湿也发作得越来越厉害。小指月听后说，原来是这样子。

爷爷便说，中药或许还可以尽一尽药物之能。这病人好像看到了一线生机一样，说，还有哪些药物我没有尝过的吗？然后爷爷就教她如何熬制乌头桂枝汤。

这病人回去如法熬制，吃完后关节痹痛大减，最可贵的是晚上居然可以稍微睡个好觉了。这样吃了一段时间后，基本上能过正常人的生活了。

小指月说，爷爷，这风湿严重起来居然这么可怕。爷爷笑笑说，上工治其皮毛，中工治其肌肉血脉，下工治其筋骨。真正病入筋骨层面，任谁去治都没那么容易，不管什么病都可怕。

所以一个医生要有见微知著的能力和眼光，看到墙角湿了就知道要下雨，看到有月晕就知道要起风，看到民众普遍贪凉饮冷，缺乏阳光运动，就知道风湿痹痛越来越多，止痛片会卖得越来越火。

小指月感慨地说，爷爷还是提倡未病先防，即便是偶尔淋了雨，也要养成喝姜枣茶的习惯，这样把风寒湿邪拦截到皮毛肌表层次，就不会再往里面传了。

随后小指月在小笔记本中记道：

《内经》曰：是故圣人不治已病治未病，不治已乱治未乱，此之谓也。夫病已成而后药之，乱已成而后治之，譬犹渴而穿井，斗而铸锥，不亦晚乎？

◎懂得驾车比修车更重要

《金匮要略》记载，乌头赤石脂丸治心痛彻背，背痛彻心，乌头一分（炮），赤石脂二分，干姜一分，附子一分，蜀椒二分。上五味末之，蜜丸如梧子大，先食服一丸，日三丸，不知稍加服。

有个三十多岁的病人，结婚没几年，经常腰酸。这两年胸前区还常发绞痛，严重的时候痛连后背。到医院一检查是心绞痛，服用硝酸甘油及麝香保心丸，才得以稍微缓解。但没多久又发作，搞得身上离不开药。如果带药能解决问题还好，可实际上心绞痛发作得却越来越频繁。他不得不找来竹篱茅舍。

小指月摸完脉后说，爷爷，这心肾脉沉缓得很，不沉取都快摸不到了。

爷爷便问，年轻人，要注意保养身体啊！这病人有些不解地说，我平时很注重保养身体啊，听说什么有营养都买来吃。

爷爷说，身体要好，不是单纯靠营养那么简单，如果仅凭营养也可以让身体健康，在物质生活这么好的年代，人们都应该健健康康，没有病痛。

小指月说，可实际相反，物质虽然越来越丰富，但身心疾患似乎越来越多。

爷爷说，不仅越来越多，而且越来越难治疗。这病人说，为什么难治疗呢？不是说医学已经发达到前所未有的水平了吗？

爷爷笑笑说，可是人们糟蹋自己的身体，也透支到前所未有的水平。这病人一愣，说，透支身体？

爷爷说，没错，生病起于过用，这是《内经》中千年以前智慧的结晶。

这病人说，那我该怎么办呢？爷爷说，得找出漏掉你精气神的地方，然后把开关关上，不再透支身体，就有可能逐步恢复。不然的话，你才三十多岁，真正心脏病发作起来，比六七十岁的老人还凶险。

这病人又说，我好像没有什么不良生活习惯啊？爷爷说，从你心肾脉这么弱来看，你的精血都消耗到哪里去了呢？又从你腰脚酸冷，现在天热你还穿着袜子来看，可见你肾中的精阳消耗得厉害。夫妻之间要少同房啊，而且晚上千万别把空调开得太低。

这病人说，没有空调好像睡不着觉。这几年我们一直想要个孩子，所以夫妻同房频繁了些。爷爷说，吹着空调又同房，就是在找病受。精气亏空，寒气乘虚而入，你这身体怎么可能扛得住。想要孩子，要养精蓄锐啊。像你身体这样了，心脏这么快就出现问题，完全不懂得保全阳气啊。

这病人又问，那我该怎么办呢？爷爷说，好事不在急中求，多欲者多败身，寡欲者多子。如果你懂得稍微节制一下，让身体有个休息恢复的过程。生儿育女是自然之事，可如果你反复透支精血，这样本来自然而然的事也变得可望不可即。

这病人似乎听懂了，点点头。随后爷爷便给他用乌头赤石脂丸，专门治疗心痛彻背、背痛彻心的，也是严格遵循古方制作。

这病人吃完药后，觉得整个胸腹腰脚都暖洋洋的，不用再吃麝香保心丸，心前区也不绞痛了。从此他再也不敢开着空调夫妻同房了。

贪凉饮冷多败身，这是爷爷对他的忠告。

小指月说，爷爷，为什么其他医生也用乌头赤石脂丸治疗心绞痛，效果就没有这么好，是不是爷爷用的药材比较道地啊？

爷爷笑笑说，是爷爷教会了病人养生，只有病人关注养生，才能真正恢复身心健康。医生只是个修理车子的，如果你不会开车，野蛮开车，即使修车师傅跟在你后面，也不能保证你的车子天天正常啊！只有你真正懂得使用车子，少犯规违章，少出事故，车子可以开个十几年，这叫物尽其用。如果你不懂得开的话，几年就把车子折腾坏了。所以不是要频繁找修车师傅，而是要不断提高自己对车子的保养把控能力。我们医生在帮病人修理身体的时候，必须同时把人体的使用守则、操作方式告诉他们，这样才能真正免除更多的疾苦。懂得驾车养车，远远比懂得修车更重要！随后小指月在小笔记本中写道：

《长沙药解》记载，乌头，温燥下行，其性疏利迅速，开通关腠，驱逐寒湿之力甚捷，凡历节、脚气、寒疝、冷积、心腹疼痛之类并有良功。制同附子，蜜煎取汁用。

16、蕲蛇、乌梢蛇

◎蛇串疮为何用蛇虫药

《本草纲目》记载，白花蛇能透骨搜风，截惊定搐，为风痹惊搐、癞癣恶疮要药。取其内走脏腑，外彻皮肤，无处不到也。

《本草经疏》记载，白花蛇，味虽甘咸，性则有大毒。经曰，风者百病之长，善行而数变。蛇性走窜，亦善行而无处不到，故能引诸风药至病所，自脏腑而达皮毛也。凡疠风疥癣，喝僻拘急，偏痹不仁，因风所生之证，无不借其力以获瘥。《本经》著其功能，信非虚矣。

有个老农，胸胁长了一排疱疹，呈带状，明显是带状疱疹，痛得难以忍受。

爷爷说，这在农村又叫作蛇串疮。小指月说，为什么叫蛇串疮呢？

爷爷说，这疱疹长起来，连成一片，像蛇游过去一样。小指月说，这种游走蔓延性的疾病，应该属于风吧？

爷爷说，没错，应该从风来论治。风气通于肝，所以患带状疱疹的人，一般肝经有郁毒，外面风气又不能疏泄，所以治疗上应该以祛风解毒为首务。

小指月说，既能祛除风邪，疏通经脉，又可以解毒的药，那应该是蛇类药。

爷爷说，为什么呢？小指月说，蛇善于游动走窜，是一股风木之象，木曰曲直，蛇就是曲折而行。爷爷点点头说，有道理。

小指月接着说，蛇类药大都有毒，可以以毒攻毒，所以有解毒之功。

爷爷又点点头。小指月又接着说，不仅如此，带状疱疹，局部瘀阻，疼痛难忍，这蛇类药善于通开经络而达到止痛的效果。

爷爷点点头说，对于带状疱疹，有风，有毒，又有经络不通而痛的病机，跟这蛇类药算是吻合了。就用蕲蛇配冰片打成粉，用麻油调成糊状外敷。

这病人用了两天，带状疱疹就消了大半，用到第四天就好了。

小指月说，为什么不用乌梢蛇呢？爷爷说，蕲蛇即白花蛇，白花蛇搜风通络解毒之力要比乌梢蛇强，所以顽固性皮肤疾患，经络瘀堵，脏毒壅盛的，白花蛇要比乌梢蛇更胜一筹。随后小指月在小笔记本中写道：

国医大师朱良春经验，顽固风疹、痹痛难除者，非白花蛇不除，故白花蛇有截风要药之称。带状疱疹，多由肝经郁毒所致，治宜清热解毒、祛风止痛。朱老创制蕲冰散，以蕲蛇 30 克，冰片 3 克，研细末，用麻油或菜油调为糊状，涂敷患处，每日 3 次，一般 2~4 日可愈。蕲蛇搜风解毒之力远较乌梢蛇为胜，故重症顽疾须取蕲蛇，且内服和外用均有效；冰片散郁火，消肿止痛，能引火热之气自外而出。二者同用，共奏解毒祛风止痛之功。

◎顽固牛皮癣用蛇虫药

小指月问，同样都是蛇，白花蛇和乌梢蛇有什么不同呢？

爷爷便引用《本经逢原》所说，蛇性主风，而黑色属水，故治诸风顽痹，皮肤不仁，风瘙瘾疹，疥癣热毒，眉须脱落，瘑痒等。但白花蛇主肺脏之风，为白癜风之专药。乌梢蛇主肾脏之风，为紫癜风之专药。两者主治悬殊，而乌梢蛇则性平无毒耳。

小指月说，为何爷爷很多时候用乌梢蛇呢？爷爷说，乌梢蛇货源充足，价格相对便宜些，对于一些经济状况不太好的病人，可以用乌梢蛇。但乌梢蛇性平无毒，功力更缓，所以用药剂量要稍大一些。

小指月又说，为何爷爷很少用蛇类药煎汤呢？爷爷说，煎汤较为浪费药材，一般打成粉冲服，或者制成丸药、酒剂，这样更能彻底全面吸收。

有个屠夫，经常天没亮就要去屠宰场，每天都冒着雾露出门，清晨的冷风就往身体里面钻。这屠夫长得肥头大脑，烟酒肥肉不忌，本身体内湿毒就厉害，经常阴部瘙痒，再加上冷风入体，居然发为顽固的癣疾。刚开始只是腿上有，因为湿性趋下，后来周身上下都长满了，因为湿性泛滥，借助风邪和酒劲把湿浊发到肌表，每天瘙痒难耐，皮肤脱屑。

爷爷说，你这皮肤病不好治啊。这屠夫说，为什么呢？别人都在你这里治好了，为什么我的病就不好治呢？

爷爷说，别人都听话，都知道忌嘴，所以好治。你不忌嘴，海鲜鱼肉，烟酒奶酪，无所不吃，用药帮你清湿毒，都赶不上你往身体里面装湿毒。

这屠夫看来确实被癣痒折腾坏了，便咬牙说，我戒，我戒，你说的这些我都能够做到，你就给我开药方吧！小指月微微一笑，他知道爷爷早就有把握了，只不过故意这么说，让他能够重视自己的饮食生活起居。

于是爷爷便说，用乌蛇四物汤。小指月说，就这几味药，行吗？

爷爷说，怎么不行呢？这几味药祛风活血，血行风灭。小指月又说，不用加些去胃肠湿毒、皮肤浊阴的白鲜皮、地肤子、苦参、艾叶吗？

爷爷哈哈一笑说，皮肤的浊阴是从胃肠来，胃肠的湿毒是从嘴巴来，嘴巴如果控制了，吃一段时间的素，就能够把身体湿毒驱除得干干净净，我们用药只需照顾到他的血脉不畅、邪风内扰即可。

小指月说，我明白了，爷爷，原来祛湿毒最厉害的不是苦参、艾叶或四妙散，去皮肤湿痒最厉害的不是白鲜皮、地肤子、百部、蛇床子。爷爷说，那是什么呢？

小指月说，血至净则无病，水至清则无鱼。人体清淡素食，血液清洁透彻，自然就没有湿毒，这素食就是最厉害的湿毒清啊！

要让一个屠夫清淡饮食，这基本不可能，但顽固的病痛让他更难受，所以他宁愿选择清斋淡饭，再配合药物治疗。吃了 10 剂乌蛇四物汤，果然瘙痒一天比一天减轻，皮肤脱屑后，那些癣疹便像退潮一样退掉了。

爷爷说，治疗顽固皮肤病，特别是皮肤血毒、湿毒重的，一定要中药配合清淡素食，这样才能真正把血毒的根子也拔掉。

小指月说，为什么用乌梢蛇呢？爷爷说，乌梢蛇善治风，凡蛇类皆善走窜，皆能祛风。这屠夫清晨冒风，腠理开泄，风气进来和身体湿毒狼狈为奸，所以瘙痒难耐。这种顽固病深的风湿恶毒，用平常祛风之品，难以深入筋骨搜刮风毒，必须运用血肉有情之品的蛇虫药，才能够把邪风湿毒搜刮下来。

小指月又说，为什么要加四物汤呢？爷爷说，加四物汤有两方面考虑。第一，这些蛇虫类的风药，虽然善于游窜，但比较温燥，容易耗伤阴血。正如善于加速的跑车，虽然开得快，但耗油也多。这时你用乌梢蛇去顺其性逐风毒的时候，就要配合四物汤去养其真，给身体加加油。这样血脉气血能量足，又里外通透，湿毒便在体内待不下去了。

小指月又问，那第二方面原因呢？爷爷说，治风要考虑什么呢？

小指月说，治风先治血，血行风自灭。皮肤风痒一般要加些养血活血之品。

爷爷又说，没错，除了这点，唐容川也说过，一切难治之病，皆由于不善祛瘀之故。像这些顽固的皮肤癣疾，如果不懂得活血化瘀是行不通的。在四物汤里，稍微加点走筋窜骨、搜剔脏腑深处毒浊的蛇虫药，活血化瘀的层次就非常高了。这样便可以连根把皮肤癣毒拔出来。

小指月说，难怪爷爷不用普通的消风散，没有选用一般的荆芥、防风配合四物汤。爷爷又说，那你说说看，为什么呢？

小指月说，普通的消风散，只消皮肤肌肉层面的风毒湿浊，而爷爷用乌蛇四物汤，消的是留恋在脏腑筋骨深处的风毒湿浊。

爷爷说，没错，普通草木药长在地表，但这些蛇虫却可以钻孔深入地底，甚至老鼠之类的躲在洞里，这蛇都可以钻进去，把它们吃掉。所以你把湿毒看成潜伏在筋骨深处的老鼠，用各类蛇虫药，就是要钻进去把它们吞噬掉。

小指月听后笑笑说，爷爷，你这样一说，我就明白为什么顽固的风湿，以及各类深部恶疮，往往都要选用蛇虫类药的道理所在了。

爷爷笑笑说，明白就好。如果不是它们善于深入筋骨，又如何能够把这些扎在脏腑深处的顽固风毒的病根拔除出来呢？随后小指月在小笔记本中记道：

《李可老中医急危重症疑难病经验专辑》中记载：初期，见皮治皮，搜集了大量外用方，以涂抹擦敷为能事，止痒消炎，解除燃眉之急，也有小效。但大多暂愈后发，此伏彼起，穷于应付。此路不通，日久才渐有领悟。皮肤病虽在皮肤肢节，却内连脏腑，并与情志变动、气血失和息息相关。一切皮肤病的根本原因，首先是整体气血失调，"邪之所凑，其气必虚"，然后风寒暑湿燥火六淫之邪，或长期接触有害物质，诸多外因趁虚袭人而致病。则治皮之道，首当着眼整体，从调燮五脏气血入手。见皮治皮，永无愈期。遂创"乌蛇荣皮汤"，执简驭繁，用治多种皮肤顽症，竟获奇效。方剂组成如下：生地黄（酒浸）、当归各30克，桂枝10克，赤芍15克，川芎、桃仁、红花各10克，牡丹皮、紫草各15克，定风丹60克（制何首乌30克，炒白蒺藜30克），白鲜皮、乌梢蛇肉各30克（蜜丸先吞），炙甘草10克，鲜生姜10片，大枣10枚。

方中桃红四物合桂枝汤，养血润燥，活血祛瘀，通调营卫。定风丹（制何首乌、白蒺藜对药）滋养肝肾，乌须发，定眩晕，养血祛风止痒。牡丹皮、紫草凉血解毒。白鲜皮苦咸寒，入肺与大肠、脾与胃四经，功能清湿热而疗死肌，为风热疮毒、皮肤痒疹特效药。服之，可使溃烂、坏死、角化之皮肤迅速层层脱落而愈，脾胃虚寒者酌加反佐药。本品对湿热黄疸，兼见全身瘙痒者，对症方加入30克，一剂即解。乌梢蛇肉一味，归纳各家本草学论述，味甘咸，入肺、脾二经，功能祛风、通络、止痉。治皮毛肌肉诸疾，主诸风顽癣，皮肤不仁，风瘙瘾疹，疥癣麻风，白癜风，瘰疬恶疮，风湿顽痹，口眼歪斜，半身不遂，实是一切皮肤顽症特效药。又据现代药理研究证实，含多种微量元素、钙、铁、磷、多种维生素、蛋白质，营养丰富，美须发，驻容颜，延年益寿。诸药相合，可增强体质，旺盛血行，使病变局部气血充盈，肌肤四末得养则病愈。

◎乌梢蛇、蛇蜕拾珍

过锡生经验　手术后粘连，蛇蜕独擅其功

手术后粘连症虽表现于局部，实质却涉及整体功能失调。临证治疗多取益气养血、活瘀化滞之法，用药如当归、黄芪、炙乳没、赤白芍、桃仁、木香等。经过治疗观察，疼痛症状虽可暂得缓解，但疗效不够巩固。为了提高疗效，考虑再三，查得蛇蜕一味。《本草求真》载："凡眼目翳膜，胎衣不下，得此即为解脱，以其气以类聚，即从其类以除也。"《本草纲目》亦载：退目翳，消木舌，煎汁敷疬疡、白癜风。盖蜕有退除之义，该药"气极清虚""性极走窜"，有去着之功。乃在原来所用的汤药中加入蛇蜕10～15克，效果十分满意。

指月按：蛇蜕者，有辞旧迎新之意。现代研究发现，蛇蜕、蝉蜕含有脱皮素，有助于组织浊垢脱落，当然不是纯用蛇蜕、蝉蜕，必须要借助气血充足，这些浊垢才能彻底脱尽。比如脸上长斑，皮肤脱皮，还有肠壁上的垢积，都可以看成浊

垢黏附，不得脱落，就像笋要长高，必须脱掉竹壳一样，这时必须要靠内壮气血，外脱束缚。所以在益气养血方中，有黄芪、当归、白芍、桃仁，稍加些蛇蜕，就像新鲜气血生长，便能把一些粘连的浊物脱掉。

唐桂文经验 治癫痫验方

我父复兴（退休老中医）多年来采用自拟验方治疗癫痫36例，其中23例停止发作，9例发作次数减少，4例无效。组成：乌梢蛇200克，干地龙200克，赭石150克，白僵蚕150克，焙至焦黄，和匀为散剂。用法：每日服2次，7岁以下每次2克，7～15岁每次5克，16岁以上每次9克。30天为1个疗程，有效者停10天后，继服1个疗程。治疗期间切忌房事及饮酒。

张某，男，15岁。患癫痫4年余，初起半月左右发作1次，后来每日2～3次。阵发性抽搐，伴意识不清，每次4～5分钟方能苏醒，醒后一如常人。曾多次求治不效，于1979年5月延我父诊治，给服上方20天后，发作次数骤减，连服2个月停止发作而愈，随访6年未见复发。

指月按：无痰不作痫，可一般祛痰药却对痫证无可奈何，为何？因为痫证之痰大都深入骨髓、脑中，如非善于走窜入络之品不能进入，所以用虫类药，善于搜剔伏邪，比如乌梢蛇、地龙、白僵蚕，直达病窍，然后再配合赭石，把经络深入的痰浊堕下来，使痰浊不逆入脑髓，影响神明，则痫证渐减。但康复后必须少吃荤，多吃素，忌房劳，慎酒肉，因为痰多、虚劳后，容易旧病反复。

17、木瓜、蚕沙

◎近水捕鱼多寒湿脚气

宋代著名医家许叔微在《普济本事方》中记载了一则用野木瓜治风湿痹痛的有趣故事。安徽广德人顾安中患脚气，筋急腿肿，不能行走，只好乘船回家。在船上，他将两脚搁在一包货袋上。下船时，发现肿胀、疼痛减轻，甚为惊奇。便问船家货袋中装的何物？船家答道，野木瓜。顾安中回家后，即买来野木瓜切片，盛于袋中，每日将脚搁在上面。不久，脚气肿病痊愈。

小指月说，爷爷，为什么木瓜是治疗湿重脚气的特效药？爷爷说，木瓜酸微温，酸入肝，能舒筋，性温能和胃化湿，所以筋骨疏通，湿气得化，腰脚湿重以木瓜为特效良药。

有个病人住在水库边，经常下水捕鱼。他又喜欢吃鱼，鱼性黏滑，容易生痰湿。这样外感水寒之湿，居处低洼，加上内伤鱼肉黏滑湿冷，久而久之，他觉得晚上睡觉腿脚不时会抽筋，而且比较沉重，到后来居然开始肿痛。

爷爷说，你要少下水捕鱼了。病人说，如果不下水捕鱼，生活收入就成问题。

爷爷说，莫为自己的欲望找借口。现在的人物质生活这么好，没有哪个会饿死的，只有欲望无穷，把自己累死的。这病人听后，无话可说。其实他可以不用为生计担忧，但为了能够吃上鲜美的鱼，他却要忍不住往水里跳。

小指月笑了笑，背起一首诗来：

> 江上往来人，但爱鲈鱼美。
>
> 君看一叶舟，出没风波里。

爷爷笑笑说，现在很多人就是需要的不多，想要的太多。

那些喜欢入水捕鱼的，得了风湿脚肿都很难治。

这病人说，我现在腰脚痛得站都站不久。爷爷说，你不要说站了，以后如果还不知道防范湿冷，老是汗出，泡在水湿中，两条腿就废了。

这病人听后有所警醒。然后爷爷说，指月，脚气水肿，最常用何药何方？

小指月说，最常用含有木瓜的鸡鸣散，专治风湿在腰脚，脚气肿痛不可忍。

这病人连服了7剂鸡鸣散，爷爷还叫他服药后一定要把腰脚部盖住，让腰脚微微汗出，这样风气去，湿气化，双腿一天比一天轻松，疼痛一天比一天减轻，晚上睡觉再也没抽筋。

爷爷说，对于寒湿脚气，我们才用鸡鸣散，因为里面有吴茱萸、生姜之类的药，善于温化寒湿。如果是湿热脚气，也可以用木瓜，不过就要搭配四妙散之类的除湿清热之品。随后小指月在小笔记本中记道：

《证治准绳》记载，鸡鸣散治脚气疼痛，不问男女皆可服。如人感风湿流注，脚足痛不可忍，筋脉浮肿，宜服之。槟榔七枚，陈皮（去白）、木瓜各一两，吴茱萸、紫苏叶各三钱，桔梗（去芦）、生姜（和皮）各半两。上细切，只作一遍煎，用水三大碗，慢火煎至一碗半，去渣，再入水二碗煎渣，取一小碗，两次药汁相和，安置床头，次日五更，分作三五服，只是冷服，冬月略温服亦得。

◎走浊道却能升清的蚕沙

小指月说，奇怪，怎么动物的粪便也可以入药？爷爷说，这有什么好奇怪的，麻雀的粪便叫白丁香，老鹰的粪便叫鹰屎白，采药人常在石头上刮取，混在美容护肤药里有很强的美白作用，古代宫廷的美容验方里往往少不了它们。

小指月说，用作外敷还可以接受，可有不少汤药是用来内服的，就像蝙蝠的粪便叫夜明砂，治疗青盲雀目；寒号鸟的粪便叫五灵脂，治疗各类瘀血痛证；蚕的粪便叫蚕沙，治疗霍乱吐泻，清浊不分……

爷爷说，人在危急的时候，跌打损伤，瘀血闷胸，连小便都要喝，喝了就可以救回命来。治病用时是药物不是吃饭，怎么能讲究口味呢？而且很多时候，还需要这些浊阴之物，取它们的降浊之功。

有个病人吃了很多生冷瓜果，随后上吐下泻，周身难受，连筋脉都拘挛抽动。

爷爷问，为什么会上吐下泻呢？小指月说，升清降浊紊乱了。

爷爷又问，升清降浊为什么紊乱了？小指月说，脾胃中焦乃升降之中枢，若伤于生冷运化不过来，便吐泻作乱。

爷爷又问，那该如何重建中焦脾胃的升降秩序，把这寒湿阻滞中焦导致的吐泻、腹痛之症解除呢？小指月说，是不是用藿香正气散啊？

爷爷说，藿香正气散也有效果。不过对于吐泻转筋来说，用含有蚕沙和木瓜的蚕矢汤更为合适。小指月说，我明白了，这蚕沙和木瓜都善于治疗吐泻后筋脉失养，拘挛疼痛，都是吐泻转筋之妙药。

爷爷说，木瓜能消食生津，蚕沙又能祛风除湿，而且蚕沙有个很重要的特点。

小指月说，什么特点呢？爷爷说，蚕禀清气而生，色白，死后不容易腐烂，足以见它清阳之气充足，所以蚕的粪便蚕屎，虽然走浊道，但却可以浊中升清，令得清浊升降有序，所以湿浊排出，泄泻可止，筋脉拘急可以得到舒展。

然后小指月便开了蚕矢汤。这病人吃完 2 剂药后就好了。

小指月说，这蚕矢汤之所以能够治疗升降紊乱，是因为它善于降浊阴。《内经》里说，浊气在上，就会满胀；清气在下，就会拉肚子。只有恢复清浊升降，则胀满得消，泻痢得止。随后小指月在小笔记本中记道：

王士雄《霍乱论》记载，蚕矢汤治霍乱转筋，肢冷腹痛，口渴烦躁，目陷脉伏，时行急证。晚蚕沙五钱、生苡仁、大豆黄卷各四钱，陈木瓜三钱，川连（姜汁炒）三钱，制半夏、黄芩（酒炒）、通草各一钱，焦栀一钱五分，陈吴萸（泡淡）三分。地浆或阴阳水煎，稍凉徐服。

◎一味蚕沙也可治荨麻疹

《太平圣惠方》记载，治风瘙瘾疹，遍身皆痒，搔之成疮，蚕沙一升，以水二斗，煮取一斗二升，去滓，温热得所以洗之，宜避风。

有个女孩跟同学聚会，吃了海鲜烧烤，回来后手臂上满是鲜红色的疹子，越搔越多，半个多月了还没有好，有时晚上痒得睡不着觉。不得已只好找中医调理。

小指月看她舌苔淡黄，脉又有些浮。爷爷说，这是什么呢？

小指月说，这是风团，又叫荨麻疹。爷爷说，荨麻疹该如何治？

小指月说，因血虚的要养血祛风；因伤寒的要打开毛窍，祛散风寒；因血脉有湿毒的，要排泄湿毒。爷爷又问，那她属于哪种类型呢？

小指月说，浮为病在表有风，加上吃海鲜烧烤后，引发肠胃里湿浊不降。爷爷点点头说，那要找一味药，既可以祛除在表之风，又可以清除肠胃湿浊。

小指月说，蚕沙正合适。爷爷说，何以见得？

小指月说，蚕沙乃蚕之粪便，善于走浊道，能降浊湿，所以它可以和胃化湿。如因饮食不节，肠胃里酿生一些湿毒，就可以用蚕沙以浊降浊。

爷爷又说，还有呢？只去其湿浊还不够啊！小指月说，蚕沙除了降浊外，它还有辛甘温之性。《内经》说，辛甘发散为阳。它可以令清阳升起来，把邪风清出去。爷爷点点头说，那就用一味蚕沙煎汤加外洗吧！

这女孩用了两天后，身上的风团消退得毫无踪影。小指月说，为什么现在这么多荨麻疹的病人？

爷爷说，一方面饮食不节，暴饮暴食，使得血脉浑浊，便往皮肤外面发；另外一方面，现在大家喜欢吹空调，外面风冷一动，里面的浊气发不出来，瘀在皮下，刺激身体的经络，不通则痒。

小指月说，所以还是要清淡饮食，加上阳光运动啊。爷爷点点头。

随后小指月在小笔记本中写道：

湖南名老中医欧阳勋善用蚕沙散治荨麻疹。对本病的治疗，最好查明病因，对症下药。民间单方用蚕沙散对此病常有较好疗效。药用晚蚕沙30克，加水煎服。在服本药同时，如用蚕沙煎汤外洗患处，则疗效会更佳。

◎ 木瓜、蚕沙拾珍

龚士澄经验

消渴病人，夜间多饮多尿，侵扰睡眠，春夏尚可，入冬尤觉难安，每欲制约夜间尿频，以利休眠。教以宣木瓜15克，煎汤入保温瓶，备夜间渴时饮用。另以木瓜2～3枚置床上，令闻其香。上法初用不应，必待三四日以后，小便次数即渐减，旬日以后渴饮亦渐少。此虽非根治方法，因其有"扬汤止沸"之用，故病人亦称善。

指月按：木瓜酸温气香，酸甘能化阴，故生津止渴，气香能令脾气散津，所以可化湿通络，故木瓜有和脾胃、止烦渴之功，常与乌梅相配，善疗消渴，喜饮。

柏超经验　木瓜治疗手足转筋有奇效

柏氏常用单味木瓜每日 15 克泡茶饮，治疗因阳气虚损、寒湿凝滞所致手足转筋，疗效甚佳。一般服后当日转筋次数显减或消失，可再服药 1 周以巩固疗效。

如治刘某，女，58 岁。1996 年 3 月 25 日诊。近两个月来每晚手足转筋，轻则一夜三四次，重则十多次，发作时疼痛不已，需人使劲揉按良久才慢慢缓解。且夜尿频数，多达 5 次以上。舌胖嫩，苔白腻，脉沉细。嘱以木瓜泡开水饮服，当晚即未发转筋，夜尿也明显减少。继服 1 周，随访至今未再发作。

指月按：木瓜能舒筋活络，化湿和中，乃治疗手足转筋、脚气水肿之特效药。

徐容海经验

徐氏近年来运用中药煎剂熏蒸疗法，治疗 10 余例内服中药无效的癃闭，均获满意疗效。方法：生黄芪 200 克（要重用），宣木瓜 30 克，葱白 10 茎，为基本方。水煎至 1500 毫升左右，连渣倒入痰盂内，令病人乘热（以能忍受为度）坐痰盂上，熏蒸下阴，约 15 分钟即可。一般熏蒸 1 次后，膀胱处就有一种欲小便的酸胀感，并开始少量排尿，可在 6 小时后将原药再煎熏。大多熏蒸 2 次，小便即可通利。

李某，男，10 岁。因注射狂犬疫苗引起变态反应而呕吐、发热、昏迷、排尿困难而入院。经西医治疗 1 周，诸症逐渐治愈，但排尿困难如故，遂邀中医会诊。症见小腹胀满拒按，欲尿不得，面色暗滞，神色郁郁，脉紧细，舌边暗紫，舌苔薄。即予生黄芪 150 克，木瓜 30 克，怀牛膝 15 克，葱白 10 茎。按上述方法熏蒸 1 次，小便逐渐由少到多而能自解，复以通阳化气益阴内服药善后，数日痊愈出院。

郭某，女，23 岁。产后 8 天溺闭不解，经服多种中西利尿药无效，须每日导尿。症见下腹胀满，面色㿠白，上半身多汗，脉浮缓，舌淡苔薄白滑。用基本方加当归 10 克，水煎熏蒸。至晚 10 时小便自解少许。次日上午，复煎原药进行第二次熏蒸，下午小便通畅。

指月按：中药熏蒸疗法也是一种治病妙招，借助药蒸汽，能助膀胱气化，这就是加黄芪、葱白温化阳气的作用。可为何要加木瓜这酸涩缩小便之药？大家想想膀胱的正常功能，一定是括约肌要收放自如，不能只放不收，或者只收不放，一放一收，一阴一阳才是道。就像桂枝汤，辛温桂枝配合酸收白芍一样。所以小便不解，也需要恢复膀胱收放功能。

张伯川经验

张伯川老大夫治疗皮肤病，每以蚕沙饮，收到较好效果。我们向他学习之后，将蚕沙饮应用于荨麻疹的治疗，也取得满意效果。组成：蚕沙30克（布包），重楼15克，丹参30克，白鲜皮9克，地肤子6克，蝉蜕6克。水煎（复渣）服，早、晚各1次，每日1剂。功用：清热燥湿，活血祛风止痒。

刘某，女，38岁。自述20年来每遇阴冷天气即周身骤起风团，瘙痒无度，并伴有恶心、腹痛等症，久治不愈。查四肢、躯干部均见大小不等、形状不一的淡红色风团，诊断为寒冷性荨麻疹。服上方3剂后，遇阴冷天气未再发作。

指月按：诸痛痒疮，皆属于心。丹参、重楼、蚕沙能解心经之毒热，并祛风除湿，而白鲜皮、地肤子、蝉蜕乃常见皮肤瘙痒用药，善于清热除湿，透邪外出。有病人服药后会一时瘙痒加重，甚至痒疹增多，继续服药便减轻，此邪气从里达表之象也。

18、伸筋草、寻骨风

◎善治抽筋的伸筋草

《岭南采药录》记载，风痹筋骨不舒，宽筋藤（即伸筋草），每用三钱至一两，煎服。

有个老汉，小腿抽筋反复不愈。听说钙片能治抽筋，吃了不少钙片，还是抽筋，晚上抽得厉害的时候，彻夜难眠。本来睡眠质量不太高的他，再加上夜尿和抽筋，整个人很快就显得神疲乏力。

爷爷说，试试用50克淫羊藿加上20克小伸筋草煲汤喝喝吧。

老汉喝了第一剂，晚上居然不抽了，他索性连喝了7剂，再也没有抽筋过。这下可把他乐坏了，逢人就说，并把这小偏方介绍给其他有抽筋痛苦的老年人，居然一一得到解除。

小指月说，难道这淫羊藿和小伸筋草就是老年人抽筋的专方专药？爷爷说，一个医者，不能限制在专方专药上，否则就是停止了医道攀登的步伐。知其然，更要知其所以然。

小指月说，爷爷，这组对药为什么能治腿脚抽筋呢？爷爷说，你得先明白抽筋的机制，为什么会抽筋呢？

小指月说，病机十九条里有一句话，诸痉项强，皆属于湿。湿邪偏重就会引起抽筋。爷爷说，湿邪为什么会偏重呢？

小指月陷入了沉思之中，好像很多原因会导致湿邪偏重，比如脾虚湿盛，又比如肾虚，水湿气化不了，当然还有肝郁气滞湿停。

爷爷说，从五脏来看，原因似乎很多。但如果退到阴阳来看，道理只有一个。

小指月说，就一个原因，这么简单？爷爷说，大道至简，如果在道的层面上思考问题，都可以化繁为简。

小指月说，是什么原因呢？爷爷说，湿是什么邪呢？

小指月说，湿为阴邪。爷爷说，站在阴阳上来考虑，湿为阴邪，为何阴邪留着不去？小指月说，当然是阳气不够了。

爷爷笑笑说，没错，你看抽筋最容易发生在哪个年龄阶段？小指月说，当然是中老年人，阳气不够啊。

爷爷又问，那抽筋最容易发生在什么时候？小指月说，当然是晚上了，晚上阳气不够啊。

爷爷又问，抽筋最容易发生在哪个地方？小指月说，当然是下半身小腿了，腰脚以下离心脏最远，下半身为阴，是阳气最不容易到达的地方，所以也是阳虚所在，虚处留邪，湿邪就容易侵袭腰脚。

爷爷笑笑说，从发病年龄、发病时间和发病部位，你都可以看出是阳气不够，湿浊停留，才容易引发抽筋。小指月说，我明白了，爷爷，我突然想明白了《内经》里说"阳气者，精则养神，柔则养筋"的道理。所以真正要养好人体的筋靠的是阳气，阳气不够，筋脉便硬邦邦的，就像秋冬天的树木，枝条都弯不了，显得屈伸不利、僵硬抽搐绷紧的样子。

爷爷便说，这两味药治疗抽筋的道行很深，但说出来也极其平常。小伸筋草，顾名思义，能够伸筋除湿，疏通经络，可以把湿邪疏泄走。而淫羊藿能壮肾阳，祛风湿，令得腰脚阳气强大起来，这样湿邪就不能停留。

小指月说，这两味药太厉害了，一个去其标，治已生之湿，给湿邪以去路；另一个固其本，治未生之湿，让阳气气化，湿邪生不出来，所以这两味药很快让痉挛的筋脉得到舒缓。

◎搜寻出筋骨里的伏风——寻骨风

有个大学生，参加学校组织的献血活动。当时天气正热，献完血后，他就回到宿舍打开空调，上起网来。当时觉得挺舒服的，随后觉得有点不对劲，但也说不上什么不对劲。过了一段日子，他慢慢觉得关节筋骨有些疼痛，而且怕风，还不自主地出汗。他以为感冒了，买了"感康"吃，出汗后身体非但没有舒缓，反而感到骨头缝里凉飕飕的，似有风在走，非常难受。于是便找来竹篱茅舍。

爷爷说，你的脉这么缓弱，不适合发汗。而且你的脉这么弱，不是献血的最佳时机。献完血应该注重饮食、保暖和休息，饮食没跟上，而且还待在空调房里受凉，再加上熬夜透支精血，这样气血不足，营卫不固，邪风当然乘虚而入。

小指月说，爷爷，脉浮缓，又汗出怕风，这不是桂枝汤证吗？爷爷说，桂枝汤没有错，再加一味寻骨风。小指月说，为什么呢？

爷爷说，单纯用祛风湿之药，比如寻骨风，可以把风邪驱散出去，如果不固密营卫气血，就像不关门户，风邪随时都可以钻进来。只有强大气血营卫，邪风便无容身之所。

小指月说，为什么要用寻骨风呢？爷爷说，邪去则正安。不把邪浊赶出去，正气很难稳固。所以欲安其内，必先把邪风攘到外面去。你不把邪气赶走，正气在里面就会不安，就像鸡窝里有个黄鼠狼，鸡敢进来吗？

小指月说，我明白了，爷爷。虚处留邪，至虚之处便是容邪之所。用桂枝汤调其阴阳气血营卫，使其内壮；用寻骨风，把从皮毛穿透进来的、深入筋骨的邪风搜寻出来，拔出体外。这样扶正和祛邪双管齐下，像这种游走性风湿骨痛，就可以得到根治。

果然理通则效应，这病人用发汗之法没治好的骨节伏风，爷爷给他用调和营卫气血之法，就把风邪赶出体外了。吃了3剂药后，那种怕风汗出、骨节似风游走、疼痛难忍之象就解除了。随后小指月在小笔记本中写道：

天津名老中医陆观虎认为，民间单味草药寻骨风，具备既能利湿，又能祛风，兼能散寒的多种功效，用于痹证可收到满意效果，对于风湿骨痛有卓效。在治疗证时，除针对病因疏风、祛寒、燥湿之外，还应注意调和营卫，使已经入袭之邪无容身之地，在外的风寒湿也不易再侵入。初起多用祛邪通络之品，使营卫宣畅。病久配合补气血、益卫和营之品，多获良效。

基本方是：桂枝2克，杭白芍10克，大小蓟各10克，当归4.5克，秦艽9克，防己4.5克，防风4.5克，寻骨风30克，海风藤10克，桑枝30克，丝瓜络10克，豨莶草9克。加减法：上肢痛加羌活，血虚加鸡血藤，下肢痛加牛膝，腰痛加杜仲，气虚加白术，痛重加威灵仙、海桐皮，湿重加茯苓、薏苡仁、草薢，寒重加生姜、干姜。

19. 松节

◎内壮气血松枣茶

有个女孩贫血，非常容易感冒。每次感冒，人家是肌表痹痛，她是骨节里头都痛，就像月子病风湿痹痛一样，没有十天半个月都很难恢复过来。而且她这个感冒，越吃消炎药，越打吊瓶，骨节痹痛就越难受，喝点姜枣茶还会好点，但纯用姜枣茶也不能完全解决问题啊。

她便找了医生。医生说，你这是脾虚，正气不足，于是建议她吃玉屏风散，稍微不怕风了，但还是每次感冒必筋骨痹痛，非常难受。于是她找来竹篱茅舍。

爷爷看她嘴唇偏白，双脉濡缓，便说，指月，这玉屏风散是什么思路呢？

小指月说，《内经》里讲，四季脾旺不受邪。她这脾虚贫血怕风冷，卫外失司，源于中焦气血生化乏源，所以用玉屏风散，内壮外托，思路好像没错。

爷爷说，如果是邪在肌肉层面，感冒时只是肌肉酸痛，那可以用玉屏风散作平时保健之用，可每次感冒必痛入骨髓，这已不是简单的后天脾虚生化乏源，而是先天肾亏，造血不够。小指月说，那该怎么办呢？

爷爷说，用松节大枣茶，配合归脾丸试试。

这女孩就按爷爷说的，喝了一段时间的松节大枣茶，晚上睡觉特别好。自此以后也很少感冒，脸色一天比一天红润，也不那么怕风了。偶尔有一两次感冒，症状都很轻，几天就过去了，根本不像以前那样，骨节都痹痛。

小指月不解地问，爷爷，难道松节大枣茶比玉屏风散还厉害？爷爷说，不是谁更厉害的问题，而是谁更对证。

小指月说，爷爷的意思是先天肾精不足，就容易招致风湿入骨，这些入骨的风湿便会影响骨髓造血，如果不把这些风湿疏散掉，身体气血就很难真正内壮起来。爷爷点点头，示意指月再说下去。

指月说，通过松节祛除骨节风湿，又能疏通经络，这样归脾丸，还有大枣，很快就能把气血补足，使筋骨血充气足，脾胃化源充沛，身体慢慢内壮起来。

爷爷笑笑说，还有一点，这松节你看到没有，松脂非常多，树之膏脂通人体之膏脂，这松节就像石油一样，是所有树木里头烧得最耐久的，火也是最厉害的。你想想人体哪个地方烧出来的阳火最厉害，最能够温暖周身？

小指月说，当然是命门之火了。爷爷说，没错，像肉桂可以打开命门，松节也可以助命门之火力，使之燃烧耐久，就像往灶里添柴火一样，你添的柴火如果是高质量的，燃烧起来的必是熊熊烈火，周身温暖，气脉通畅。

小指月说，难怪爷爷说阴虚血燥的人要少用松节，因为松节有温燥助燃之性，故爷爷加了大枣去柔缓它，这样松枣茶燃烧的后劲就更耐久了。

爷爷点点头说，很多虚人，你不仅要看到后天脾胃虚，还要看到他深层次的先天肝肾虚。为什么虚呢？如果有风寒湿痹阻在筋骨里头，你不把它们发出来，气血永远不能内壮，就像泉眼被枯枝败叶堵塞了，你不把这些堵塞清除掉，如何有源源不断的泉水？

所以医生不是营养专家，只给病人补充营养，只给病人粗糙的补益之药，而是善修理的能手，把阻障在筋骨里的风寒湿这些枯枝败叶拨弄开，这样气血便能源源不断地造化出来，这样才是真正的内壮之道。

随后小指月在小笔记本中写道：

国医大师朱良春经验，油松节可固卫生血。油松节乃松树枝干之结节，苦温无毒，善于祛风通络，疏利关节，故习俗多视为痹证及伤科良药。凡历节肿痛，挛急不舒，或跌仆损伤所致关节疼痛，肿胀不适，多有效验。朱老揣摩前贤论述，采用民间秘验，长期研索，发现本品有补虚固本之长，对诸般羸损沉疴，大有恢复之功。陶弘景谓本品"主脚弱"。李时珍阐发其义曰："松节，松之骨也，质坚气劲，久亦不朽，故筋骨间……诸病宜之。"《分类草药性》指出它有"通气和血"之功，说明本品不仅祛风蠲痹，且具有强壮补益之功效。

朱老经验，油松节能提高免疫功能，对体气虚弱，易于感冒，屡屡感染者，每日取油松节30克、红枣7枚煎服，连用1个月，有提高固卫御邪之功，能预防感冒之侵袭，赞之为"中药丙种球蛋白"，验之临床，信不诬也。对慢性支气管炎咳嗽，久久不愈，痰涎稀薄，舌质不红者，加用本品20～30克于辨治方中，有增强宁嗽止咳之功。慢性肾炎尿蛋白长期不消，而体气偏阳虚者，用本品30克，配合生黄芪30～60克（黄芪久用，宜逐步加量，否则效不著），党参、菝葜各15克，菟丝子、金樱子各12克，扦扦活30克，制附片8克，甘草6克，坚持服用，多能逐步恢复。凡贫血病人，红细胞、白细胞及血小板减少，或仅血小板减少者，朱老每以油松节、鸡血藤、牛角鳃、仙鹤草各30克，补骨脂15克，加于辨治方中，有升高红细胞、白细胞及血小板之功。对心脾两虚、血不养心而致失眠者，于归脾汤中加用油松节30克，多可增强宁神安眠之功。

20. 海风藤、青风藤

◎藤类药的本事

《本草再新》记载，海风藤，行经络，和血脉，宽中理气，下湿除风。

有个白领，夏天喜欢穿着背心在空调房里工作，到了秋天肩周痹痛难忍，他便去看中医。中医说这是寒凝血瘀，给他用了张锡纯治疗周身痹痛最得意的方子——活络效灵丹。他吃了一周，没那么痛了，但还是觉得活动不太利索，一吹冷风，又隐隐有疼痛的感觉。于是又找来竹篱茅舍。

小指月看了看，舌质紫暗，脉细涩，是瘀血没有错，可为什么活络效灵丹这么强大的化瘀血之品，还没把他脉络里的瘀滞化散开？爷爷看指月疑惑的样子，便说，一条龙要点了睛，才会活起来，一个汤药要有一个眼目，那样便大不相同。

小指月说，眼目？这丹参、当归、乳香、没药，堪称活血化瘀的强强联合，有什么瘀滞化不了呢。爷爷说，药是好药，就像炸弹是好炸弹，如果没有人把这炸弹放在恰当的位置，它也不能发挥令人满意的效果。

小指月说，爷爷意思是这药不能到肩膀周围，发挥最大效果？爷爷说，这肩周方面的炎症会导致局部肌肉粘连，痰瘀交阻，你想把气血带过去修复都不可能，只有先修好道路，这活络效灵丹的后劲才能够发挥出来。

小指月说，修道路，这个倒第一次听说，人体的道路是什么呢？

爷爷说，人体的道路就是经脉。小指月说，《内经》提到，经脉者，所以决死生，处百病，调虚实，不可不通。

爷爷说，经脉就是人体之道路，道路阻滞不通，车马不能往来，商业经济就运转不起来。人体经脉不通，新陈代谢就不能顺利进行，局部就会因为缺乏气血的供应，而导致痹痛或者活动功能减退。

小指月说，选用什么药物能重建道路呢？爷爷说，要选择能够像经络一样畅通无阻之品。小指月说，像经络一样的药物，这上哪里找呢？

爷爷笑笑说，医者意也，你看有哪种药最善于爬行游走，连通上下左右，随心所欲，无处不到。小指月说，除了山里的动物可以跑，难道植物也可以无处不到，到处跑吗？这样的植物我应该没有见过啊？

爷爷接着说，你看整个山里都是什么植物的天下？小指月经常跟爷爷入山采药，再清楚不过了。这时山里到处都是藤藤蔓蔓的景象便在脑中浮现出来。在采药的时候，穿行在密林里，不仅地上蔓藤绊脚，而且高空中、树顶上照样爬满了各种藤藤蔓蔓的东西。树长多高，藤蔓照样能长多高，树到不了的地方，藤蔓照样可以延伸过去，树干覆盖不到的地方，藤蔓也可以游走过去，把地表盖住。真是无处不到啊！整个山谷都是藤蔓的天下。

这时小指月豁然开悟，说，爷爷，我知道了。爷爷说，那你说来听听。

小指月说，最像人体经络、脉道、管道的当属藤类药。爷爷听后，默许地点了点头。小指月接着说，藤类通筋骨，这些藤蔓样的植物能横行上下左右，它们是山谷里的经络系统，所以大多数藤类药都有一个共同的特点，就是疏通经络。

爷爷笑笑说，能想到这点已经很不错了。小指月接着说，当人体经脉扭曲堵塞瘀滞时，虽然活血化瘀药很厉害，就像地震后的救援人员很厉害，可如果先不把被地震破坏的道路修好，救援人员到不了灾区，照样发挥不了作用。正如活络效灵丹，虽然有强大的活血化瘀作用，可如果不能把这强大的作用送到需要的地方去，那也是空有武力，却无用武之地啊！

爷爷接着说，药无引使不达病所，兵无向导不至贼境。你看要选择哪味藤类药作为引使、向导来达病所、至贼境呢？小指月随口说来，海风藤、络石藤、青风藤、鸡血藤、红藤……这样一个思路打开，这药物便源源不断地出来了。

爷爷说，好了好了，选择一味药就行了，画龙点睛之笔，不需费墨太多。

小指月说，那就用海风藤来重建经络，祛除风湿，止局部痹痛。病人觉得奇怪，你在我以前的方子里就加了一味药，难道就能发挥神奇的效果？

爷爷说，寻常一样窗前月，才有梅花便不同。你可别小看这一味药，一味藤类药能沟通上下，令得药力随心所欲，这样气至病所，血瘀得活，痹痛便可消除。

这病人回去后，吃完了5剂药，整个肩膀就像松绑了一样，那种痹痛隐痛、活动不利之感通通消失了。从此再也不敢开着空调穿背心了。

小指月说，爷爷，你怎么知道要用海风藤这些藤类药在方子里画龙点睛呢？

爷爷说，此从书中来。小指月便说，爷爷，我读张锡纯的书没有发现这个思路啊，您是看哪本书来的呢？

爷爷笑笑说，《医学心悟》里有个蠲痹汤，专治风寒湿痹，肢体疼痛，关节屈伸不利。你看方里一派当归、川芎、乳香、木香等活血行气之品，又有羌活、独活、秦艽这些祛风之药，还有桂枝、桑枝、甘草这些专走肢节止痹痛的药，够强大了吧，可为何程钟龄还要在这些药里再加一味药？小指月说，什么药呢？

爷爷笑笑说，就是海风藤。小指月说，原来是这样。爷爷不说，我还不知道海风藤在里面是修路先锋部队，是火车的铁轨，没有它的话，这些药力怎么能够沟通上下、往来左右呢！

爷爷接着说，这藤类药不需要多，一两味就能妙笔生花，让药力周身传达，正如藤本植物在山谷里四处乱窜一样，所有的药物都跑不过藤类药。你要好好地把这个思路消化消化，这可不仅仅在治疗风湿痹证时有大用，在治疗很多疑难杂病，苦思冥想，难以找到一个突破口时，这藤类药的思路往往可以让你柳暗花明，把你的思路接续起来。小指月随后在小笔记本中记道：

《医学衷中参西录》记载，活络效灵丹治气血凝滞，癥瘕，心腹疼痛，腿疼臂疼，内外疮疡，一切脏腑积聚，经络湮瘀。当归五钱，丹参五钱，生明乳香五钱，生明没药五钱。上药四味作汤服。若为散，一剂分作四次服，温酒送下。腿痛加牛膝。臂痛加连翘。妇女瘀血腹痛，加生桃仁（带皮尖，作散服炒用）、生五灵脂。疮红肿属阳者，加金银花、知母、连翘。白硬属阴者，加肉桂、鹿角胶（若恐其伪，可代以鹿角霜）。疮破后生肌不速者，加生黄芪、知母（但加黄芪恐失于热）、甘草。脏腑内痛，加三七（研细冲服）、牛蒡子。

一人年30许，当脐忽结癥瘕，自下渐长而上，其初长时稍软，数日后即硬如石，旬日长至心口。向愚询方，自言凌晨冒寒，得于途间，时心中有惊恐忧虑，遂觉其气结而不散。按：此病因甚奇，然不外气血凝滞。为制此方，于流通气血之中，大具融化气血之力，连服10剂全消。以后用此方治内外疮疡，心腹四肢疼痛，凡病之由于气血凝滞者，恒多奇效。

◎ 腰椎间盘突出该怎么办

《本草便读》记载，凡藤蔓之属，皆可通经入络，青风藤善治风疾，故一切历节麻痹皆治之，浸酒尤妙。以风气通于肝，故入肝，风胜湿，湿气又通于脾也。

有个司机，开了十多年的出租车，腰痛好几年了，到医院一查，是腰椎间盘突出，压迫神经，导致局部水肿充血。以前碰到这种情况，他输输液就缓解了，要不做做推拿也能减轻。这次却迟迟未好，又连续熬夜开车，烦热了就往肚子里灌凉饮，导致整个人体虚乏力，腰腿沉重痹痛。用常规治疗办法，效果不理想，他便找来竹篱茅舍。

爷爷说，要真正治好一个疾病，必须要知道这疾病的前因后果、来龙去脉。

这司机说，大夫，为什么以前我腰脚肿胀疼痛输输液、做做推拿就好了，为什么这一次这么久了还没好？爷爷说，当你正气足时，稍微用点药，或者按摩按摩，身体就康复得快。就像河里水满，稍微用力一划船，船就走了。一旦河中没水，身体气血不足，你再怎么推拿用力，局部还是气脉难通，即使偶尔通开了，随后又瘀滞了。他听后点点头，说，我这几年确实跑车太累了。

爷爷笑笑说，这样下去，即使是铁打的身体，用久了也吃不消啊。

这司机说，我以后会注意，不再那么劳累了。医生说我腰椎间盘突出，局部压迫，为什么会突出呢？爷爷说，你看车子正常行驶的时候轮子是充满气的，开得很顺畅，一旦轮子里的气不足了，你再往车子里坐人，整个轮子就瘪了。

司机说，有道理啊，我几个开车的朋友，他们也跟我一样，动了手术后，发现还是疼痛，没有根治，所以我没有去动手术。

爷爷笑笑说，动手术是把你局部的瘀滞刮掉，并不能改变你整体的气血状态。

这时小指月说，爷爷，要怎么改变整体气血状态呢？爷爷说，必须查明漏洞在哪里，加以补益，使之不漏气，然后再往轮胎里充气，这样身体气脉充足，就像轮胎打足气一样，整辆车就被托起来了，局部就没有压迫了，而且开得很顺畅。

小指月说，那怎么才能找到这个漏洞去修补呢？爷爷说，腰椎间盘突出，看似骨节的病变，在中医看来，肾主骨，必须要找到肾中去。如果熬夜伤肾，久坐不动耗气，加上房劳过度，亏耗肾精，这样精气大量地往外泄漏，你这腰板就难以真正地挺起来。

这司机说，大夫，你说的没错，我每次都是疲劳的时候腰部疼痛加重，休息后就轻松很多。爷爷说，你这不是休息一两天就能彻底恢复的。

这司机说，那我该怎么办呢？爷爷说，伤筋动骨一百天。凡是涉及筋骨病变的，要让它彻底修复，将来尽量少些后遗症，在一百天内都要远离房劳，不要熬夜，不要透支，这样身体造出来的气血就能源源不断地供应过去，修复伤损，才有望根除疾病。

这司机点点头说，原来这样，以前的医生从没有跟我这样说过。我这一边按摩、打吊瓶治疗，一边又熬夜、房劳过度，所以才反反复复。

爷爷笑笑说，是啊，一边在补气，一边在漏气，就像拿着漏桶去装水，何时能装得满，又像不把轮胎修补好，却只打气，怎么能够把轮胎的气充满呢。这司机说，我明白接下来该怎么办了，我要好好地养养身子，大夫，你就给我开药吧。

爷爷说，指月，你看哪味药既能把腰肾的浊水利出去，让局部轻松，又能补益腰肾精血？小指月说，这样的通补兼备之品应该是黑豆。黑豆又名肾之豆，很多老马病马，非常衰弱，它们吃了一个冬天的黑豆，第二年又强壮起来。

爷爷说，单用黑豆，未必能够到达腰肾部位，既要把精华送进去，又要把污浊排出来，还要打通腰背的经脉，你说要用什么药呢？

小指月说，用青风藤。青风藤属藤类药，善于走窜上下，腰背经脉堵塞、疼痛之处皆可通之。爷爷又说，为什么不选海风藤、络石藤呢？

小指月说，青风藤是防己科植物，防己能利水，而青风藤更可以利小便，藤类药善于利小便的非常少见。爷爷说，你为什么要选择既能通络，还能善于利小便的藤类药呢？

小指月说，这腰椎间盘突出，局部充血、水肿、痹痛，只有藤类药才善于通经络止痹痛。局部充血是因为脉络不通，局部水肿是因为水液代谢不畅。一般藤类药只能疏通开经络，止住风湿痹痛，而不能把局部的瘀肿通过小便利出来。但青风藤不同，它善于利小便，是各类腰肾湿重，局部充血水肿，又伴随经络不通的上上之选。

爷爷点点头说，没错，黑豆配青风藤，能补肾、通经络、利水，这样浊水排出去，经络得通，肾又得到封藏，就好像轮胎修好了一样。但还得给轮胎充满气，不给轮胎充满气，这轮胎还顶不起来。不给人体充满气，这腰板就没办法直起来。

小指月看这病人舌苔淡胖水滑，又神疲乏力，脉势下陷，便寻思用何药能够补气利水消肿，把脉势提起来，就像把轮胎的气充足。

爷爷笑笑说，既能补气、又能提脉势的药物，能够缓解疲劳，选什么呢？

小指月说，非黄芪莫属。大剂量的黄芪连肾炎水肿都可以治，只要舌体淡胖，气虚水停的，不管是子宫积液，还是腿部肿胀，或者是筋骨压迫的充血水肿，都可以用。爷爷说，那就用这黄芪、青风藤、黑豆三味药吧。

这司机说，别的医生给我开二三十味药，您就给我开这三味药，行吗？爷爷说，瞄准靶心，一颗子弹就够了。这三味药有补有通，有升有降，既能把局部经络打通，又可以把气血托起来，还能够把浊水利出去，是很好的一组鼎药。你不妨试试看。

这病人回去后，连续熬了10剂汤药喝，腰部肿胀疼痛一天比一天减轻，而且喝完药后小便排得顺畅。以前长期开车，前列腺有问题，尿频尿急，喝了这药后，也不尿频尿急了，小便排得特别顺畅，并且排完后身体特别轻松，以前走路都是拖着腿走，现在浊水排出一身轻，走路也特别轻快。

小指月说，这三味药可不可以定义为腰椎间盘突出三药？爷爷笑笑说，亦可亦不可。这下小指月就糊涂了。

爷爷说，只要看到病人是气虚，水饮内停于腰脚，舌体淡胖或水滑，你可以用这组鼎药，补气、利小便、疏通经络，这腰腿很快就轻松了。如果碰到其他情况，或瘀血阻滞，舌头瘀暗，就要加些活血之品，比如川芎、当归尾、桃仁、红花。如果碰到阳气不足，腰脚冷痛的，那温阳气化之品，如附子、肉桂肯定少不了。所以这组鼎药可以用，但要辨证地用。

21、丁公藤、昆明山海棠、雪上一枝蒿

◎冯了性风湿跌打药酒

《验方新编》载：有人瘫痪，四肢不能转动，百药无效，后服冯了性药酒一钱，浑身出汗，上吐下泻，半日后稍能举动，继续用冯了性药酒调理，霍然痊愈，神验非常。当时的冯了性药铺还被称为"佛山药王"，据说是林则徐亲笔题写的，以褒扬冯了性药铺为将士送医送药的义举。

有个中风偏瘫，手臂不能转动的病人，爷爷没给他开药方，而是建议他用含有丁公藤的冯了性风湿跌打药酒。由于这手臂不能转动已经快一年半了，他也没抱什么太大的希望。

爷爷说，内服加外用。外用时，用一把老姜捣烂，和酒一起蒸热后，敷在关节屈伸不利之处，敷软后再慢慢地按摩揉动。这期间不能随便吹风。喝完药酒后，要盖上被子，整个身体微微发汗。药酒一定要放在锅里温热了喝，保持小汗，让气血流通，是这风湿药酒取效的关键。

这病人闲着也没事，就天天这样敷，敷了将近一个月，本来手不能握拳的，现在居然能握拳了，原本手不能拧毛巾的，现在那只屈伸不利的手勉强恢复了基本生活的能力。这病人兴高采烈，对这药酒赞不绝口。

小指月就说，爷爷，这次你怎么没开汤药就让他的手臂恢复了活动能力？

爷爷叹口气说，久病床前少孝子。这病人偏瘫快两年了，家人天天为他煎汤送药，连工作都受影响了，如果再长期熬汤药，他们也没有耐心啊，所以有个两全之举，便是用药酒方。药酒外用，既简单又省事。很多出名的药酒都含有藤类药，能够祛风湿、通经络、止痹痛。

小指月说，爷爷，这冯了性风湿跌打药酒，怎么那么有名，有什么故事吗？

爷爷笑笑说，你就知道听故事，不过这老牌的百年名药，确实有着自己的传说。然后爷爷便给小指月讲起这冯了性风湿跌打药酒的由来。

冯了性的父亲是经营药铺的，冯了性天性好学，喜欢研究琢磨。当时佛山河流纵横，人们普遍靠水居住，水边湿气重，于是稍微劳累过度，或年老体衰的老人，便容易患风湿痹痛。冯了性看到这种情况，就想研制出汤药或者配成药酒，让老百姓少花钱，又能够防治风湿痹痛，减少病苦的折磨。

善于治疗风湿痹痛、跌打损伤的医生一般都是武术家，因为武术家经常要跟跌打损伤打交道，必须精通伤科的医治之道，而天下武术又出少林，少林寺就有不少僧人精通医药，能够救治各类跌打顽疾、风湿痹痛。冯了性为了寻觅良方，便不远千里，前往南少林拜访名师，寻求治疗风湿痹证的思路。

最后冯了性找到了古寺高僧，他一心想解救天下风湿疾苦病人的精神，感动了高僧，高僧便将治疗各种跌打损伤、风湿痹证的奇效良方传授给他。冯了性还拜高僧为师，高僧赐他法号——了性。每个人都是因为各自的偏见和独特的性格造成了各种烦恼痛苦。高僧告诉冯了性，人要了除疾苦，就要明白心性，不要执着于各种追求，要以应无所住之心去做利人利己之事。此即了性。回到佛山后，冯了性便创制出流芳百世的经典名药——冯了性风湿跌打药酒。

随后小指月在小笔记本中写道：

丁公藤辛温，是祛风湿止痹痛的妙药。但有小毒，必须经过严格炮制后方能服用。出名的冯了性风湿跌打药酒及丁公藤风湿药酒，都以丁公藤为主，是居家常备的治疗跌打损伤、风湿痹痛的药酒。

◎车祸骨折后遗症

《滇南本草》记载，昆明山海棠治疗筋骨疼痛，风湿寒痹，麻木不仁，瘫痪痿软，湿气流痰。

有个小伙子出了车祸，手脚骨折。经复位治疗后，卧床休息了三个多月，虽然基本康复了，但局部还有一些血肿瘀青，稍微劳累，关节疼痛，腿部容易肿胀。于是便找来竹篱茅舍，想看看中医有什么后期调养的方子，能够消除这些后遗症。

爷爷说，怎么现在才想到中医呢？这小伙子说，中医不是慢郎中吗？慢性病才来找中医。

爷爷笑笑说，看来世人都误解了中医。骨折复位后，用中药去补肝肾，强筋骨，活血化瘀，可以让骨伤修复速度增加一倍以上，修复后也很少后遗症。这小伙子才后悔没早点来找中医，否则就不会落下这么厉害的后遗症。

爷爷说，这些局部的死血没有完全化掉，所以关节肿痛麻痹。小指月说，这叫血不利则为水，应该找些能够化瘀血的药。

爷爷说，有个云南道地药材，叫化血丹，乃跌打损伤、接筋续骨之妙药，又是风寒湿痹的活血祛瘀之良品。小指月说，这么厉害，跌打损伤找它，风湿筋骨痛也找它。

爷爷说，没错，这味药有大毒，必须慎用。但以毒攻毒，如果是顽固瘀积，骨折后死血不化，往往需要它来去瘀生新。小指月说，我知道了，爷爷。唐容川说过，瘀血如果不排除干净，新鲜气血就很难生出来。所以他后期营养再好，结果只是吃大了肚子，没有长骨头，因为局部的瘀血还没有清除。

随后爷爷就给他用昆明山海棠，捣烂外敷伤肿处，然后又叫他服用少量的汤药。一周后局部瘀肿、麻痹疼痛就消失了。

小指月说，爷爷，你没有用其他的补药，怎么他恢复得这么快？爷爷说，年轻人能吃能喝能睡，身体气血就再生得快，只要把他体内的瘀滞理顺疏通，身体气血很快就能过去把局部修复好。这昆明山海棠善行十二经络，能够通开一切瘀血、风湿痹阻，乃风寒湿痹迁延日久，或跌打损伤关节肿痛麻木之良药也。唯独用药时要小心谨慎，此物有大毒，用药时必须严格把握剂量的分寸。

随后小指月在小笔记本中记道：

《云南中草药》记载，治骨折，用昆明山海棠一至二钱，水煎服，外用鲜品捣烂敷骨折处。

◎毒药中的霸主——雪上一枝蒿

小指月说，这么多祛风湿止痹痛的药物，它们各有千秋。比如海风藤善治肩背痛；青风藤能治腰背风湿，可以利小便；丁公藤可医中风后偏瘫，半身不遂；昆明山海棠更是伤科大药。

爷爷说，还有一味药我们很少用到，但却不可不知道。这味药堪称治风湿痹证的霸主。小指月说，是什么呢？爷爷说，此物俗名铁棒锤，又叫雪上一枝蒿。

小指月说，这药有什么厉害之处呢？爷爷笑笑说，如果其他药只是鞭炮的话，这味药就是手榴弹。如果其他药只是小通经络的话，这味药却能够大温通脉络，性猛善走，可以祛风湿，活血脉，善于止痹痛。

小指月说，为何没见过爷爷用这药呢？爷爷叹了口气说，此药若用不好，便会置人于死地，故医者一般都回避用之。

小指月说，爷爷怎么知道这味药的呢？爷爷说，这还是我当年游走秦岭一带，碰到当地草医郎中，学到此药的用法。

小指月说，秦岭太白山一带，就是孙思邈隐居著书立说的地方，就是传说药王殿所在之处。爷爷点点头说，没错，这药究竟有多霸道，我当时也低估了。

小指月便努力地去想这味药有多厉害。爷爷说，有一个骨关节痹痛十多年的病人，痛时像电钻钻骨一样。那草医郎中只给病人这么一点雪上一枝蒿。小指月看爷爷用手指甲比划了一下。爷爷说，没错，就像米粒那么一丁点，他当场吞服后痹痛就止住了。随后又用这雪上一枝蒿泡的药酒外擦，便治好了。

小指月说，这么厉害，米粒大小的药，当场就止住顽固剧痛，这简直让人觉得不可思议。爷爷说，以前猎人把这药擦在箭上，猎物中了箭，便倒地不能动了。

小指月一想，连箭头上擦一点，都能够让猎物动不了，这药霸道至如此地步，可不能随便用啊！爷爷接着又说，古代的毒药首推川乌、附子之品，可它们跟铁棒锤比起来还差得远，所以传说中的剧毒，见血封喉的鹤顶红里便有此物。

小指月听得背后凉飕飕的，现在叫他用手去拿铁棒锤，他都不敢。

爷爷说，所以这些剧毒之品一般都用来外用，切莫内服，制成跌打伤科药酒，倒是迅速止痛中的一绝。小指月说，难怪很多止痛药酒当场见效，原来就含有此番剧毒之品。

爷爷说，学医要王道、霸道兼收并蓄，用霸道图短暂之功，用王道方可守长久之效。如果不明白风湿痹痛的真正机制，不明白汗出当风或劳累后贪凉饮冷便会引风寒湿入骨的道理，那么即使拥有治疗风湿的核武器，止住痹痛的金刚钻，那也没有用。小指月明白了，这病虽然凶，但治病的药更凶，还是提前养生预防方为王道、正道。随后小指月在小笔记本中写道：

《云南中草药选》记载，跌打损伤，风湿骨痛，牙痛，雪上一枝蒿0.25分（如米粒大）吞服。

治跌打损伤，风湿骨痛，疮疡肿毒，毒虫及毒蛇咬伤，蜂蜇，雪上一枝蒿五钱，泡酒一斤，十天后外擦，禁内服。

22、路路通

◎通乳二妙药

有个产妇生完小孩后，乳房胀痛，乳汁不通。

爷爷说，用什么药呢？小指月说，王不留行穿山甲，妇人服了乳常流。

爷爷说，中药的很多俗谚当然不错，但也要辨证看待。如果属于实证，乳房胀痛，脉势郁结有力，乳汁点滴难下，这时用王不留行、穿山甲，一剂便可通。

小指月说，如果不是呢？爷爷说，如果属于脉势虚陷，气血不足，这是生化乏源，必须大补脾胃气血，奶水方得通行，就不能纯用通利之品。

小指月说，这个妇人是双关脉郁，应该可以用王不留行、穿山甲吧？爷爷说，不如把穿山甲改为路路通。这个妇人煎汤喝了1剂，乳汁便如泉涌。

小指月便称此二药为下乳涌泉妙对。不过他很疑惑，便问爷爷，为什么俗谚说王不留行、穿山甲乃下乳涌泉妙对，爷爷为何舍穿山甲不用，而选用路路通呢？穿山甲不更厉害，无处不可到，无处不可穿，乃通乳之圣品也。

爷爷笑笑说，不选穿山甲有两个原因，一个是医者要有一分仁慈之心，一个真正的医者，必然是保护动物的，不会轻易用到动物药，迫不得已的时候方才用之。如果普通植物药能够取效，或者能代替，那就选择普通的植物药。

小指月点点头说，原来如此，那第二个原因呢？爷爷说，第二是真正的中医必须要接地气，要为病人考虑，能开便宜有效的药，绝不开贵药，能用普通的药，绝不开昂贵稀有的药，能用方便廉价的办法解决病痛，绝不选择奢侈浪费的招法。

小指月终于明白爷爷的用心了。爷爷接着说，一个医者除了要善于辨认疾病，更要懂得体察世态人心。你从这妇人穿的衣服，就能判断家中经济条件并不好，所以要为病人节省费用，选用简单、便宜又有效的药，帮她度过病痛难关。

小指月点点头说，看来俗谚虽好，不如我们王不留行、路路通好啊！爷爷笑着说，有路路通和王不留行结盟，就像道路开通，大王也留不住，所以气血水道通畅，奶水便如泉涌了。于是小指月在小笔记本中记道：

下乳涌泉黄金搭档——王不留行、路路通。

◎要想富，先修路

有个病人一直贫血瘦弱，在医院检查有胆囊炎、胆结石，胃口不好。吃了不少消炎药，胃口更差。又找中医开了十全大补汤，结果气血没补起来，反而上火了，身体难受。这该怎么办呢？消炎解毒不行，补气血又不行，还经常胃痛难受。他便找来竹篱茅舍，向爷爷诉说他的病史。

爷爷微微一笑，说，我给你讲个故事吧。小指月一听到讲故事，耳朵都竖起来了，这听故事学中医才真正有趣。

爷爷缓缓道来，以前有个小山村，盛产水果、粮食，村民吃不完，但村民却富裕不起来。小指月不解地问,有吃不完的水果、粮食,怎么还富裕不起来呢?

爷爷说,原来这村庄地处偏远,道路不通,不仅要翻山越岭,而且还要过独木铁索桥,村里的农作物难以运到集市上卖。来回一次,连运送粮食的成本都赚不回来。所以村民纷纷到外面谋生去了。

小指月说,那后来呢?爷爷说,后来这个村子居然富裕了。小指月说,怎么富裕的呢,不是说村民都走掉了吗?

爷爷说,道路通畅了,可以让走掉的人再回来。国家实行村村通政策,给每个村都修通了水泥路,这样交通就便利了。人们在村里耕种养鱼,赚了不少的钱,所以一座座的楼房就盖起来了,后来村里就普遍流行这样一句口号。

小指月说,我知道什么口号了。爷爷说,是什么呢?

小指月说,要想富,先修路。现在人们都知道这口号了。

这病人听后也微微一笑。爷爷说,人体就像一个国家,古代认为医者有良相之功,理身如理国。一个国家最重要的是道路建设,交通通畅了,经济才能发展。一个人最重要的是上下内外气脉要通畅,经络不能有阻滞。脉络畅通,即使以前是贫弱的,也可以变得强壮。如果脉络堵塞壅滞,即使是强壮的,也会变得贫弱。

这病人又说,那为何吃了这么多补药反而上火呢?爷爷接着说,这又要讲另一个故事了。小指月一听要讲故事,又来了兴趣。

爷爷说,一个富裕的城市,刚开始它的道路没有建好,整体规划不够科学,经常堵车,交通部门没少派人手,花费了大量的财力、物力,民众意见也很大,也大大影响了这个城市发展的进度。小指月说,那后来呢?

爷爷说,后来政府意识到这个问题,便开始大刀阔斧地重新规划修路,把弯曲的小道扩成大路,又建了环城公路,短短两三年内,城市迅速发展,经济发展的速度是以前的十余倍,这个城市很快超越了其他的城市。

小指月笑笑说,爷爷,我明白了。你的意思是说,如果道路不通畅,即便有很多商品,也会被堵在途中。只有道路畅通,才能让物资运输到需要的地方去。

这病人也算是高级知识分子,听了爷爷讲的故事,便懂了七八分,原来自己一直补不进去,是经脉郁滞,气血运送不到需要的地方去。怎么消炎清热,也不能把炎症消去,也是因为经脉郁滞堵塞,这些浊阴之物排不出来。所以归根结底,还是要畅通经脉。那该如何畅通经脉呢?

爷爷说,有两个方法,一个是用药,一个是养生。小指月说,该用什么药呢?

爷爷说,这病人明显肝郁气滞,郁而化火,所以胆囊有炎症;气滞则木不疏泄，所以脾土不松，壅滞在那里，便消化不良，胃口不开，胃肠容易不通则痛。

小指月说，我明白了，爷爷，就用四逆散，既能疏肝解郁，又能降胃行气。

爷爷说，四逆散没有错，可以理顺左右路脉郁，但还缺一味药，可以把胆、胃、肠这六腑的道路打通，让营养能很快地吸收进来，浊阴能够很快地排出去。

小指月说，这味重建道路的药是什么呢？爷爷笑笑说，你看六腑是什么象？

小指月说，六腑中空之象啊。爷爷接着说，那就要选一味中空，如同肠腑一样，善于通达气机，令消化道路路皆通之药啊！

小指月笑笑说，我想到了，就是路路通。爷爷说，为什么呢？

小指月说，路路通外边带些刺，善于开破道路，而里面又是圆的，像蜂窝，能够相互交通，故名路路通。而人体消化道，说白了就是食物运行的通道，道者道路也，以路路通一味来通达六腑整条消化道。

爷爷点点头说，没错，《本草纲目拾遗》中说路路通其性大通十二经穴，可以用路路通这味药来通调身体里的经脉管道，使之通而无阻，这样周身气通血活，何患疾病不愈？随后小指月便把路路通加到四逆散里。

这病人又问，老先生说打通经脉还有另外一条路子，叫养生，我该如何用养生来打通经脉，让身体重新强壮呢？爷爷说，地上本没有路，走的人多了，就有了路。地上本来有路，走的人少了，路就长满杂草，堵塞了。

这病人听后有些不解。爷爷接着说，每天适当运动，出出汗，让周身血脉顺畅，气道宽阔，肺活量增大，自然肌肉强壮，身体强悍。所以你的身体不是缺乏补药，也不是缺乏营养，而是缺乏每天半小时的出汗锻炼，缺乏干体力活。

这一语正中病人的心坎，原来他属于脑力劳动者，平时很少干体力活，很少运动，所以身体才会逐年变差。这回他意识到了身体的真正问题所在，便拟定了一个健身计划，每天运动半小时。然后他回去就服用这四逆散加路路通，本来有些便秘的，吃药后大便通畅，肝部、胸胁的胀满感也消失了。

半个月后再去检查，发现胆囊炎没有了，连胆结石也变小了。他又继续健身，半年后，再做检查，胆结石都消掉了，而且胃口越来越好，昔日经常闷痛、隐痛、胀痛之感，如同烟消云散，去而不回。

随后小指月在小笔记本中记道：

六腑以通为用，为其生理特性。一旦受内外邪气侵扰，邪气滞留，腑气不降，气化不通，则表现出各器官的病变。上海名老中医蔡淦教授基于对消化系统疾病特点的认识，治疗胆囊炎及胆结石、功能性消化不良、慢性胃炎、慢性腹痛等疾病，喜用路路通一味，以通畅气机，遂六腑通降之性。《本草纲目拾遗》记载：枫果去外刺皮，内圆如蜂窝，即路路通，其性大能通行十二经穴。《中医大辞典》记载：本药又名枫球子，味苦，入肝、胃经，行气活血，通络利水，治胃痛腹胀，风湿痹痛，手足拘挛，月经不调。常用于慢性胆囊炎、消化不良属肝郁气滞、湿热壅塞证者，用量一般为15克，常与四逆散、左金丸、失笑散配伍应用，疗效颇佳。对于慢性便秘兼有血瘀气滞者，路路通用之疗效亦佳。

◎善通孔窍的九空子

小指月拿着一个路路通，这路路通表面像刺猬一样，布满了不少小刺。小指月便说，如果没有这些毛刺，又如何能够开通道路呢？然后又看这路路通是圆球形的，里面居然中空，而且还有很多孔，非常通透。

爷爷说，像这种中空多孔，像蜂窝状的样子，你想到什么？小指月说，中空善通表里气，这路路通应该善于沟通表里之间的气机。

爷爷点点头说，没错，这点正是其他药物难以企及的，你比较一下路路通和苍耳子。小指月说，苍耳子也和路路通一样，表面带些毛刺，可以通鼻窍，但苍耳子里面是充实的。

爷爷说，所以苍耳子通脏腑里面的气机，就没有路路通那么好用。

这时刚好来了个鼻不通气的病人，上回给他用了辛夷散，他说用后鼻子通气好些了，但天气一变冷又不通气了，这该怎么办呢？爷爷说，加入一味路路通。

小指月说，爷爷，怎么加入路路通呢？这路路通不是通乳的吗？难不成还能通鼻窍？爷爷说，路路通还有一个别名，叫作九空子，它不仅能通九窍，身上一切孔窍当通之处，它皆可通之。

小指月说，原来这样，它还有九空子的名字，而人体头面七窍皆孔窍，孔窍要善于沟通表里气机，这时如果孔窍闭郁，功能就会障碍，所以用路路通维持孔窍通畅状态，便有利于治病。

这病人服药后，鼻子不通气就缓解了。这路路通因为形状有孔洞，善于通透，与辛夷花、苍耳子一搭配，能够让闭塞的鼻孔开通，使孔窍恢复正常的通气状态，故路路通又名九空子。

小指月把苍耳子、辛夷花和路路通三味药搭配在一起，称之为鼻三药。随后小指月在小笔记本中写道：

焦常安经验：路路通临证多用于妇女产后缺乳、月经不调、痹证等，未曾见有中药书籍载之能通鼻窍。经临床验之，此药能利鼻窍，可治疗慢性鼻炎。

曾治张某，男，42岁。患鼻塞通气不利已2年，遇冷空气刺激更甚，病情逐渐加重，夜间睡眠用口呼吸，口舌干燥。耳鼻喉科常给滴鼻药水维持通气，久用效果不佳，亦屡用中药治疗，疗效不著。后延余诊治，用辛夷散加桔梗、石菖蒲、赤芍、黄芩调治，效果不彰。取路路通形有洞孔，功能活血通利孔窍，将此药加入辛夷散加味方中，治疗1周，鼻通气好转。继续治疗，夜间不再用口呼吸，之后诸症随之消失。次年遇此病人，知病未复发。其后再遇慢性鼻炎病人，辄用辛夷散加味方，再加路路通，治疗54例，疗效咸良。

路路通，有的中药书归为祛风湿活络药，有的中药书归于活血药。此药性平味辛苦，功用祛风湿，活血通络，利水下乳，乃一味通行管窍药。慢性鼻炎是反复发作性疾病，久病入络，入病必瘀，是由外邪乘之，鼻窍络脉瘀滞，鼻通气功能失调，而患此恙。焦氏用路路通，取其以孔通窍和活血通络宣塞，临床屡用皆效，方晓路路通能通利鼻窍，治疗慢性鼻炎。路路通祛风湿、活血络，既能下乳、行经，又能利水，具有通管利窍、走而不守的作用。选用此药祛外邪，畅络脉，邪祛络通，鼻窍功能调达，诸症随消，通气功能恢复正常而病愈。

◎毛窍逢之亦可通

《湖南药物志》记载，治荨麻疹，用路路通一斤，煎成浓汁，每天三次，每次六钱，空腹服。

有个女孩，一到夏天，荨麻疹就发作得厉害，严重的时候，手脚还有些微微水肿。小指月一看舌体淡胖水滑，再一摸脉，双脉上越，明显水气往肌表外发。

爷爷说，治荨麻疹没有定法，知何部不利，利之则愈。

这病人说，医生，为什么一到夏天，我这手脚就肿胀得厉害？爷爷说，脾气要放平和点。到了夏天，人体诸气发越得厉害，如果再加上脾气刚，这水湿都拼命往皮肤头面跑，自然不肯下来。这病人说，那该怎么办呢？

爷爷说，气降则水降。你都没办法控制自己的脾气，那没有人能帮得了你。

这病人听了点点头，她自己也知道，自己那火爆焦虑的个性，一直都让周围的人难以适应。她也不知道为何自己总那么郁闷、烦躁。

爷爷说，人的心理和生理是相互影响的，生理上有经络管道郁滞堵塞，则会引起心理上的焦急烦躁，而心理上的焦急烦躁，脾气不好，又会使得身体气脉不畅，水湿泛滥。

这病人听后点点头说，看来我要好好改改自己的脾气了。

爷爷说，你可以去观察，很多脾气大的人身体都差，身体差也会反过来让他的脾气变得更坏。你如果想获得健康，就要有一颗平和的心。

小指月说，心为五脏六腑之君主，心动则五脏六腑皆摇，心平气静则周身血脉通畅。这时爷爷说，指月，有哪味药既可以开通肌表，又可以导水下行？

小指月说，路路通。爷爷说，为什么呢？

小指月说，我研究过路路通，一辈子都难忘。这路路通表面多孔，就像人体的毛孔一样，善于通透宣发，但它又能够通经下水，所以局部荨麻疹皮肤瘙痒又水肿的，利用路路通，一方面可以开通毛窍孔窍，另一方面又可以导浊水下排。

爷爷说，那就用一味路路通。大凡皮肤病都和身体脏腑有毒浊分不开，所以不能见皮治皮，要懂得排脏毒，而这路路通有一个鲜为医家所知的功用。

小指月说，什么功用呢？爷爷说，路路通能排脏毒，令诸脏之毒从水路出。所以《古今良方》中记载，路路通煅后存性，研末，酒煎服，令脏毒还腑，以治疗诸脏毒浊。

小指月说，爷爷，我明白了。这路路通就像排水系统，脏腑浊毒都可以通过水道下走。路路通以它独到的功用，在畅开经络的同时可以利水道，所以治疗各种水瘀互结的荨麻疹，甚至癣痒，便可以用路路通。

爷爷点点头说，《救生苦海》中提到，路路通治水肿胀满，最能搜逐伏水。《本草正义》中又称路路通能宣通经隧，导达瘀滞，故十二经水凝气滞以之为必用之品，它能通十二经穴。

这病人便服用单味路路通，果然水浊下行，皮肤肿胀、瘙痒消失。

随后小指月说，爷爷，这路路通又叫九空子，这九空子的名字很有意思。

爷爷说，有什么意思呢？小指月说，我想这九窍中空之处，路路通皆能通之，何况是八万四千毛孔，连大孔都可以通达，更何况是一般的小孔。所以我想上面七窍可通，那下面前后二阴水液潴留，是不是也可通之啊？

爷爷说，想法是好，仍需临床验证。以后碰到妇人盆腔积液、男子前列腺肥大的时候，但凡辨证水瘀互结的，一试便知。如果效果好的话，你可以进一步看它能不能治疗输卵管不通或卵巢囊肿等。这样学一味药就像树枝一样，分叉越来越多，越来越丰满。

小指月笑笑说，我估计应该可以，这路路通内能通经络，外可通九窍，表能通毛孔，里可通六腑，像这样善于通调道路之药，真是比较难找啊！以后可要继续研究。

◎ 人体孔窍应该保持通透

《浙江民间草药》记载，治耳内流黄水，路路通五钱，煎服。

有个病人，慢性中耳炎，经常耳内流黄水，用了不少消炎药，胃口渐渐变差，甚至还经常耳鸣。

爷爷说，指月，这慢性中耳炎为何反复难愈？小指月看他脾胃脉濡缓，舌苔淡胖，便说，《内经》里提到脾胃虚则九窍不利。

爷爷说，脾胃中气不足，九窍容易闭塞，因为清阳不得升发。《内经》认为诸窍易闭，阳气虚则邪害空窍，所以治疗炎症，不能只看到邪浊，还要看到身体的清阳之气。

小指月说，那我们就绕开他的耳鸣、中耳炎，给他直接健脾胃行不行啊？

爷爷说，健脾胃可以治其本，但还要通耳窍以求其标，这样既治标，又治其本，治万人，无一损。小指月说，治脾胃之本，可以用参苓白术散，可通耳窍的药有很多，该选哪一味呢？

爷爷说，肾开窍于耳，少阳胆经又绕耳，这时最好找一味能够疏通孔窍经络，又可以导水下行的药，使这些浊阴炎症不干扰清窍，能够顺势流下来，耳窍恢复得就快。这时小指月说，既能通孔窍，又能疏经络，还要能导水下行，我看舍路路通，再难找到其他药物。

爷爷点点头说，人体孔窍应该保持通透，路路通本身有通经络的作用，它又名九空子，善于令九窍保持空通状态，再加上它善利水、通经、下乳，可以让浊水源源不断地往下排。

于是小指月便教这病人用单味路路通煎水服用，以治其耳鸣之标，再用参苓白术散健脾除湿，以治其脾虚之本。这样脾得以运化，清阳得以升举，浊水又能疏利，经络通畅，孔窍开放，所以这病人的慢性中耳炎耳鸣现象便消失了。

随后小指月在小笔记本中记道：

王启俊经验：路路通治耳鸣。王某，女，46岁。1984年9月14日诊。耳鸣半年，劳累尤甚，曾用中西药治疗未效。现听力减退，头晕神疲，饮食不佳，少气懒言，腹胀便溏，舌淡苔白，脉沉无力。证属脾胃虚弱，清阳不升。先每天取路路通15克，水煎频服。5天后耳鸣渐除，唯头晕纳呆、腹胀便溏仍然。予参苓白术散健脾益气、渗湿和胃，调理半月而愈。

路路通治耳鸣，乃王氏从民间所得，应用于临床确有效。其治疗耳鸣之机制，可能是通过其行气活血、通络利水之功，使气血行，经络通，水道畅，清阳得以上升，浊阴得以下降，清窍得以荣养，而使耳复聪。

23．秦艽

◎外通经隧、内导二便的秦艽

《海上集验方》记载，治黄，秦艽一大两，细锉，作两帖子，以上好酒一升，每帖半升，酒绞取汁去滓，空腹分两服，或利便止。

孙思邈说，治黄疸，皮肤、眼睛如金黄色，小便赤，秦艽五两，牛乳三升，煮取一升，去滓，纳芒硝一两服。

小指月说，爷爷，到现在我学到有两味药都号称是风药中的润剂，非常平和，能够祛风。爷爷说，哪两味药呢？

小指月说，就是解表药里的防风和祛风湿药里的秦艽，它们有何不同呢？

爷爷说，同样都可以祛风湿，但防风能够解表解痉，用一句话来总结就是一祛两解，一祛就是祛风湿，两解就是解除表证和解除痉挛。

小指月说，那秦艽呢？爷爷说，秦艽能够退黄疸，清虚热，所以用一句话总结它的功用，就叫一祛两退，一方面能祛风湿，另一方面可以退虚热和退黄疸。

小指月说，爷爷，秦艽怎么能退黄疸呢，它是如何发挥作用的？爷爷说，黄家所得，从湿得之，中焦肝胆脾胃湿浊外泛，发为黄疸，所以你要用一味药把外泛的湿浊郁热收回到六腑来，通过膀胱、肠道排出体外，黄疸就退掉了。

小指月说，爷爷的意思是秦艽可以外走经络肢节，层层透达，然后又可以引浊热湿邪下归二便，排出体外。

爷爷笑笑说，没错，秦艽本是祛风湿药，疏通经络脉道，往外宣达是它的本能，但它和一般祛风湿药最大的不同，是因为它还能够通利二便。小指月说，秦艽能通利二便，医生好像很少用。

爷爷便说，《药性论》讲秦艽利大小便，它为何能够退黄疸以及解酒毒伤肝，这都是由于它善入肝、胆、脾、胃经，善于宣达经脉上下，然后通过清除湿热从二便出，令浊阴归下，故能愈病。

小指月说，爷爷，我有些明白了。秦艽它本身辛味能散，所以可祛风除湿，但它又有苦味，善于降泄，能够退肠胃中湿热，这样湿热从小便利，则黄疸愈。

爷爷说，其实《神农本草经》里也提到秦艽下水利小便。你想想，治湿不利其小便，非其治也。黄疸绝大部分都是湿热熏蒸所致，所以秦艽既能外行于关节，亦能内达于下焦，故宣通诸腑，引导湿热直走二阴而出，故谓之通利大小便。

有个胆汁淤堵引起周身黄疸的病人，医家给他用了茵陈蒿汤，黄疸退了八九成，但还有一点点微黄退不干净，这该怎么办呢？

小指月说，爷爷，茵陈蒿汤本是退湿热黄疸妙方，为什么没有彻底把湿热黄疸退除干净呢？爷爷说，有两个原因。一个是气血不足，不能彻底把浊毒扫出体外。就像一个人累了，没力气了，连把房间里的垃圾清理出去的力量都没有了。所以慢性黄疸或者慢性疾病后遗症，都要适当通过扶正气、补益气血来扫除毒浊外出。小指月说，那第二个原因呢？

爷爷说，第二个原因是这茵陈蒿汤，对于明面上的湿热能排得干净，但对于小经小络，纵横交错，拐弯抹角里的藏污纳垢，却很难彻底排除干净。

小指月说，那该怎么办？爷爷说，加一味药，能够进入这些拐拐角角，进入这些深处的细小经络，把湿浊带出来。小指月说，那是不是用秦艽啊？

爷爷说，没错，秦艽古代也叫秦纠，这是说这秦艽的根往往作螺纹状相互交纠缠绕，而且它气味浓厚，能够窜达进细小经络，再利用它清湿热的作用，把湿热从药物比较难以到达的死角里搜剔出来。

小指月说，原来是这样。爷爷说，这秦艽如果用一句话来概括它在人体里的走势，《本草正义》说得非常好，外通经隧，内导二便，是其真宰。

然后小指月就在原方茵陈蒿汤基础上加了一味秦艽，随后剩余的一点微黄就退除干净了，后期再给他用八珍汤收尾，恢复气血，强壮身体。

随后小指月在小笔记本中记道：

秦艽味苦辛微寒，祛风湿，舒筋络，清虚热，治疗风湿痹痛及潮热等。国医大师周仲瑛教授遵《本草纲目》"手足不遂、黄疸、烦渴之病须之，取其去阳明之湿热也"，以其利湿退黄，治疗胆汁淤积性肝炎，收效甚佳。

曾治一病人，男，43 岁，患慢性乙肝伴胆汁淤积，以清化湿热瘀毒、清热利湿等法治疗后黄疸明显消退，谷丙转氨酶亦恢复正常，但黄疸指数仍难控制，遂在原方基础上加秦艽，2 周后黄疸消退，恢复正常。

◎标本兼治前列腺炎

《太平圣惠方》记载，治小便艰难，腹胀满闷，秦艽一两（去苗），以水一大盏，煎取七分，去滓，食前分作二服。

有个慢性前列腺炎病人，累日应酬让他疲惫不堪，小便黄赤，后来排尿越来越少，小腹胀满难受，最后憋得脸部都胀热难耐。

爷爷说，单味秦艽煎汤服用。他喝了1剂药，小便就通导而下，恢复清畅，脸上也不胀热了，小腹也不胀满了。

爷爷又叫他用黄芪煎水喝，这样慢性前列腺炎就很少再发作了。病人说，以前排尿老排不干净，排尿无力、射不远，服用后这些症状及不适感都消失了。

爷爷说，慢性炎症，多多少少和疲劳过度有关，正气不足才是炎症反复难愈的关键，所以以后要少劳累过度。生病不是简单地用药物来搪塞，而是要重视自己对精气神的保养，这样才能标本兼治前列腺炎等各类慢性炎症。

小指月说，爷爷，为什么前列腺炎急性发作，尿黄浊，排不畅，腹中胀，你只用一味秦艽呢？爷爷说，医者意也。尿黄浊不通和皮肤发黄郁滞不去，病象虽异，其意则一。小指月想不到可以这样活用秦艽，可以这样思考疾病的本质。

把这种湿热在下焦，尿闭尿黄的前列腺炎，当成黄疸来治，这种思路虽然有明显跳跃感，但仔细一想，却合乎医理，都是湿热郁蒸，又何必分皮肤黄与小便黄呢？所以用秦艽通达经络，导出瘀浊。

小指月说，爷爷，为何在收尾时用黄芪呢？爷爷说，黄芪补中益气，能治其本。多数慢性前列腺炎病人，到后期都是中气下陷，湿浊下沉，郁而化热，排不出去，用秦艽只是暂时治其标，疏利已生之湿浊，而用黄芪便是资其本，令气足湿化，不得停留，所以治其湿毒之未生。随后小指月在小笔记本中记道：

王琦经验：秦艽活血祛湿利小便。秦艽，苦辛平，归肺、胃、肝、胆经。临床以其祛风利湿、舒筋活络、清热除蒸为长，多用治痹证、虚热证、黄疸等，如常用的身痛逐瘀汤、秦艽鳖甲散、《太平圣惠方》秦艽散。然其又为活血祛湿、利小便佳品，王教授常用其治疗慢性前列腺炎、前列腺增生症之小便不利。

《医学启源》谓："秦艽……下水，利小便，疗骨蒸，治口噤及肠风泻血。"《药性论》曰："利大小便，瘥五种黄病，解酒毒，去头风。"《本草纲目》载："小便艰难或转胞，腹满闷，不急疗，杀人。用秦艽一两，水一盏，煎六分，分作二服。"可见，其活血祛湿、利小便之功颇为显著。王教授谓：秦艽，功擅走窜搜络利窍，入治表之剂，则引伏热外透；合逐痹之剂，则祛风利湿、舒筋活络疗痹痛；配利湿之品，则导邪从下窍泄。况其味辛气平降肺，肺气行则水道通，水道通则小便自利。前列腺疾患多为湿热瘀阻下焦，秦艽功擅活血祛湿，利小便，投之多效。

常用量 15 克以上。

24、防己

◎减肥——治水的来源与去路

《金匮要略》说，风水，脉浮身重，汗出恶风者，防己黄芪汤主之，腹痛加芍药。

小指月说，爷爷，防己怎么有两种啊？爷爷说，汉防己有导利汗水之意，所以下半身水肿用它利水消肿；木防己有治厥阴风木之意，所以上半身风湿痹痛用木防己祛除风湿，故防己总的功用都是围绕祛风湿痛和利水消肿两方面展开。

小指月说，原来各有所长。《本草求真》说，治风需用木防己，治水需用汉防己。

爷爷说，你知道为什么叫防己吗？小指月摇摇头。爷爷引《本草正义》说，脾胃己土，喜燥恶湿，湿淫于内，则己土受邪为病。而此物利水除湿，减轻堤防压力，故有防固中焦堤坝脾土之意，此乃古人命名之真义。

小指月说，原来是这样，把水湿利走，脾土压力一减轻，堤坝就牢固，运化功能就恢复，所以水湿为患，而见肌肉肿满者，就要用到防己。就像大禹治水，堵不如疏一样，防己利水消肿，就是疏通水道，使水湿泛滥的肿势消下去。

有个小伙子在超市里工作，一年长胖了三十多斤，肚子鼓得像皮球，走起路来肉都会晃。

爷爷说，小伙子，你喜欢喝什么呢？小伙子说，啤酒、可乐，还喜欢吃雪糕。

爷爷说，那你一天到晚都不喝温开水了？小伙子说，我用饮料来代替水。

爷爷接着说，那你喝冰冻的，还是喝常温的呢？小伙子说，天天干活，那么热，当然喝冰冻的了。

爷爷摇摇头，叹口气说，现在年轻人健康常识缺乏到这种地步，麻烦，麻烦。

小指月不知道爷爷为难什么，便说，爷爷，像这种病并不难治啊，怎么爷爷觉得麻烦呢？爷爷说，病好医，观念不好医。小指月说，为什么呢？

爷爷说，养生误区何其多，治病救疾，功不抵过啊！我们用辨证和药物所取得的成效，跟人们养生误区导致的各种过失比起来，正如杯水欲救车薪，难！

小指月说，那该怎么办呢？爷爷说，凭我们两双手是治不了那么多病的，看来得总结经验，著书立说。治人一时可以用汤药，但治人一世，却需要用书籍，用正知正见，用健康的观念啊！

小伙子这时说，大夫，你能给我减减肥吗？爷爷苦笑着说，你能管住嘴，迈开腿，肥胖很快就减下来了，我用汤药只是辅助，你才是你身体的主人！

随后爷爷便开出防己黄芪汤。小指月一愣，说，爷爷，这防己黄芪汤不是用来治水肿的吗？你怎么用来减肥呢？

爷爷说，脾虚水肿，脾虚肥胖，都是水湿泛滥。他肥的不是肉，而是水湿，他身体里就像一个皮囊包着大量的水，所以肚子胀满，俗称啤酒肚。而我们治的也不是肉，而是水湿。

小指月说，为什么冰冻啤酒饮料下去，小肚子很快就起来了呢？爷爷说，生冷之物最容易伤到的就是脾阳，脾阳一伤，运化不力，水湿就纷纷留在那里，动不了了。所以想要减肥，不远离生冷之物，那是不可能的。即使喝水也要喝温开水，要少量小口频饮，而不是猛灌暴饮，直伤中焦。只有保护好身体的气化功能，腹中胀满才会消掉。

这小伙子便开始改喝温开水，不再喝冰冻饮料，然后连服了10剂防己黄芪汤，排出大量小便，身体非常轻松，仅仅半个月就减了十多斤。周围的人都不敢相信，一个胖得上楼梯都喘气，腿脚都提不动的小伙子，短短半个月，居然腿脚轻捷，说话中气都足了些。

小指月说，爷爷，张仲景的防己黄芪汤，居然可以用来减肥，这该作何解释呢？

爷爷说，防己黄芪汤虽然仅有六味药，却补气健脾，利水除湿，对于脾虚水盛，身体虚胖，舌苔水滑，体倦乏力的病人来说比较适合。

小指月说，为什么张仲景说风水，脉浮，身重，汗出恶风？爷爷说，风水得分开来看，外面受了风冷之气，里面又有水饮为患。现在很多城市里的人，躲在空调房里灌凉饮，这就制造出了很多胖子，怎么节食、素食减肥都难。你想想，风主疏泄，令脉浮，水湿过多，能令身体沉重，中气不足，所以汗出恶风。这时用防己是导其已生之水，治水之去路，消肿下行；而用黄芪、白术、甘草、生姜、大枣，补气健脾，调和中州，治水之来源，巩固堤防，令水不生，这样来源、去路一理顺，水湿下去，正气起来，所以身轻体健。

小指月说，原来是这样。看来几千年前张仲景就已经看到了水肿、肥胖形成的原因。随后小指月在小笔记本中记道：

一些代谢性疾病也有应用防己黄芪汤的机会，如痛风、糖尿病、高脂血症、单纯性肥胖症等。李春生用本方加味治疗2例肥胖病合并高脂血症，治疗3个月左右，均大为好转。处方：黄芪30克，防己12克，白术10克，甘草4克，生姜6克，大枣3枚，草决明20克，黄芩10克。阮士军也曾用本方加味治疗一肥胖病人，防己、黄芪俱用60克，另加祛湿利水药，治疗2个月，体重恢复至以前水平。

◎草医郎中的风湿药粉

《神农本草经》记载，防己主寒热邪气，寒湿风痹肢节痛，下水利小便。

有个草医郎中，他在集市上卖风湿药粉，吆喝道，治手脚疼痛的风湿药粉，两块钱一包，吃了就好。爷孙俩正路过集市，看到不少乡亲们围在那里买，估计一是价格便宜，二是年纪大的，哪个没有风湿手脚痛呢？

小指月便问一个老者，这药怎么样？这老者说，我已经买了不止一次了，吃了手脚关节痛确实有好转，轻一点的用水煎服，重一点的就用水酒各半煎服。

小指月就奇怪了，这草医郎中不加辨证使用，而且大都管用，这是什么道理？于是他就想知道这药粉里是什么药，但贸然去问，草医郎中当然不会说，因为这关系到他的饭碗，怎么可能透露出来呢？很少有像爷爷这样知识不保守，经验不带走，不把学问当成自己所有，而是以传道授业解惑为己任的人。

于是指月好不容易挤到草医郎中面前，看那草医郎中葫芦里卖什么药。只见草医郎中对不同的病人，特别交代要用些药引子和药粉煎煮服用。

比如有个说话缓慢，气力不足的老人家，手脚关节痛，郎中便说，你回去买一两黄芪和这药粉一起煮，效果更好。又有个下肢有些浮肿的病人，草医郎中说，你回去买点薏苡仁，一次用二两，与这药粉一起煎服。

还有一个头痛的病人，草医郎中说，回去搞点葱、姜，与这药粉一起煎服。还有一个看起来脸上没什么血色的妇人，手臂也有些微肿疼痛，草医郎中说，你回去搞些姜、枣，与这药粉一起煎煮……

小指月似乎看出一些门道来，看来人在江湖走，也不是全凭专方单方，连草医郎中都懂得灵活变通，知道气虚用黄芪，血虚加姜、枣，脾湿用薏苡仁，湿除人也精神，头痛加葱、姜，散寒解表良……

小指月也特地上前买了一包，草医郎中说，小伙子，你买这药干什么，小孩子有什么风湿关节痛呢？

小指月说，我给别人买，他有风湿关节痛，手脚有些肿，这药管不管用？草医郎中笑笑说，管用你就捡了便宜治了病，不管用也花不了多少钱。

正是因为这药粉不贵，大家才纷纷抱着试一试的态度前来购买。但见草医郎中说，你回去买一种叫泽兰的药，与我这药粉搭配，就可以退四肢浮肿，除腰脚风湿、骨节疼痛。小指月笑笑，不过还是掏钱买了。

他在想，看病必须面对面四诊合参，这是爷爷一直都耳提面命的，哪有隔山打牛、遥感治病的。不过小指月的目的不在于买药治病，而是想研究这药是何物。

买回去后，经过仔细研究、品尝、对比，然后加以爷爷的鉴定，这药居然就是一味防己。小指月哈哈大笑说，真是单方一味，气煞良医啊！可为什么草医郎中会叫自己用防己配泽兰呢？

这时爷爷说，这草医郎中一身朴陋，道行不浅，济世活人，随机应变，不拘一格，不诳人钱，沿街卖药，但求效验。这泽兰配防己用得非常巧妙。

小指月说，爷爷，为什么呢？连你都说这隔山打牛巧妙。爷爷说，我一直都不赞成只凭口说，不见病人便出汤药，这容易误诊。但用泽兰配防己，确实是治疗风湿肿胀痹痛的良好药对。

小指月说，爷爷以前好像没提到过啊？爷爷说，《神农本草经疏》中提到，泽兰用防己为之使，则主大腹水肿，身面四肢浮肿，骨节中水气。

小指月说，这都是普通的利水消肿止痹痛的药对，有什么神奇的呢？爷爷说，妙就妙在活血利水双管齐下。

小指月再看这两味药，方才看出些门道来，说，爷爷，我也看明白了。

爷爷说，你终于看懂了。小指月说，血不利则为水，这是仲圣的教诲。所以利水要活血，血液流通，水湿代谢得快，治血要利水，水津四布，血液流通，障碍就少。泽兰既能活血，也可利水，又以它特殊的芳香之味，能畅达气机，还有防己能够疏通经络，驱逐风湿，这样风湿外散，经络畅通，血水瘀滞下排，风湿痹痛、肢节肿胀当然会减轻了。

爷爷说，民间草医郎中处方用药，大都简验便廉，有可取，也有不可取，可取就是他们的方子如果用得好，可以立起效验，而且往往一两个方子，适应面极广，变化极灵活。小指月说，那不可取之处呢？

爷爷说，不可取之处就是疏于精细辨证，在入微方面功夫做得不够。不过对于经验充足的草医郎中来说，治病都是治其病势，就像诸葛亮读书观其大略，虽然不能完全把病人治好，但大部分病人吃了有些效果，疾病会缓解，这是他们能够在民间存在的道理。随后小指月在小笔记本中记道：

老中医李幼昌早年随父下乡访友，时值暮春三月，草长莺飞，漫步乡间小路，令人神清气爽。行至一村寨，适见村中大树下，有一老妪正在叫卖"治手痛脚痛药"，围观乡农甚众，并争相购买。其父见此情景，出于好奇之心，乃住步不行，欲探究竟，遂躬身向一老翁询问：老妪所卖何药，所治何病，购药者何以如此之众？听完老翁所言，方知老妪所卖者系一味中草药，碾为粗末，以纸分包，每包一剂，以水煎服，专治四肢关节疼痛病。此间乡农过去曾多次购买过老妪之药，服后确有效果，相互传颂，是故方有众多乡农购买。其父闻此药有如是之妙，亦向老妪购得一包，回寓后，经向几位有经验的老药工请教，方知此乃中药防己是也。因思防己治痹，方书早有记载，确有祛风除湿、止痛利水之功，只是尚未料及有如此之效。常言道单方气死名医，实不谬矣。至此以后，其父每治风寒湿痹或湿热痹痛，均喜用此药，在辨清痹之寒热前提下，将此药配入相应的治疗方中，往往收到良好效果。

《本草切要》记载，治膀胱水蓄胀满，几成水肿，汉防己二钱，车前、韭菜子、泽泻各三钱，水煎服。

治脚气肿痛，汉防己、木瓜、牛膝各三钱，桂枝五分，枳壳一钱，水煎服。

治遍身虫癣病疥，汉防己三两，当归、黄芪各二两，金银花一两，煮酒饮之。

《儒门事亲》记载，治肺痿喘嗽，汉防己为细末，每服三钱，浆水一盏，同煎至七分，和滓温服之。

《古今录验方》记载，治肺痿咯血多痰者，汉防己、葶苈等份，为末，糯米饮，每服一钱。

《千金要方》记载，治遗尿，小便涩，防己、葵子、防风各一两，上三味以水五升，煮取二升半，分三服，散服亦佳。

《本草汇言》记载，治水臌胀，汉防己一两，生姜五钱，同炒，随入水煎服，半饥时饮之。

◎开关膀胱、肠道的防己

李东垣引《本草》十剂说，通可去滞，通草、防己之属是也，夫防己大苦寒，能泄血中大湿热，通其滞涩，亦能泄利二便，故十二经有湿热壅塞不通，以及脚气下注，膀胱积热，非此药不除，真行经之仙药也，无可代之者。

来了一个脚气肿胀的病人。爷爷便问他，大小便怎么样？他说，小便黄，小便不畅，大便也不是很通畅。

小指月说，爷爷，这关尺脉洪数，明显下焦湿热盛，可以用四妙散来治疗湿热脚气肿痛啊。爷爷点点头，小指月便把苍术、黄柏、薏苡仁、牛膝写了出来。

这病人看后摇摇头，说，大夫，以前医生给我开过几次这方子了，我用了都没有治好我的病。爷爷笑着说，指月，你看为什么呢？证属湿热，四妙散应该一剂知，二剂已啊？小指月说，没错，可为什么他吃了效果却不理想呢？

爷爷说，若二便通调，这四妙散很快就可以发挥作用，它撤湿热下行力量非常足。如果湿热壅滞导致二便难通，这时不用一两味开通膀胱、肠道之品，这四妙散也难以药至病所，使浊阴湿热下排啊！小指月说，那用什么呢？

爷爷说，既要能够除湿热，又要通利大小便，这样湿热邪气才有出路。小指月说，我明白了，爷爷，你是要把他的膀胱、肠道开关打开，湿浊才能排下来。

爷爷点点头说，没错，就缺一味开关之药，可以开二阴关闭之阻滞。小指月说，薏苡仁不是可以渗利小便吗？

爷爷说，薏苡仁利小水，属于王道之药，比较持久，力量缓和，对于膀胱湿热阻闭厉害的，不堪重使。小指月说，那就用防己，既除湿热，也通利二便。

爷爷说，没错，防己可以力堪重使。《本草求真》记载，凡水湿咳喘，脚气水肿，皮肤痈疮等，属于湿热流入十二经，以致二便不通者，皆可用防己调之。

随后在四妙散基础上加入一味开通膀胱、肠道开关的防己。这病人服用5剂后，腿脚一天比一天轻松，胀痛逐渐消失。

小指月说，看来汤药对证，效果却不理想，不是汤药不行，而是没有加入合适的药引子。小小药引子里有大学问，就像没有把开关打开，再多的水也流不下来，没有给湿热浊邪开一条通道，药物也难以彻底把十二经湿浊赶下来，所以给邪以出路，先要把道路开通。若前后二阴不通，药物下去，如何能建功？

随后小指月在小笔记本中记道：

《本草经疏》记载，下焦湿热肿，脚气不利，防己可行十二经，堪挑重担。

◎ 防己拾珍

姜云燕经验　汉防己治疗痛经

吾师用汉防己治疗各类痛经，效果甚佳。临床辨明寒热气血，分别配伍使用。或用汉防己、延胡索、五灵脂各10克泡黄酒，每晚睡前服10毫升，连服3个月，效果亦佳。如丁某，女，24岁，未婚。自17岁初潮始即有痛经，经来腹剧痛约2日，排出鸽卵大血块后痛减，每逢经期便有2日不能正常工作和学习。2000年6月18日就诊时，见少量阴道流血，少腹剧痛，精神紧张，舌质暗，苔薄白，脉弦紧。处方：当归20克，延胡索20克，枳壳15克，乌药15克，赤芍15克，青皮15克，汉防己10克，五灵脂10克，甘草10克。服上方2剂，腹痛较前明显减轻，2日后仍下血块如鸽蛋大。下次月经来潮前一周就诊，服药7天，见血停药，连用3个月经周期后，痛经消失，无大血块排出。

指月按：延胡索走气，五灵脂走血，汉防己走水。妇人痛经，大都是腹中气、血、水不通所致。此方以"通"字立法，泡酒更能温行经脉。若痛经虚证，则当佐以当归、大枣补益之品更佳。

施奠邦经验

防己有木防己、汉防己之分，但历来名目混乱。近代以广防己及汉中防己为木防己，粉防己为汉防己。汉防己外棕内白，粉性足；木防己外黄根大而空虚，心有车轮纹，味俱苦而性寒。汉防己偏于利水湿，木防己偏于通经络。从汉防己中提取粉防己碱，治疗高血压。我仿其意，用汉防己15～30克入煎剂，效较佳，可补前人之不足。

指月按：高血压，如果是由于水湿堵塞不去，加重压力的，通过汉防己利水湿，减轻脉道压力，血压必为之下降。现代研究认为，防己、木通似有溶解与排泄尿酸盐的作用。此两药治疗尿路结石，有松动结石之功。不仅能开通有形结石，对于无形的水气阻滞，也有很好的疏通作用。

邵长荣经验

对于阻塞性肺气肿，随着病情反复发作，会致静脉回流受阻，加重右心负担，出现面部和下肢浮肿的现象，此时可用防己配薏苡仁，取防己利水而平咳喘，薏苡仁健脾而化饮。两药合用，既加强了利水功效，又提高了人体免疫功能，防止支气管黏膜的反复感染。

指月按：防己、薏苡仁利水，可以缓解心肺压力，大有心肺积水治以脏邪还腑之意。所以上部水气从下撤去，故喘咳减轻。还有风湿性心脏病，或者慢性心力衰竭，都可以用此思路。

25．桑枝

◎臂痛用什么

臂痛用桂枝，桑枝威灵仙……

小指月边背药物加减歌诀边问，爷爷，手臂痛用什么药呢？怎么有人说用桂枝，有人说用桑枝？爷爷说，桂枝、桑枝都是枝节，善于祛除风湿，而通达人体四肢经络，但它们药性寒温不同。

小指月说，有什么区别呢？爷爷说，风湿热痹一般用桑枝，因为桑枝偏凉；风寒湿痹一般用桂枝，因为桂枝偏温。

小指月说，原来是这样，看来要从病性寒热来选择药性的温凉啊！爷爷说，辨证很重要，寒痹用桂枝，热痹用桑枝。桂枝温通主疏散，桑枝透达主平降。

有个养蚕的妇人，这几年生活好了，收入也不错，在饮食方面就没有什么顾忌，想吃什么就买什么，而且吃得偏于肥腻，口味也比较重，一般味淡点的食物她都下不了口，不久经常头晕，一量血压也高。吃了降压片，血压降下来。随后手臂又痛，她以为是肩周炎，便去做按摩，敷膏药，臂痛还是没能解除。

爷爷说，你的脉象弦硬，手臂痛、头晕和高血压都是一个问题。她不解地问，明明是三处疾病，怎么是一个问题呢？

爷爷说，饮食要清淡，不能因为生活水平提高了，经济宽裕了，就暴饮暴食。她说，以前是想吃而没得吃，现在有条件了，当然要吃回来。人生在世，如果连吃东西都不能尽兴，那活着还有什么意思呢？

爷爷笑笑说，纵口腹之欲而不爱惜身体健康是为不智。以前的人们除了逢年过节有点肉外，其他的日子都是清汤寡水，但人们很少得病，而现在餐桌上每顿饭都是无肉不欢，都是三盘五碟的，却到处都是胃肠炎、高血压、风湿痹痛。生活水平提高了，人们的健康觉悟未必真的提高了。所以暴饮暴食，毫无顾忌，最后还是自己身体遭殃受苦。你看那些有觉悟的人，他们吃得却非常讲究。

这病人说，怎么讲究呢？爷爷说，讲究健康，而不是讲究口味。他们吃得清淡，甚至很多人还养成吃素的习惯，回归自然原始的生活，身体便最受用。

这病人听后，似乎有些不相信。爷爷说，庙里的和尚吃素，健康长寿。人的身体健康不在于吃什么，而在于有没有节制，经常吃得太饱，吃得过咸、过肥腻，这才是隐形的健康杀手。这妇人不解地问，怎么吃饱饭还对身体不好呢？

爷爷说，饱食一顿，折三日之寿，这是一千年前药王孙思邈《千金要方》里的养生良言。身体吸纳营养有个度，就像下雨一样，毛毛细雨，滋润万物，可狂风暴雨，却能摧毁万物，所以饮食七分饱，可以助长身体健康，可胡吃海塞，暴饮暴食，却会损害脏腑功能。

这病人听后，有些启悟，说，我回去就少吃肉，吃清淡些。爷爷说，这就对了，要把硬化堵塞的血管变软、变疏通，不仅是靠药物，还要靠清淡的饮食。

然后爷爷便说，你经常采桑叶吧？这病人说，是啊，我家桑树特别多。

爷爷说，桑叶给蚕吃，你把桑枝拿回来，切成一小节一小节的，放在锅里，略微炒香，熬水喝。如果血压不能顺利地降下来，还可以用桑叶、桑枝一起煎水，在睡前泡脚，引气火下行。

《景岳全书》记载，用一味桑枝熬成膏药，可以治筋骨酸痛、四肢麻木。

《普济本事方》中，单用桑枝一味煎服，治风热臂痛。

这妇人惊讶地问，这么简单，不用药，也不花钱？爷爷说，桑枝就是药，你上药店买就要花钱，你自己就有，何必花钱呢？

这妇人又说，那我该花什么呢？爷爷说，你就多花点心思吧，把注意力放在饮食上面，别贪嘴，别吃撑，胃肠的压力减轻了，周身血脉的压力也会减轻。

这妇人回去后，就按爷爷说的，喝了一周的桑枝汤，不仅双手痹痛消失，就连头晕也不再发作，一量血压，在没吃降压药的情况下，居然恢复了正常。

她兴高采烈地说，人家都说高血压难治，怎么我这么快就治好了呢？小指月说，只因你这高血压是简单的饮食堵塞所致，把不良的饮食习惯改改，再用点桑枝，既治痹痛，又能平肝降压，身体自然很快就好了。

随后小指月在小笔记本中写道：

《普济本事方》记载，张杲常病两臂痛，服诸药不效，一医教取桑枝一小升，细切炒香，水三升，煎取二升，一日服尽，数剂愈。

26、豨莶草、臭梧桐

◎偏瘫康复豨莶丸

豨莶草，《雷公药性赋》记载："张泳进御表云……臣服百剂，耳目聪明，渐服满岁，（须髭）再黑。罗守一坠马中风，不意十服即痊。僧知严七十口眼㖞斜，数服顿愈。"

《活人方汇编》豨莶散：风寒湿三气着而成痹，以致血脉凝涩，肢体麻木，腰膝酸痛，二便燥结，无论痛风、痛痹，湿痰，风热，宜于久服，预防中风痿痹之病。豨莶草不拘多寡，去梗取叶，晒干，陈酒拌透，蒸过晒干，再拌再蒸，如法九次。晒燥，为细末，贮听用。蜜丸，早空心温酒吞服四五钱。

小指月和爷爷正在赶制几料九蒸九晒的豨莶丸，原来这单味豨莶草，反复地用陈酒和蜂蜜炮制，是各类中风后遗症筋骨痿软、偏瘫、臂痛的调补良方。最近有多例中风偏瘫后服用这药丸缓解，连服几个月，身体脏腑、肢节功能都有所恢复，这样一传十，十传百，大家都来竹篱茅舍，向爷孙俩讨要豨莶丸。

本来爷爷想教他们做，但他们都不专业，很难控制好火候。古代的丸药制作是传药不传火的，药物剂量搭配可以传，可这火候心法不是不想传，而是没法传。

爷孙俩正在用蜜酒层层和洒，一个在下面烧火，一个在上面调药，每蒸晒一遍都极不容易，稍微控制不好火候，这药丸就浪费了。

《本草正》记载，豨莶，气味颇峻，善逐风湿诸毒，用蜜酒层层和洒，九蒸九曝，蜜丸，空心酒吞，多寡随宜。善治中风口眼歪斜，除湿痹，腰脚痿痛麻木。生者酒煎，逐破伤风危急，散撒麻疔，恶毒恶疮，浮肿，虎伤狗咬，蜘蛛虫毒，或捣烂封之，或煎汤，或散敷并良。其扫荡功力若此，似于元气虚者非利。

爷爷说，指月，你知不知道这豨莶丸不简单？小指月说，怎么不简单？

爷爷说，《本草纲目》记载，这豨莶丸还上供朝廷，江陵府有个节度使，他向皇上进表说，我有个弟弟中风伏枕五年，手足不利，百医难愈。有个钟道人看到后说，可以服用一味豨莶丸，便有可愈之机，不过要炮制得当，须九蒸九晒。我就依法炮制修合，令弟弟服之，果如其言。如今弟弟行走如常。

小指月不解地问，爷爷，豨莶草为什么这么神奇？爷爷说，你闻过它的味道吗？

小指月说，闻过啊，有奇特的臭浊味。爷爷说，这豨莶草味道非常独特，古代的楚人称猪叫作豨，称草气味辛臭叫作莶，而这种草气臭如猪，故得此名。

小指月说，那它通过什么作用，使中风偏瘫后的关节活动不利慢慢恢复呢？

爷爷说，大凡味道奇特之物，多能走窜筋骨，游通脉络，所以这豨莶草善于走窜经络关节，利用它那奇特之味，把留浊的风湿驱散开。

小指月说，原来这样，为何本草书里说它还能解毒呢？爷爷说，这还要看豨莶草非常独特的臭浊味。凡物带有浊味者，一般善于降浊。豨莶草能以浊降浊，身体中风偏瘫后，必定有浊阴之物留滞筋骨，靠这豨莶草独到的气味，可以辛通浊阴，并把它们排降下来，使出浊道。这样筋骨通利，功能便容易恢复。

小指月说，原来它活血通经在前，然后把瘀堵在经络血脉的浊毒排降下来在后。

爷爷说，豨莶草，考之以古，验之以今，以其善于活血解毒之功，而广泛运用于高血压、中风后遗症的防治之中，切莫因为此物平常而忽略之。

小指月又说，这豨莶草不是偏于苦寒的吗？怎么制成了丸药就能补益人体呢？有点难以理解。

爷爷说，问得好，这也是很多人都疑惑的。豨莶草以它苦寒之性，可以平肝降压，引浊热下行，所以风湿热痹，关节红肿热痛，一般生用豨莶草即效。

小指月说，可很多中风后遗症，身体阳气不足，体虚占多数啊？爷爷说，正因为这样，就要通过炮制的手段来去性存用。

小指月说，去性存用，可以把药物的性味略微改变，但仍然可以保持它通经络、利关节的功用？爷爷说，正是如此，用酒蒸后，药性转为甘温，又由于用蜜制，所以在祛风除湿、通利关节之余，尚可以补益肝肾，不过此补益肝肾力量比较缓慢，适合中风偏瘫等慢性病病人长久服用，也正因为药力缓，所以久服方效。

小指月便说，我明白了，豨莶草经炮制后，先以它通利之功，祛除邪气，然后再以它炮制的补益之力培养正气。所谓豨莶草善于补益者，并不是说它是补药，而是邪气去则正气日昌，经脉通则功能日复，并非豨莶草本性之善补也。

爷爷点点头，便引《本草正义》说，豨莶草，生时气臭味涩，多服引吐，盖性本寒凉，而气猛烈，长于走窜开泄，故能治热烦、痈毒而吐痰疟；及其九次蜜酒蒸晒，和蜜为丸，则气味已驯，而通利机关，和调血脉，尤为纯粹，凡风寒湿热诸痹，多服均获其效，洵是微贱药中之良品也。随后小指月在小笔记本中记道：

过去北京生产的中成药中有豨莶丸，是将生豨莶草用黄酒拌蒸，制成蜜丸，用于散风祛湿，活血通络。凡风寒湿邪引起的痹证，关节疼痛，游走不定，或腰膝酸软，手足麻木，步履不健等症，皆可用之。豨莶片为生豨莶制成的片，每片重 0.55 克，每瓶装 30 片，每服 3 片，每日 2～3 次，用其降血压。豨桐丸由豨莶草、臭梧桐叶组成，制成浓缩丸，每瓶装 36 克，每服 30 粒，每日服 2～3 次，散风除湿止痛，对风湿性关节炎有很好的疗效。

◎治风湿的杀手锏

小指月说，怎么豨莶草、臭梧桐都可以降血压呢？爷爷说，它们都可以祛风湿，通经络，脉管表面的风湿解散开，里面的经脉疏通，身体的压力便随着减轻。

小指月说，为什么很多祛风湿通经络的药都没有平肝降压的作用呢？比如海风藤、青风藤。爷爷说，臭梧桐和豨莶草，与其他祛风湿通经络之品比，最大的不同是什么呢？小指月摇摇头。

爷爷说，是它们的气味。小指月说，是不是它们都有一股奇怪的臭浊味？

爷爷点点头说，一般药物气味臭者可降浊，比如鱼腥草可以降肺中痰浊；败酱草如败酱味，可以降肠中败浊；鸡矢藤新鲜叶子如臭鸡屎味，可以把整条消化道的积滞通降下去，使浊阴出下窍。小指月说，爷爷这么一讲，我好像明白了，照这样说，豨莶草，臭梧桐，它们都善入经络，可以把经络脉管里留滞的浊气降下来，这样管道通畅，周身脉络舒缓，五脏压力都随着减轻，这样不就达到缓肝急、平肝气、降肝浊的效果吗？

爷爷说，不错，所以《本草纲目拾遗》中有个臭梧桐丸，用单味臭梧桐制成药丸，治疗肢体风瘫、血压偏高，利用它通经络之能，疏通偏瘫的脉络，并利用它降肝浊的特长，把血压缓降下来。《本草纲目拾遗》记载，治半肢风，臭梧桐叶并梗，晒燥磨末，共二斤，用白蜜一斤为丸，早滚水下，晚酒下，每服三钱。

有一个患风湿，双脚酸软疼痛的病人，她说，医生，我不是来治风湿的，治了这么多年，我知道治不好。这次我是来治感冒的，为什么这几年我老是感冒？

爷爷说，人是一个整体，不可分割，中医治病是整体观，不管你是风湿，还是感冒，都要一起参考治疗。这病人说，可我风湿都这么多年了，不坐轮椅都已经是万幸了，能拄着拐杖走路就很不错了。

爷爷说，你有没有想过为什么这么多年屡治乏效呢？这病人说，这我倒从来没想过，我就只管找医生和吃药。

爷爷感叹地说，埋头苦干没有错，就像拉车一样要脚踏实地，但时不时还得抬头看看天，看看方向有没有走错。

这病人说，医生，你是说我这风湿治了这么多年，出现方向性错误了？爷爷没有正面回答他，继续说，你以为你得风湿是因为吃药少的问题，还是生活居处的问题呢？这病人说，肯定不是吃药少的问题。

爷爷说，中医为什么将关节痹痛、屈伸不利称之为风湿呢？很明显告诉大家，一要防风，二要避湿。如果一不防风冷，二不避潮湿，你这病何时能好呢？

这病人说，没办法，在家里我要天天洗衣服，而且儿子开空调，我虽然不想吹，但在屋里也没办法。

爷爷说，你要跟你儿子讲，你身体吹不得风冷，再吹风冷，这些关节就废了，而且你在治病吃药期间，要像坐月子那样保护自己，不然医生用药把你的毛孔打开，想把风湿赶走，你又着凉受冷，经常碰凉水，这样汗孔用药打开后，不是在排邪气，反而把外面的风湿邪气招进身体里来，所以越治身体越差。

这病人点点头说，大夫，看了这么多医生，就只有你跟我讲这些。我一直以为吃药就行了，生活上的事忍忍就过去了，想不到越忍越得感冒，关节越痛。

爷爷笑笑说，如果忍可以解决一切问题，那么大家都可以不得病了。

小指月说，爷爷，那该怎么做呢？爷爷说，应该直面疾病，分解它，剖析它，看透它的本质，在源头上杜绝它们。

随后爷爷便给她豨桐丸，是由豨莶草和臭梧桐两味药组成的，并叫她先用臭梧桐煎汤熏洗手足，这病人熏了几天后感冒就好了。她又跟儿子讲，家里要少开空调，买个洗衣机，这样避开了风冷外因，寒湿外侵。然后再用臭梧桐煎汤加酒送服豨桐丸一个多月，而且严格遵循医嘱，喝药的时候要趁热喝，要多穿件衣服，把身体的风湿通过微汗逼出来，然后再换上干爽的衣服，每天都这样借助药力进行两次小汗。一个月后，居然腿脚有劲，不再屈伸不利，不拄拐杖就能走路了。

小指月说，难道以前的医生都不知道给她用豨桐丸之类的祛风湿药吗？爷爷说，以前的医生给她用过的一些药物比豨桐丸还厉害。

小指月说，那为什么没治好她的风湿呢？爷爷笑笑说，不患邪之不去，而患邪之复来。医生在用药层面只能打开邪之去路，病人在养生方面防风冷寒湿，方能绝疾病之来源。

小指月也笑笑说，原来这才是爷爷治风湿的杀手锏啊！医患合作，用药和养生并进，使风湿根本没办法再生。然后小指月在小笔记本中记道：

《养生经验合集》记载，豨桐丸，男妇感受风湿，或嗜饮冒风，以致两足软酸疼痛，不能步履，或两手牵绊，不能仰举。地梧桐（花、叶、梗、子俱可采取，切碎晒干，磨末子）一斤，豨莶草（炒，磨末）八两。上二味和匀，炼蜜丸如桐子大，早晚以白滚汤送下四钱。忌食猪肝、羊血等物。或单用臭梧桐二两，煎汤饮，以酒过之，连服十剂，或煎汤洗手足亦可。

27. 海桐皮

◎影子背后的竹竿

有个送快递的小伙子，天天背着大背包，穿梭奔跑于各个写字楼，逢到暑热天气，便挥汗如雨，经常汗湿衣裳，加上肩部每天几十斤的负重，不到30岁，肩背就经常痹痛，严重时引起肩肘关节僵硬，活动不利索，必须要用热水慢慢敷洗，晚上才能睡个好觉。后来连热水敷洗都不管用了，各种跌打药酒、活络油，他不知道用了多少，可这肩肘痹痛却不断加重。一方面工作不能放下，另一方面身体又不能不管，可自己想管好像也有些管不了。于是他便来到竹篱茅舍。

爷爷察色按脉后说，你是不是经常送完快递后就冲凉水澡、喝冷饮、吹空调呢？小伙子说，是啊，医生，你怎么知道，我好像没来过你这里看病？

爷爷说，你的肩周、上肢痹痛、不利索，那只是你不良生活习惯的投影而已，想要让地上的竹竿阴影去掉，你是去扫阴影，还是去拔竹竿呢？

小伙子说，当然是拔竹竿了，影子怎么扫得掉。爷爷说，那好，你回去拔竹竿，我帮你用药，可以帮助你拔竹竿。随后爷爷便念了五味药：海桐皮、桂枝、路路通、宽根藤、入地金牛各30克，煎汤熏洗患处。

　　小伙子说，医生，像这类外洗方子，我不知道用了多少，你还是给我开些喝的药吧，我这病估计不是外洗方能洗好的。爷爷说，你不回去拔竹竿，外洗、内服都不管用，你回去把竹竿拔了，外洗准管用。影子背后的竹竿，你看到了吗？

　　小伙子说，那我除了少喝冷饮、少吹空调、少洗凉水外，还要注意些什么呢？爷爷说，唯独有一点你最容易忽略，也是最容易招致风湿痹痛的。

　　小伙子说，是哪点呢？爷爷说，每天你都出很多的汗，对吧？

　　他点点头说，对啊。爷爷接着说，那你就要多准备几套衣服，特别是干爽的内衣裤，不要等到下午拖着疲倦的身体回到家时才想到洗澡换衣服，只要衣服湿了，就要及时换掉。小伙子好像从来没有这种意识，便问，为什么呢？

　　爷爷说，所有的关节痹痛，都要注意出汗后必须及时保持身体干爽，不然被汗湿的衣服里的很多湿气又会被皮肤毛孔吸纳回来，瘀阻在皮肤，就容易得感冒、皮肤病；深入到筋骨，就容易得顽固风湿。小伙子说，原来是这样啊，我容易反复感冒，一直都吃"感康"发汗，刚开始效果好，后来越来越不行，原来病根在这里。我回去后一定好好改，决不让汗湿的衣服待在身上超过半小时。

　　爷爷说，没错，就应该这样。你想想，衣服湿了，再吹空调，整个衣服就冰凉冰凉的，既冷又湿，这血脉能通畅、关节能利索吗？老来疾病都是壮时招的，小伙子，你现在及时纠正，将来可以避免很多病痛的烦恼。

　　小伙子便回去用这外洗方，加上遵循老先生的教导，不仅手部痹痛、关节僵硬在一个月内彻底好了，更让他惊喜的是，以前每个月最少感冒一两次，现在远离冷饮、汗出、冲凉水澡，以及养成及时换掉湿衣服的好习惯后，居然整整一个月没感冒过一次。现在背着几十斤的背包，上下楼梯，也不觉得吃不消了。

　　小指月说，爷爷，这方子我以前很少见啊？这是什么方子呢？爷爷说，方子是好方子，而且是一首非常出名的骨伤修复方，并且这方子出自名家之手，已经传承数代了，不知道解救了多少风湿痹痛，或者骨伤局部疼痛，以及劳损关节僵硬的病人。小指月说，爷爷，我要听听这方子的来历。

◎伤科外洗方里也有道

　　爷爷说，指月啊，你知道为什么佛山的跌打伤科闻名天下吗？小指月说，好像以前爷爷讲过，一个武术之乡，武风隆盛之地，必定良医辈出。就像有黄飞鸿，就有他的宝芝林。如果没有好的伤科医生，如何医治大量的跌打损伤呢？

爷爷说，没错，这首跌打损伤熏洗方，就是当年我游医佛山时，跟一位老前辈学来的。小指月说，连爷爷都称他是老前辈，想必这伤科医生资格辈分极高？

爷爷说，没错，他家传治跌打损伤，在佛山一带极有名气，他的祖辈游学天下，拜师少林，习得一身武艺，并且得到少林寺正宗的伤科传承。小指月最关注的还是那首只有五味药的外洗方，便问爷爷，你是如何得到这首方的？

爷爷说，当时一搬运工人伤了腰骨，用他的外洗方治好了七八成，始终未能断根，恰巧我路过佛山，给这搬运工察色按脉，用了几剂调理脏腑的气血方。

小指月说，是不是八珍汤调气血啊？爷爷说，没错。随后这搬运工腰骨痹痛就彻底好了。这老前辈听闻后，便找到我，我以为是要来切磋医技，想不到老前辈虚怀若谷，是向我请教用的什么思路？

小指月说，爷爷用的都是很平常的培补气血的思路啊。爷爷说，没错，我用的就是养其真的路子。因为前面他用了大量的伤科药酒能够很好地顺其性，但这病人脉势已经虚弱，提不起来，身体没有太多的气血可以供给这些通经活络的药品来调用，所以药是好药，但气血转不开，这才导致腰骨损伤迟迟难愈。

小指月说，爷爷跟他怎么说的呢？爷爷说，我跟他只说了一句话。

小指月关切地问，是什么话呢？爷爷笑笑说，他问我经脉痹痛，如何通开？我跟他说，水到渠成。这样我们很快就有了共同的话题，我跟他讲把脉的心得，他跟我讲伤科常用的外洗方。指月啊，一个人行走江湖，要懂得分享付出，一个思路分享给大家，就有无数个思路，如果秘而不宣，那就永远只有一个思路。所以行医之道，必须要为天下众生计，不能为一己之私计。若为一己计，行医便束手束脚；若为天下计，行医便能大开大合。所以爷爷我早年壮游天下，所过之处，无不分享自己最好的心得，也无不回收到更多更好的心得。

小指月点点头说，原来是这样，用爷爷补益气血养其真的内服思路，再配合这药酒方，在外面顺其性，就像里面泉水充足，然后在外面把沟渠理顺，泉流就非常畅快了。爷爷说，你可知道这五味药里蕴含的医理？

小指月摇摇头说，我看都是平常的祛风湿、通经络、止痹痛的药品。爷爷笑笑说，这民间流传上百年的方子，绝对不是你想象得那么简单，一首古方可以家传数代人，甚至数十代，如果不是这首方子暗合人体之道，能够取得非凡效验，怎么能称之为不传之秘呢？小指月听爷爷这么说后，重新思考起这首方子来。

爷爷接着说，首先海桐皮，这味药又叫刺桐。小指月说，什么是刺桐呢？

爷爷说，就是这树皮带刺，故又叫刺桐皮，这些刺又像钉子一样广泛分布，所以又叫钉桐皮。带刺的药草，它们都有一种神奇的功效。

小指月说，我知道，有刺皆消肿，带刺之品可以刺破瘀滞，消除肿痛。

爷爷说，没错，这海桐皮就是树皮，以皮走皮，利用它的刺，可以打开皮毛，刺通经络，使局部瘀塞痹痛减轻。这味药是外洗方里直接开皮表的。

小指月说，那路路通呢？爷爷说，前面我们讲到路路通能够通经下乳，它是中空带刺之状，呈圆球形，在药物取象上符合胃肠道中空善通之象，所以这路路通能通行周身肌肉，凡局部肌肉经穴处有水肿留滞的，它都能够利导疏通下来。所以古人称路路通大能通行十二经穴，凡局部肌肉水肿胀满用之，能搜逐伏水。

小指月说，路路通就是开通肌肉的了，那桂枝呢？爷爷说，桂枝入什么啊？

小指月说，桂枝入心啊。爷爷说，心主什么？

小指月说，心主血脉。爷爷说，桂枝强心通脉，能够保持脉道畅通，肌肉放松，能够解除风湿痹阻血脉，所以桂枝在这里是开通血脉的。

小指月说，那宽根藤呢？爷爷说，为什么这五味药里要加入一味藤类药呢？

小指月说，藤类药有一个特点，叫软藤横行筋膜中。爷爷说，没错，你看大自然草木的藤，像不像人体的筋呢？所以筋伤必用藤类药，而无形的经脉不通伤损，也可以用藤类药以通之。

小指月说，那宽根藤就是在开通人体的筋脉了，那入地金牛呢？爷爷说，入地金牛就是两面针的根，此药善于治疗骨病疼痛，所以牙痛药里用它，顽固骨节痹痛的药酒方里也少不了它。为什么两面针药膏会用到这味中药呢？叶边有刺皆消肿啊，这入地金牛能直入筋骨，消除肿痛。

小指月说，我明白了，上次爷爷叫我尝了入地金牛，整个舌头都麻痹了。爷爷说，没错，这入地金牛善于麻醉止痛，骨节痹痛，甚至长骨刺，常常少不了它，所以入地金牛是开通骨节的。

这时小指月才豁然大悟，说，爷爷，这五味药太厉害了，皮、肉、筋、骨、脉，都层层打通理顺了。爷爷笑笑说，没错，只有五行五脏之气俱足流通，身体伤损之处的修复才能顺利进行。

小指月说，原来如此，经爷爷这么说，我才算看懂了一点这个方子。爷爷说，这个方子用途非常广泛，一般跌打损伤、骨折恢复后局部僵硬、屈伸不利的可以用，不过局部瘀阻疼痛厉害的，要在药快煎好的时候加一碗酒，或者加点冰片。

小指月说，这个我懂得，加酒可以助药势，行药力，通血脉，加冰片可以更快地让药力渗进去。爷爷接着又说，第二，像那小伙子因为劳损受凉伤湿后，导致局部关节疼痛、屈伸不利的，还有现在常见的网球肘、鼠标指等，只要是劳损后风寒湿邪乘虚而入，你都可以用这汤方，把风寒湿邪赶出去，再配合适当的内服汤药，就恢复得快。

小指月说，还要注意拔掉影子背后的竹竿哦。爷爷一笑说，第三，对于一些骨质增生或者长骨刺的病人，局部压迫疼痛，行走不利，可以在汤方煎好的时候，加一碗白醋，用报纸或者布盖住，熏蒸患处，使之微微出汗，待药汤变温后，再用毛巾敷洗患处，可以很快地止住痹痛，甚至有助于骨刺的消除。

小指月说，加醋的道理应该是取它善于软化的作用。爷爷接着又说，局部出现肿胀时，还可以加点泽兰活血利水，肿胀消得更快。

小指月听完后，立马就理顺了伤科外洗方的思路，原来外治之理即是内治之理，外治之药即是内治之药，它们都是通过疏通经络、调和气血、祛除风湿、平衡阴阳而起作用的！

28. 络石藤

◎手足筋伤络石藤

《神农本草经》记载，主风热，死肌痈伤，口干舌焦，痈肿不消，喉舌肿，水浆不下。

爷爷说，从《神农本草经》看来，络石藤除了主风热死肌，治疗热痹筋骨肌肉疼痛外，它还可以治疗咽喉闭塞，肿热难耐。小指月说，我以为络石藤只能通经络，治疗经络病，居然还可以通咽喉、食管，治疗喉舌肿痛。

爷爷说，学习药物，既要看到它们的共性，也要看到它们各自的特长。就比如青风藤，它通经络之余还可以利水，这络石藤也通经络，但它还可以治喉痹。

小指月说，为什么这络石藤连咽喉热痹都可以治呢？爷爷便带指月到竹篱茅舍外面去，一块大石头上面爬满了很多藤，这些藤像是和石头连在一起了。

小指月惊讶地说，爷爷，只看过藤扎在土壤里，或者攀爬在树上，很少看到这藤居然可以以石头为家，它爬在石头上怎么能够吸取到营养呢？

爷爷笑笑说，你要研究药物生长环境习性，它连顽石都能攀附，这种藤类药不简单，你想想，身体很多硬肿、堵塞管道的，是不是可以用它呢？小指月豁然醒悟，说，爷爷，这络石藤的名字就把它的功效给讲出来了。

爷爷说，你讲讲看啊。小指月说，络石，一方面是络在石头上，另一方面像石头般的硬块梗阻经脉、气血流行的，络石藤都可以从中开通经络道路。

爷爷笑笑说，这样你就明白为何手足经络病会用到它了。《本草正义》记载，络石藤善走经脉，通达肢节。

小指月说，难怪上次有个炸油条的大叔，劳损过度，导致肘部发热，屈伸不利，痹痛，爷爷一方面叫他用络石藤泡酒服，一方面又用这络石藤煎水熏洗患处，随后则愈。

爷爷说，没错，《要药分剂》言络石之功，专于舒筋活络。凡病人筋脉拘挛，不易伸屈者，服之无不获效，不可忽之也。随后小指月在小笔记本中记道：

《湖南药物志》记载，筋骨痛，络石藤一至二两，浸酒服。

◎扁桃体发炎的孩子

《药性论》记载，络石藤主治喉痹。

有个孩子，每天吃早餐，家里给他熬好了稀粥，他嫌稀粥没有味道便不喝，向父母要了钱，上快餐店吃油条、炸糕，所以经常扁桃体发炎。

这次咽部肿痛得厉害，打吊瓶也不缓解，吃东西老觉得有东西堵塞在咽喉，吞也吞不下去，家人便带他到竹篱茅舍来。

爷爷看后便说，以后莫让孩子随便到外面吃早餐。这父母说，可孩子不爱喝稀粥啊。爷爷说，你不让他喝稀粥，将来病还多着呢！他家人点点头。

爷爷接着说，人睡一个晚上会蒸发消耗掉很多水分，第二天醒来，很多人撒的尿都是黄的，咽喉都是干燥的。本身早上起来身体就缺水，用浆粥入胃来滋养身体，是最符合养生之道的，你让他在外面尽吃些油条、炸糕，这些只图一时口爽，进到体内却到处点火、灼伤津液的食物，只会带来无尽的病痛和烦恼，而不能带来真正的健康。饮食吃不好，孩子的学业怎么能搞好呢？

他父母这才意识到原来小小饮食关系这么大，难怪孩子成绩老是落后，十天半个月就生一次病，这样怎么能够跟得上别人呢？

爷爷说，不把身体搞好，学习是没法搞好的。这父母说，听到没有，以后回家，可要喝粥哦，不要再吃那些上火的东西了。

爷爷说，小孩是少阳，是嫩柴，点火就着，只受得滋润濡养，受不得煎炸烧烤。他父母恍然大悟说，难怪学校里扁桃体发炎的孩子那么多，都是早餐没吃好，像我们这样的父母，早上还特别熬粥给孩子喝的都少了。

爷爷说，指月，这该用什么药呢？小指月说，用扁桃三药，威灵仙、白英、青皮，特效。

爷爷说，没错，这三药治疗急性扁桃体发炎，咽肿，食不下，效果好。不过如能用一味药来治，那就更好。小指月说，一味药就有效，那是什么呢？

爷爷说，络石藤。小指月说，这不是治风湿经脉痹阻的吗？

爷爷说，《神农本草经》除了讲络石藤治风湿热痹外，还讲它善于主口干舌焦，痈肿不消，喉舌肿，水浆不下。小指月说，这一个善通达经络的藤类药，居然还可以治疗喉舌肿痛？

爷爷说，经络是小管道，血脉是中管道，消化道是大管道，经络血脉运行的是气血，而消化道通行的是水谷，它们功用不同，大小有别，但保持通畅的道理却是一致的。

小指月说，爷爷，我有些明白了。这络石藤以石头为家，顽石之上仍可保持藤络通畅，所以对于顽固风湿热痹，可以让如顽石之痹阻保持通畅。还有咽喉肿痛，水谷难下，也可以让水谷难以通达的咽喉部堵塞之处保持脉络贯通，所以肿热自消。

随后这孩子回去后就乖乖地听老先生的话，早上喝白粥，拌点青菜，然后用络石藤一味，煎水服用，喝了两天就好了。

爷爷说，不要说简单的扁桃体炎症，喉舌肿，就算一些顽固的食管癌，水浆难下，在辨证方中加入络石藤都可以提高疗效。随后小指月在小笔记本中记道：

《近效方》记载，治喉痹咽塞，喘息不通，须臾欲绝，络石草二两，切，以水一大升半，煮取一大盏，去滓，细细吃。

《得配本草》记载，络石藤，配射干、山栀，治毒气攻喉；配参、苓、龙骨，治白浊已甚。

29、雷公藤

◎令人害怕的断肠草

小指月说，爷爷，雷公藤也是大毒啊。爷爷说，那当然，此物人称雷公，极言其霸道也，所以它又有一个别名，叫断肠草。一般的动物吃了雷公藤，随后便中毒肠断而死，所以又叫作断肠草。

小指月说，这么厉害，看来跟前面讲的雪上一枝蒿有得一拼。爷爷说，它们都是厉害到了极点。雪上一枝蒿辛热，治疗寒痹；雷公藤苦寒，治疗热痹，它们都能以毒攻毒，消肿止痛，祛除风湿，畅通经络。

小指月说，这药厉害到什么程度呢？爷爷说，厉害到农夫可以用这药来制作农药，杀菜虫，所以老百姓又称雷公藤为菜虫药。

小指月说，难怪爷爷上次治疗一个皮肤恶疮久不愈的病人，局部红肿发痒，就叫他用雷公藤的叶子捣烂外敷，随后就好了。爷爷说，没错，顽固的皮肤虫痒、癣疹瘙痒，可以当成同病来治，甚至湿疹、疥疮都可以用这思路，因为雷公藤本身可以燥湿止痒，杀虫攻毒，对于多种皮肤病，属于恶毒不去的，都有一定作用。

小指月说，还有呢？爷爷说，还有，这药厉害到可以把筋骨里的风湿拔出来。

小指月说，怎么拔呢？爷爷说，治疗风湿关节炎症，只要是热痹经脉不通的，用雷公藤的根叶捣烂外敷，不到一小时，手臂周围就会起泡，稍微久点，手臂肌肉就会溃烂，所以用时要掌握火候，微微发泡即可，便能把风湿毒浊拔出来。不过随后要注意托扶正气，这才是治病收功的王道。

小指月说，难怪爷爷上次叫病人用雷公藤外敷关节痹痛时，交代他半个小时后就要把药撤掉，稍微久点，整条手臂都会发泡。爷爷说，对于这类药物，我们一般只作外用，如果不是经验老到丰富，千万不要内服。

随后小指月在小笔记本中记道：

《湖南药物志》记载，治皮肤发痒，雷公藤叶捣烂搽敷。

《江西草药手册》记载，治风湿关节炎，雷公藤根、叶捣烂外敷，半小时后即去，否则起泡。

30．老鹳草

◎一味老鹳草，专治吊线风

有个船员，由于天气热，他便在甲板上吹着海风，不知不觉就睡着了。第二天醒来，半边脸都歪了。他这才想起老水手的忠告，晚上切莫在甲板上睡觉。因为对于劳累之人，如果连夜吹冷风，很容易导致面瘫。

爷爷说，指月啊，这颜面风瘫该用什么药呢？小指月说，不是有个治疗面瘫的特效三药组——牵正散吗？

爷爷说，没错。全蝎、僵蚕、白附子可以去面部游风，治疗面瘫，恢复颜面对称。小指月说，那就给他用牵正散。

爷爷说，能够用民间效廉的治法，我们就不选用需要花钱的招法。这船员觉得奇怪，用他那说话漏气的歪嘴说，难道还可以不用花钱，却能治好病？

爷爷说，不花钱有不花钱的治法，你想不想要啊？这船员说，能不花钱治好病，谁都想要啊。

爷爷说，行吧，就用一味老鹳草。小指月说，爷爷，老鹳草能治疗面瘫吗？

爷爷说，一味老鹳草，专治吊线风。民间把面瘫叫作吊线风，这嘴角好像被一根丝线吊歪了一样。小指月说，那该怎么用呢？

爷爷说，内外兼治起效快。用老鹳草熬水，兑点酒服用，然后再把剩下的药渣熬汤，熏洗脸部即可。

这么简单的招法！这船员回去后马上照办，才用了一天，这嘴歪就好些了，连用了五天，面瘫就恢复了。从此他不仅不敢在甲板上睡觉，晚上也很少吹空调，毕竟体虚之人，又劳累过度，容易着风冷，痹阻经脉。

随后小指月在小笔记本中记道：

《四川中药志》记载，筋骨瘫痪，老鹳草、筋骨草、舒筋草炖肉服。

《中药形性经验鉴别法》记载，老鹳草膏治筋骨疼痛，通行经络，去诸风。新鲜老鹳草洗净，置100斤于铜锅内，加水煎煮2次，过滤，再将滤液浓缩至约30斤，加饮用酒5两，煮10分钟，最后加入熟蜂蜜6斤，混合拌匀，煮20分钟，待冷装罐。

◎老鹳草与孙思邈的传说

爷爷说，一个医者要善于观察天地万物，洞悉里面的规律，才能更好地为病人服务。小指月说，怎么洞悉天地万物的规律呢？

爷爷说，指月，你知不知道老鹳草的来历啊？指月摇摇头。

爷爷便给指月讲老鹳草的故事。唐朝有个药王叫孙思邈，他是个非常让人尊敬的道医，经常壮游天下，为劳苦人们解除疾苦。有一天，他云游到四川峨眉山，发现当地是一个盆地，湿气大，很多劳苦大众都苦于风湿腰腿病。

小指月说，这应该是湿性趋下，易伤腰腿。爷爷点点头说，碰上这些顽固的风湿痹证，一个良医不能够分身千百，帮大家一一治疗，能把眼前小部分风湿痹痛治好就算不错了。所以，孙思邈一面琢磨如何治好风湿痹证，一面也在思考，有没有一个办法，即使自己云游到别处，当地劳苦大众照样能够得到有效的治疗。

小指月疑惑地问，爷爷，医生走了，还能够治病，这哪有可能呢？爷爷笑笑说，一个良医总是能把不太可能的事变为可能，不然的话，疑难杂病怎么能不断有新的突破和好的出路呢！

有一天，孙思邈上山采药，发现一只灰褐色的老鹳鸟在陡峭的山崖上，不断地啄食着一种草，这老鹳鸟可能年迈了，腿脚不是很利索，拖着沉重的躯体，缓慢地飞回树林里的老窝。

当时孙思邈不以为意，可过了几天，同样在这条采药路线上，他又看到老鹳鸟去啄食这种草。善于观察自然的孙思邈，马上想到这里头肯定有问题，于是认真一看，这老鹳鸟怎么跟以前有点不同。小指月说，有什么不同呢？

爷爷说，这次老鹳鸟没有那么疲惫了，而且走走跳跳，明显比上次轻松多了，飞起来也有力气了。小指月马上说，爷爷，是不是这种草能强大筋骨呢？

爷爷微微点头说，孙思邈当时就想到这老鹳鸟经常在水中啄食鱼虾，容易染上水寒湿冷之气，伤于湿者，下先受之，所以老鹳鸟年老体衰，两条腿活动不利索，这时它就需要找一个可以让自己腿脚利索的办法。于是它就找到这种草，动物的思维很简单，对自己有帮助的，依靠本性就能够找到。所以这种草应该能够驱逐风湿，恢复经络畅通，使得腿脚灵便利索。

小指月说，原来是这样。爷爷接着说，单纯发现还不够，一定还要实践。于是孙思邈便采集这种草，熬成浓汁，先自己尝服，吃完后腿脚确实感明显轻松。然后又让前来看病的风湿腰腿不利索的病人去采这种草，煎汤服用，随后出现了奇迹，很多腰腿红肿痹痛、双腿不利索的病人，居然肿消痛止，可以正常下地干活了。孙思邈把这一心得告诉了其他病人，这样一传十，十传百，很多人都知道这种草能治疗风湿痹痛，大家便请孙思邈给这草药起个名字，以便辨认。

孙思邈寻思片刻便说，天地万物皆有灵性，药能治病，鸟能发现草药，此草药是老鹳鸟发现的，应归功于老鹳鸟，就叫它老鹳草吧。

然后孙思邈就教大家如何炼制老鹳膏。用老鹳膏治疗风湿痹证，在当地成为一绝，帮助了不少身受疾苦的人们，孙思邈的功德一直被后人传诵。

小指月说，原来是这样，孙思邈走后，不仅当地人的风湿痹证能够得到继续治疗，而且在他走后千年，无数风湿痹证的病人得到这经验的传承，也能得到有效的治疗。看来良医不是救一人一时的病，而是发明药物功用，观察自然之理，救万民万世之疾啊！随后小指月在小笔记本中记道：

国医大师朱良春经验，风湿性或类风湿关节炎、坐骨神经痛、椎间盘脱出症，用老鹳草30克，水煎服。每日1剂，早、晚各煎服1次。连服5~7天，一般即可见效，见效后仍需继续服用。

31. 穿山龙

◎平和将军穿山龙

《河北中药手册》记载，治闪腰岔气，扭伤作痛，穿山龙五钱，水煎服。

爷爷说，风湿痹证是怎么得的？小指月说，体内气血亏虚在前，外面风寒湿乘虚而入，导致经脉收缩，堵塞不通。

爷爷点点头说，那经脉像什么呢？小指月说，就像穿行在山里的隧道或者横贯在城市下面的地铁一样。

爷爷点点头说，没错，经脉者，如铁轨，如隧道，如江河，不可不通也。所以治疗风湿痹证，补气血和祛风湿都必须建立在经脉畅通的前提下。

小指月说，我明白了，爷爷。风湿痹证，经脉堵塞，就像地震后的桥梁道路坍塌堵塞一样，想要救灾，必须建立在恢复道路通畅的基础上，这样气血才能够运输过去，风寒湿这些废墟病理产物，才能够代谢出来。

爷爷笑笑说，这个比喻不错，所以治风湿一般都遵循三大思路。小指月说，第一是通经络，第二是补气血，第三是祛风湿邪气。

爷爷问，那你选择一两样能够打通周身经络的药物。小指月说，很多藤类药就可以啊，前面讲的青风藤、海风藤、络石藤等。

爷爷摇摇头说，这些藤类药可以通部分经脉，对于深层次的经脉，通达力道尚嫌不足。小指月又说，可以选择蜈蚣、穿山甲这些动物药通达深层次的经脉吗？

爷爷说，动物药确实善走，但不能久服常服，而且有伤生灵，又价格高昂，一般不到万不得已，不轻易用。小指月就琢磨，既要有接近动物药般穿透游走、打通经脉的功效，又不能像一般的藤类药一样，只局限于打通一般的小络脉闭塞。

爷爷说，就用穿山龙或穿破石，此二药皆是植物药里最善于穿走的了。小指月说，一听名字就知道它们很威猛。爷爷说，但它们是植物药，虽然有将军疏泄之威猛，但药性平和，容易为人们接受，所以把它们看成穿通经络的平和将军。

小指月点点头说，难怪爷爷碰到风湿痹证，不仅常用，而且大剂量地用，临床效果显著啊！爷爷说，穿山龙根茎横走，如龙如骨，又叫金刚骨，能够入地穿石，所以进入人体能够恢复深层次筋骨的畅通，就像地震后修复各类隧道坍塌、铁轨扭曲一样。人体深部的经脉劳伤，便可以用此穿山龙，使肌肉深处脉络穿通，气血对流，身体强壮。

正好有个小伙子，因为搬抬重物，用力过度，闪腰岔气，腰部疼痛难受。爷爷想去按他的腰，他说，别碰，别碰，好痛，好痛！

爷爷说，指月啊，就用穿山龙一两，煎汤服两天吧。当然也可以用穿山龙泡酒服用，不过这泡酒得花一两周的时间，除非提前泡好，不然也是缓不济急，还是用汤药来得快。

这小伙子第一天服药后，腰部疼痛就减轻了一半，第三天居然神奇般地好了。

小指月说，爷爷，怎么你用一味穿山龙，纯用这疏泄通利之品，不加任何养其真的药物，便治好了他的腰痛？爷爷说，这是一个急性腰痛，又是个小伙子，中医把这种急性腰扭伤叫作岔气，什么叫作岔气，你知道吗？

小指月说，我知道，爷爷，岔气就是经脉气道扭曲，就像地震后的公路损坏，车辆没法通行一样。爷爷说，所以这时只需要顺其性，复其通畅，腰痛便消。

小指月说，原来是这样。随后小指月在小笔记本中记道：

《河北中药手册》记载，治大骨节病，腰腿疼痛，穿山龙60克，白酒1斤，浸泡7天。每服1两，每天2次。

◎ 老年腰腿痛

《浙江民间常用草药》记载，治劳损，穿山龙15克，水煎，冲红糖、黄酒，每日早、晚各服1次。

《东北药用植物志》记载，治腰腿酸痛，筋骨麻木，鲜穿山龙根茎60克，水一壶，可煎用五六次，加红糖效力更佳。

有个慢性腰腿酸痛的老爷子，捂着腰背，一看就知道后腰不利索。老爷子苦恼地说，医生，我腰痛好多年了，经常换医生、换汤药，怪麻烦的，你能不能给我出个主意，用点平和的药物，在我腰酸腿痛时，可以抓一把熬了喝，缓解一下，只要身体舒服些就行了，我也不指望能够根治了。

爷爷说，这个简单，指月，就用点食疗之品。小指月拿笔准备写。

爷爷说，大枣、当归、穿山龙。这老爷子说，这么简单的三味药就行了？

爷爷说，你回去水煎后，兑些红糖和黄酒，便可以迅速缓解你的腰部劳损疼痛。

小指月说，爷爷，为什么要放点红糖和黄酒呢？爷爷笑笑说，红糖能养其真，黄酒能顺其性，这红糖搭配黄酒，就是一个小桂枝汤的思路，善于调阴阳。红者走血也，黄者行气也。

小指月又说，为何爷爷有时单用穿山龙治腰痛，有时却要加大枣、当归？

爷爷说，要看人看脉。年老体衰，久病多虚，久病多瘀，这样虚瘀交杂，用穿山龙是穿通瘀滞，用大枣、当归之品，是托补其气血，照顾其虚损之处。如果脉势弦硬，郁结厉害，年轻体壮，这时就不需要用大枣、当归，用穿山龙顺其性则愈。

这老爷子回去后用这小单方，吃后劳损腰痛立马缓解，连吃了十多天，走路轻松了不少，身体也明显强壮了。

小指月说，原来爷爷这三味药都不简单，当归、大枣养其真，穿山龙顺其性，这样血脉得到滋养，瘀滞之处又得以通开，气血迅速周流，病痛也减轻了，身体也强壮了。随后小指月在小笔记本中记道：

谈到如何学习中医，国医大师朱良春先生告诫我们，首先是继承，学中医必须把基础打好，熟读中医经典，熟谙阴阳五行、四诊八纲、脏腑气血、药性方剂，犹如胸中有雄兵百万，临证遣方用药才能运用自如，辨证准确，配伍得当。临床上应该至少对200味药物非常熟悉，作为自己的"子弟兵"，每次出征时，成为精锐部队，克坚攻难，临床上才能应对自如，取得佳效。在中医理论创新方面，朱老谈到自己治疗顽痹（类风湿关节炎、强直性脊柱炎等）的学术思想。朱老以中医肾主骨理论为指导，抓住风寒湿热兼夹痰瘀，内外相合，虚实夹杂的病机特点。他认为"久痛入络，久痛多虚，久必及肾"是风湿性疾病的共性，创造性地使用虫类药物，拟定益肾壮督的法则，大大提高了疗效。

更为难得的是，朱老不耻下问，搜寻到民间用于治疗风湿病的药物——穿山龙，通过大量的临床实践，补充本草学对该药的认识，使其成为治疗痹证的必用之品。朱老认为该药性平，有扶正活血、通络、止嗽、强壮、调节免疫的功能，类似非甾体抗炎药作用，但无副作用。一般剂量30～50克，其强壮功效胜过黄芪。穿山龙除治疗痹证、风湿免疫性疾病外，朱老在治疗肾病、肿瘤、咳喘时也喜用穿山龙。另外，朱老创制的益肾蠲痹丸，能够改善类风湿关节炎、强直性脊柱炎骨质破坏。

◎沟通便是补益

有个女中学生，得了过敏性鼻炎，早晨一起来就喷嚏连连，鼻塞鼻痒难耐，先用一些抗过敏的药，只能控制，随后药劲一过，再度发作。严重的时候还咳嗽，关节也痹痛。

小指月说，爷爷，过敏性鼻炎导致咳嗽、关节痹痛的很少啊？爷爷说，脉沉细，身体底子差，什么症状都有可能出现。

小指月又问，为什么她咳嗽、关节痛同时出现呢？爷爷说，肺开窍于鼻，肺主治节，当肺气闭郁时，不仅鼻窍为之不利，胸气为之不畅，连关节也为之不通，所以要提高肺主治节的能力。

小指月说，如何提高肺主治节的能力？爷爷说，肺的阳气来源于心和肾，靠的是中焦脾胃来补充。

小指月说，是不是胃气起源于下焦，补充于中焦，宣发于上焦呢？爷爷说，没错，肺主表，卫气能固表，所以要提高肺卫之气固护肌表的能力，这样表阳固密，邪气便不得随便出入侵袭。小指月点点头。

爷爷说，凡是肺气不足的人，都要远寒凉，近温暖，女孩千万不要贪凉饮冷，只有阳气才是鼻子的保护伞。这女孩确实喜欢吃雪糕之类，所以经常为寒凉所伤，导致孔窍收缩，不通则痛，清涕连连，鼻塞不利。

这时爷爷给她用了麻黄附子细辛汤加桂枝汤。小指月说，这两个合方强心阳，固脾阳，助肾阳，宣肺阳。爷爷说，还要加一味穿山龙。

小指月说，为何加穿山龙呢？爷爷说，加穿山龙有三方面原因。第一，鼻炎病人，大都外表有层风寒湿包绕，这穿山龙能够驱散风湿。第二，鼻炎病人，一般肺主治节功能减退，这穿山龙能活血通利关节，使气机在周身节节通畅，可以令肺气强悍，不容易闭郁。

小指月说，原来这样，那第三呢？爷爷说，第三，这穿山龙还有一定的清肺化痰止咳之功，对于胸中痰浊，它可以帮助排出，对于鼻子，还有关节上的痰浊垢积，也可以辅助宣达。

这女孩连续服用了一周的汤药，早晨就不再打喷嚏了，也没那么容易鼻塞怕冷了。随后爷爷又叫她服用肾气丸以巩固疗效，这样沉细的脉象回归为缓和有力，鼻炎就很少再发作了。

小指月说，爷爷，你说穿山龙还有补益治虚损的作用，民间常用穿山龙煎汤冲服红糖、黄酒强壮身体，这是什么道理？

爷爷说，周身百节通畅，身体自壮。穿山龙能让周身百节上下节节贯通，使气息绵绵不绝，故此物是以通达之功而达到补益之用。

小指月说，原来是这样，沟通便是补益啊！随后在小笔记本中记道：

河南省中医院主任医师毛德西经验，过敏性鼻炎以麻黄附子细辛汤加穿山龙治之。穿山龙味甘苦性温，有祛风胜湿、活血止痛功效，方书中多用于风湿性疾病。近年来研究表明，本品有类激素药作用，可用于过敏性疾病。民间有用穿山龙水煎液冲红糖、黄酒治疗虚损的验方，可见其有补气作用。

王某，女，18 岁。患过敏性鼻炎 3 年，发作时鼻流清涕，喷嚏连连，伴有流泪、鼻痒、鼻塞等。多次用抗过敏与抗生素药治疗，疗效不显。每月仍发作 2～3 次，每次 3～5 天。查舌苔薄白而润，脉浮细而沉取无力。鼻黏膜色苍白，鼻甲肥大。证属肾气不充，肺气失护。宜温阳扶肾，宣肺护卫。炮附子、炙麻黄各 6 克，细辛 3 克，穿山龙 15 克，生甘草 10 克，生姜 5 克，大枣 5 枚（切），水煎服，每天 1 剂。服用 6 剂，症状消失。检查除鼻黏膜色苍白外，余均正常。嘱服金匮肾气丸（浓缩丸），冀培补肾气以固本，每天 3 次，每次 8 粒，服用 1 个月。3 个月后随访，未再发作。

32. 丝瓜络

◎一味丝瓜络治膝脚怕冷

有个妇人，膝盖以下经常怕冷，医生说是阳气不够，给她用了温阳的药，她又上火，而且膝盖也没有变热的迹象，冬天盖被子都暖不过来。膝脚不暖和的话，睡觉质量就大打折扣。

小指月看以前医生给她开的都是温阳的桂枝汤、肾气丸，好像思路没有错，阳主温煦，怎么还不能把她的膝脚温暖过来呢？爷爷说，不要被表面的症状迷惑了，怕冷未必是阳虚，你得摸摸她的脉看看。

小指月疑惑地问，阳虚则外寒，难道有错吗？爷爷说，整体阳虚当然体外寒凉，如果局部阳郁，气脉不得舒张条达，阳气到不了的地方，照样会怕冷。

这时小指月已经摸完脉了。爷爷说，怎么样？小指月说，脉象郁涩，沉取又有力，不是很迟缓，说明不是阳虚为主导了。看来脉象里头才是疾病的真相啊！

爷爷说，这就对了。里面经络堵得严严实实，阳气不能上下内外均匀分布，所以一团火在胸中烦躁，四肢却得不到阳气敷布，而显得手脚冰凉。

这病人说，没错，大夫，我就特烦躁，爱上火。爷爷说，这个简单，以后要少吃糯米、鸡蛋、肥肉、蛋糕零食这些黏腻之品。

这病人问，为什么呢？我就是喜欢吃这些东西啊。爷爷说，黏腻之品容易阻滞气脉，人体的经络管道非常细小，如果体液黏稠，流通不畅，人就容易疲惫、烦躁，手足得不到阳气的供养，就容易怕凉。

于是爷爷便给她开了四逆散，加一味丝瓜络。居然是一派调气机、畅脉络的药物，没有给她半点扶阳之意。3 剂药下去，气脉得到舒展，经络得到畅达，膝脚都不怕冷了，心也不烦了。

爷爷说，治病讲究阴阳气血相互沟通，内外上下要对流互助，人体升降出入不可一刻废止，一旦这沟通有了阻障，即使补药再多，营养再好，身体都会不舒服，甚至会更烦躁难受，营养对流不了，反而成为身体负担。所以要少坐，多活动四肢，使阳气条达四末，不会郁滞在胸胁，这样便为身体最好的补益。

小指月说，爷爷，这么简单的汤方，就解决了她阳郁怕冷的症状？爷爷说，其实一味药就可以解决了。

小指月说，一味药，还更简单？小指月以为自己听错了。爷爷说，没错，就是一味药，一味丝瓜络，你好好琢磨琢磨。

小指月说，我有点想不透，丝瓜络既不能像柴胡那样疏肝解郁，又没有四逆散那样透达阳郁的作用，更不像桂枝、附子那样具有一团阳气，如此平和的一味药，它怎么能够让凉冷的手足变得温暖呢？

爷爷笑笑说，《本草纲目》里讲丝瓜络能通人的脉络脏腑，你看这丝瓜络就是一团网络结构，如同人体经络系统，又像三焦网膜，所以血水气机都能够在它的斡旋之下沟通对流起来。它就像互联网一样，只要网络接通，无论在哪里都可以下载到需要的资源。只要人体经络系统条达，无所住滞，手脚就容易得到心脏阳气的供应，而不会被闭郁而怕冷。

小指月想不到爷爷用这么现代化的语言形容丝瓜络，爷爷平时很少上网，怎么会懂得下载呢？爷爷笑笑说，中医要与时俱进，很多解说药性功效的方式也要通俗易懂，这些都是方便说法，得鱼而忘筌即可。

随后小指月在小笔记本中记道：

有些病人下肢膝盖以下常年怕冷，夏天也不觉得热，只是觉得不冷而已。师父行医 36 年来，对此病的治疗十分简单，并不用大量温阳药，而是嘱病人去药房买 1 斤丝瓜络，分成 10 包，每天煮水喝即可，一般 10 天后就好了。其病理应为血脉不通，经络受阻，故打通经络即可，用通络活血之药。为病人考虑，而众多通络活血药中，丝瓜络最为众人所知，价格便宜，药房都能买到，因此该方法屡

屡见效。（摘自网络"丝瓜络治疗下肢膝盖以下怕冷"一文）

◎从丝瓜络洗碗垢到治乳痛之气凝痰火

《分类草药性》记载，治乳肿疼痛，火煅存性冲酒服。研末调香油涂汤火伤。

有个妇人生完孩子后单侧乳房胀痛，有硬结。医生说，这是急性乳腺炎，想要给她用抗生素消炎退热，但孩子还得吃奶，怎么办呢？

爷爷说，可以试一试食疗。这妇人说，食疗可以治病，不用吃药，那太好了！

小指月说，像这种乳房痈肿炎症，一般需要用到王不留行、穿山甲或路路通之品。但爷爷考虑到妇人还哺乳，以及乡野地贫，人们生活艰难，能不用药尽量不用药，能不花钱治好病，尽量不让病人花钱。

于是爷爷便跟她说，你家里是不是留有很多菜瓜布。这妇人说，是洗碗的菜瓜布吗？爷爷点点头说，就是那东西，中医又叫作丝瓜络。

妇人说，这是丝瓜晒干后留下来的，也能治病吗？爷爷说，你回去就用菜瓜布烧灰，用黄酒冲服。如果没有黄酒，白酒也可以。

这妇人便抱着试一试的心态，回去如法操作，连吃了三天，不仅乳房不痛了，连胀满壅结都消弭于无形，一点都不影响哺乳。

小指月说，爷爷，小小的菜瓜布是蔬菜之品，是丝瓜老熟后晒干留下的，怎么就能把她的乳痛肿痛治好呢？爷爷说，厨房里洗碗用什么呢？

小指月说，当然用菜瓜布了。爷爷说，如果不用菜瓜布呢？

小指月说，如果不用菜瓜布，碗壁上的油垢就不容易刷洗下来。爷爷又问，那急性乳腺炎，即乳痛，它形成的机制是什么？

小指月说，一般局部红肿热痛，是气凝其痰火，经脉不通。爷爷说，这痰火像不像碗筷锅盆上的油垢？小指月点点头。

爷爷接着说，这局部红肿疼痛，气机凝滞，是不是由于经脉不通呢？小指月又点点头。爷爷又说，所以用一味丝瓜络，也就是厨房里用的菜瓜布，可以畅通经络，洗涤脉络上的痰垢，这样气凝症状得以解散，痰火垢积又能被洗刷下来，局部乳房还会痛吗？壅肿之处的痰火还会留在那里吗？

小指月豁然大悟，说，爷爷，这么平常的一味果蔬之药，我居然没有放到日常生活之中来领悟。一直都在背诵着《本草再新》里说的，丝瓜络通经络，和血脉，化痰顺气，却始终未能领悟里面的真谛。今天一下子全明白了，原来这丝瓜络是这样解除壅肿毒热的啊！

《本草便读》记载，丝瓜络，入经络，解邪热。热除则风去，络中津液不致结合而为痰，变成肿毒诸症，故云解毒耳。

爷爷说，那你怎么明白的呢？小指月说，这丝瓜络通经络，和血脉，就是刷碗的动作，它能化痰顺气，清热化痰，就是把碗筷上的油垢刷下来之象，这样经络通畅，浊阴下降，何患乳房胀痛不止，何患炎症不消？

爷爷点点头说，没错，领悟药理要懂得回归到生活中去。世事洞明皆学问，人情练达即文章。医道不在高高山顶立，而在日常生活里。

然后小指月在小笔记本上记道：

《偏方奇效闻见录》记载，1963年6月13日，王学光同志来寓谈急性乳腺炎自验方，丝瓜络15克，烧灰存性，醪糟送下，如无，黄酒亦可。此为一次量，服二三次可愈。急性乳腺炎初期效果最好。王并云以此法治其爱人乳腺炎，3日愈。

◎二络散治岔气伤

有个小伙子踢足球时被撞伤了，胸胀，有时呼吸都有些痛。家人很担忧，便带他到医院拍片，既无骨折，也无出血，更没有血肿。找不到病灶就没法下药。检查不出问题，为什么孩子老是呼吸不畅，胸胁胀痛呢？他们来到竹篱茅舍。

爷爷说，生病有两种情况，一种是有形的包块、折伤、血肿，可以通过高科技的仪器扫描检查出来。小指月又问，另一种呢？爷爷说，另一种是无形的气聚。

这家人问，无形的气聚是什么呢？爷爷说，就像你能够感觉到空气的存在，但是你却看不到空气一样。这家人好像还有些不太明白。

爷爷接着说，比如你和别人吵架，吵得厉害的话，就会岔气，这些离经之气不能回归经络，在络脉外面就会结成气肿，所以很多吵架的人都有体会，吵完架后胸胁胀满，饮食不入，好像气饱了一样，说白了就是岔气胀满。

这时他家人终于明白了。爷爷说，中医可以通过调理无形的气郁，疏通其气机，引气归经络，则胸胁胀痛消除。

然后爷爷便给他用了岔气散，很简单，由丝瓜络和橘络两味药组成。这小伙子吃了两天岔气散，又生龙活虎了，跑去踢足球了。而且还从爷爷这里要了不少岔气散，因为他的球友反馈说，这岔气散虽然很平和，吃起来居然比那些药酒、活络油都管用。

小指月说，爷爷，为什么橘络、丝瓜络能治疗跌仆损伤岔气呢？

爷爷笑笑说，指月，你可千万别小瞧此二络，这两味药虽平和，却能通达人体细小经络。人体微循环特别重要，身体堵塞也是这些细小络脉微循环先出现障碍，所以《内经》说，善治者治皮毛，治疾病之萌芽。而这二络岔气散就是专作用于细小络脉、三焦网膜的。人体的皮毛又是末梢神经分布最多之处，所以在很多疾病的治疗中，加入这两味药，修复细小脉络，使气血能量对流顺畅，就能够祛除疾病于无形。

小指月说，为什么爷爷喜欢在逍遥散里加二络岔气散呢？爷爷说，如果是长期气郁易怒，导致肝主疏泄失常，气脉紊乱，这时在逍遥散里加入二络岔气散，便有神来之笔，如画龙点睛。你别以为这两味药只是治疗外伤岔气，其实像车祸、跌打损伤还是比较少的，内伤情志、喜怒不节导致的岔气伤却更多，这就是为何生一次气，整天都疲劳，甚至好几天都恢复不过来。

小指月说，为什么现在很多人都喊累，吃了那么多的营养，也不觉得精神？爷爷说，这就是岔气的道理。岔气就像皮球漏气、水桶漏水、油箱漏油一样，如果不把漏洞修补好，怎么装都很难装满。

小指月笑笑说，爷爷，我明白了。你不用补益药，却用这逍遥岔气汤，帮助很多人恢复了健康，他们用药后都反馈说气顺了，火小了，烦消了，人精神了。

爷爷说，这里头还有很深刻的道理，你以后要亲自去体会琢磨。只有尝过岔气的味道，你才能够体会用活这逍遥岔气汤。学问之道，不在于口说，而在于躬行。医学之道，既重于理论，更重于实践体会。

随后小指月在小笔记本中记道：

丝瓜络治胸胁岔气伤，亦治岔气腰痛。

33、五加皮

◎五加皮散治疗小儿发育迟缓

《神农本草经》记载，五加皮主心腹疝气，腹痛，益气疗躄，小儿不能行，疽疮阴蚀。

有个三四岁的小孩，还不会走路，家人非常担心，到处找医生，没少吃药，到了五岁，还是老样子。

爷爷说，以前吃过什么药呢？他父母说，吃过钙片、维生素，补过各种营养，还吃了六味地黄丸。

爷爷看这孩子脑袋小，眼珠子也不够乌黑，便说，这孩子先天肾气不足。指月说，是不是肾主腰脚，主发育生殖，肾气不足，所以发育不良？

他父母说，老先生看得真准，我这孩子早产两个月，剖宫产。爷爷说，难怪孩子先天不足，回去给他用五加皮散，看看能不能让他的身体有所恢复。

小指月说，什么是五加皮散呢？爷爷说，五加皮散，专治小儿发育迟缓。北京著名中医蒲辅周生前曾用五加皮配合他药治疗小儿行迟，方为：五加皮五钱，川牛膝二钱半，香木瓜二钱半，共为末，每服五分，米汤入酒二三滴调服，有效。

这父母回去就按照老先生说的，依法服用五加皮散。孩子吃了一个多月，头发乌黑，眼神炯炯，走路也比以前稍好点了。吃到三个多月的时候，孩子居然可以正常行走了。

这父母高兴得难以言语，到竹篱茅舍来送锦旗，说，老先生真是妙手回春，华佗再世。爷爷把锦旗卷起来，藏在墙角里面。

小指月说，为什么不把锦旗挂起来呢？爷爷说，名利就像风一样，吹一下会觉得凉爽，可天天吹，吹多了，却会得"伤寒"。小指月愣了，不知道爷爷话里藏了什么玄机。

爷爷对这父母说，我不是神医，治你孩子的病是偶尔治好，用的药也不是我发明的，在古籍中早就有记载，我只是把古人的经验搜出来给你们用而已，我所做的工作不过就是搜索引擎而已。

随后爷爷便把《保婴撮要》拿出来，翻到治疗小儿行迟的那一页，只见上面记载有五加皮散治四五岁不能行，真五加皮、川牛膝（酒浸二日）、木瓜（干）各等份，上为末，每服二钱，空心米汤调下，一日二服，服后再用好酒半盏与儿饮之，仍量儿大小。

小指月笑笑说，还是爷爷读书多，书读多了，就见识广，见识一广，碰到疑难杂病就有思路，所以见病不能治，皆因少读书。看来思路不够开阔，就要多读书，多钻研古籍啊！

◎比金玉满车还贵重的五加皮

爷爷泡了一坛五加皮酒，一打开盖，香飘四溢，整个竹篱茅舍都弥漫在酒香里，连平时不爱喝酒的小指月闻着酒香，也想喝一杯。

爷爷说，五加皮酒乃药酒中极品，不仅药味不浓，反而甘香可口，这五加皮堪称是天生做酒的最好材料，用它泡酒，药气和酒味相得益彰，味美益人。

小指月说，为何五加皮那么得古代医家的认可呢？爷爷说，俗谚流传，宁得五加一把，不要金玉满车。小指月说，这是什么道理？

爷爷说，你可别小看这五加皮酒，它不仅舒筋通络，驱逐风湿，更能够补益腰肾，壮骨填精，既有助于生儿育女，更能够延年益寿。所以古代保健养生酒必用五加皮，助人生儿育女药酒方也往往离不开五加皮，你说这延年益寿和生儿育女，是不是金玉满车都买不回来啊？

听爷爷这么说，小指月忍不住倒了一杯，就往嘴里灌，真是甘香可口，没有厚重难闻的药味。爷爷说，经常爬山采药或者干活劳累的人，少量服用后，可以提高身体耐力，强大精气神。

小指月说，爷爷，这五加皮为什么这么厉害？药书里说，它第一治风湿，第二可以补肝肾，第三还可以除湿气脚肿。

爷爷说，指月啊，这五加皮天生就是符合道的。小指月说，符合道？

爷爷说，真正的道，就是新陈代谢，推陈出新，出入平衡，升降有序。小指月说，爷爷，这五加皮怎么能够推陈出新呢？不是说大黄才推陈出新吗？

爷爷说，大黄是以推陈为主，浊去新生，而五加皮不同，虽然它是一味药，但既能壮腰肾筋骨，以养其真，补益肝肾，又能以它辛温发散之性，驱逐风湿达表，以顺其性，把风寒湿邪气赶到皮毛外面去；更重要的是体内有多余的浊水，导致肿胀脚气，它还可以除湿利水，导浊下行，对于小便不利、水肿，它都可以把体内多余的水气排出体外，这是降其浊。

小指月豁然大悟，说，爷爷，一味药养其真，补足真元后，发动气机，再顺其性，把邪气从肌表发出去，然后还可以降其浊，把身体的代谢产物通过浊水从膀胱、小便排出来，这样的药物真是符合一气周流的道。

经爷爷这么一解释，小指月一下子把五加皮祛风湿治痹痛、补肝肾强筋骨以及利水湿除脚气三大功用牢记于心。这一理顺思路，小指月一辈子都忘不了。

爷爷说，指月，古代纯种五加皮越来越少了，现代很多时候用的都是代替品，所以功效大不如前，甚至还分为南五加、北五加，你得分清。其中北五加有小毒，不可久服。

◎筋骨劳损要少透支

有一对夫妻，男的腰酸疼痛，女的膝盖不利索，上下楼梯乏力，经常冷痛。

爷爷说，指月，腰的问题出现在哪里？指月说，腰为肾之府。

爷爷说，就用五加皮加杜仲治腰痛，取杜仲入腰肢。小指月说，那膝盖呢？

爷爷说，膝上加牛膝，非牛膝不到膝，就用五加皮配牛膝，再加点当归，补血圣药，直入膝盖，养精和血，治疗膝痹。小指月说，为什么当归能引药至膝呢？

　　爷爷说，膝归何脏所主？小指月说，膝为筋之府，肝主筋。

　　爷爷说，所以肝血足不足，应该直接反映在膝盖上。小指月说，我明白了，爷爷。当归补肝血，为妇人圣药，妇人以肝为先天。当归质润，入肝，可以给膝盖上点油，使膝盖润滑，屈伸利索，难怪爷爷治疗膝盖病总是加当归和牛膝。

　　爷爷笑笑说，药尽三分力，养生七分功。这药虽然不错，但未必能根治疾病。

　　这对夫妇异口同声地问，不能根治疾病，那吃药干什么呢？爷爷笑笑说，吃药是减轻病苦，但根治疾病还得靠你们自己，你们才是自己身体的主人。

　　这对夫妇说，我们又不是医生，怎么靠我们自己呢？爷爷说，病不是凭空生的，病只是饮食生活、情志喜怒出了问题的反馈。

　　这对夫妇说，那我们该怎么做呢？爷爷说，凡是筋骨出问题的，不管是腰酸、腰椎问题，还是膝盖屈伸不利，或者颈椎病、肩周问题，但凡涉及筋骨的，都要少房劳、少熬夜、少用眼。

　　这对夫妇马上意识到自己的问题，要么熬夜，要么追着连续剧看，要么房劳太过，所以虽然还不算老，这腰膝筋骨病便提前到来。

　　爷爷说，疾病不是在催你们吃药，而是提醒你们不要过用身体，要多休息。这对夫妻点了点头，然后各自拿药回去，腰痛的吃了五加皮加杜仲就减轻了；膝关节不利索的，吃了五加皮加牛膝、当归也好转了。

　　如果不从生活中去调整，不要说两三味药，就算是二三十味药，也难以把亏虚的身体纠正过来。一个善于用药的医者，必然善于养生，因为只有善于从日用生活中挖掘到病根，然后再配合药物，才能真正标本兼治。

　　随后爷爷说，指月啊，如果善用引药，可以拽着五加皮的药性周身跑。

　　小指月说，颈椎劳损呢？爷爷说，五加皮加葛根。

　　小指月说，肩周疲劳酸痛呢？爷爷说，五加皮加桑枝或桂枝。

　　小指月又说，背部疼痛呢？爷爷说，五加皮加姜黄。

　　小指月又说，爷爷，什么时候选用五加皮最佳呢？爷爷说，生病起于过用，大凡疾病，因为疲劳过度，透支精血厉害的，五加皮可以补肝肾、强筋骨、助精血，都可以随证加入，不过服药期间要多休息，少透支。

　　然后小指月在小笔记本中记道：

　　《卫生家宝方》记载，五加皮散治腰痛，五加皮、杜仲（炒）等份，为末，酒糊丸如梧桐子大，每服三十丸，温酒下。

《外科大成》记载，五加皮酒治鹤膝风，五加皮八两，当归五两，牛膝四两，无灰酒一斗，煮三炷香，日二服，以醺为度。

34、桑寄生

◎牢牢系住肾气的桑寄生

《药性论》记载，桑寄生能令胎牢固，主怀妊漏血不止。

竹篱茅舍外面，一棵桑树上爬满了寄生。爷爷说，这是长在桑树上的寄生，称为桑寄生。如果长在杉树上，就叫杉寄生。如果长在槲树上，就称为槲寄生。

小指月看这寄生看得出神，世上居然有这种药，脱离地气，在树上环绕成长。

爷爷说，桑寄生这种形象，如子系母腹，故有安胎圣药之称。小指月说，难怪张锡纯《医学衷中参西录》中有个寿胎丸，由桑寄生、续断配合菟丝子、阿胶四味药组成，既治疗崩漏下血，也治疗孕妇胎动不安或习惯性流产。

爷爷说，这桑寄生取一个牢固的系住肾气之象，所以对于肾虚胎动不安有效，或者肾气不固崩漏下血也有效。小指月说，《杨氏护命方》中有单味桑寄生散，治疗丹田元气亏虚下血，或者下血后元气更加维续无力。原来就是这个道理。

爷爷说，肾不仅维续下焦，能够固纳精血，它还主藏精，所以肾精不固，肝阳便会上亢，维续不住，这时用桑寄生，取它系于树上之象，可以把虚风内动上亢之眩晕收系下来，这桑寄生能加强肾主纳气的功能。

小指月说，爷爷，你这么一说，我就明白了。治疗高血压眩晕耳鸣的天麻钩藤饮用的就是桑寄生，以前想不透，为什么那么多的补肾药里，古人唯独要选择杜仲、桑寄生、牛膝之品来治疗肝阳上亢呢？爷爷说，你现在想明白了吗？

小指月说，总算明白了，寄生牢系于树上，能够让虚风内动上亢之象收于肾中，令其稳固系牢。爷爷点点头，明显是赞许小指月触类旁通的思维。

小指月又说，这杜仲和牛膝也各有其道。杜仲拗断可以拉丝，如藕断丝连，能够把上亢的肝阳下扯到肾中，使肝肾乙癸同源，联系更紧密，而不至于阴虚阳亢，相互分离。爷爷点点头说，所以治疗肾虚的高血压病人，纯用平肝之品，效果不理想，加进杜仲和桑寄生，效果就出来了。

小指月说，至于牛膝，它能引气、血、水下行，让上亢的肝阳平降下来。爷爷又说，指月啊，正因为这样，所以用单味桑寄生泡茶也可以平肝降压，治疗肝肾亏虚、虚风上亢引起的眩晕耳鸣。随后小指月在小笔记本中记道：

《杨氏护命方》记载，治下血止后，但觉丹田元气虚乏，腰膝沉重少力，桑寄生为末，每服一钱，非时白汤点服。

安徽名老中医龚士澄经验，桑寄生有降血压和利尿作用，对血管硬化性高血压、原发性高血压均有效。我们体会本品尤其适用于肝肾阴虚、肝阳上亢之高血压。一次用桑寄生15克和怀牛膝10克，加入六味地黄丸内煎服，阴虚火炎于上者加入知柏地黄丸内煎服。

◎有助发育长高的民间经验

《神农本草经》记载，桑寄生主腰痛，小儿背强，痈肿，安胎，充肌肤，坚发齿，长须眉。

有个高中生，好像没发育好，身材矮小，比同龄人矮一头。

他家人说，读初中时是这个样子，读高中时还是这个样子，会不会学习压力大，才导致身体发育不好呢？爷爷说，身体要强壮发育，一方面靠饮食或药物，另一方面要靠运动锻炼。

他父母说，这孩子最差的就是体育，最不爱的就是运动。小指月心想，难怪脑袋大，身体小。爷爷说，只有爱运动的人，才能够通过劳逸结合，让身体和心智平衡发展。可不能只顾着苦其心志读书，而不劳其筋骨，锻炼身体啊！

他父母说，看来我们太溺爱孩子了，家务活从来都不让他干。爷爷笑笑说，你们别以为给孩子铺好路，只让他读书就能有出息。不提高他的动手能力，让他懂得如何去生活，那他永远长不大。

随后爷爷叫他们回去买桑寄生煲汤喝，这孩子喝了几次，居然整个人都变了，喉结也出来了，声音也由娇嫩变为厚重，有点大人样了。一个月后明显长高了，究竟是正赶上发育，还是中药的作用呢？

爷爷说，它们都有作用，对于正在发育阶段，却苦于长不高的，中药可以启发他的肾气，提高他肾主生殖的能力，助他强壮长高一臂之力。

小指月说，爷爷，那么多平补肾气的药，为什么启发肾气，提高肾主生殖能力，你唯独选择寄生呢？书籍里也没有记载用桑寄生来帮助孩子发育啊？

爷爷笑笑说，世上的学问不都尽载于名家典籍之中，这是千百年来民间老百姓之间代代相传的一种经验。小指月说，什么经验呢？

爷爷说，就像种庄稼，在庄稼拔节长得最快的时候，那时肥料一定要足，庄稼就会拔高。对于人来说也是一样，发育一辈子就那么一次，在十五六岁时，身体长高、声音变化最明显，这时就要给他下点肥料。发育最需要的是长筋骨，而筋骨又归肝肾所管，所以补益肝肾之品，就是身体发育拔节最好的肥料。

小指月说，原来是这样，那为什么不选择杜仲呢？爷爷说，杜仲也有效果，不过杜仲树不是每个地方都有，但桑树、杉树却每个地方都有，并且桑树、杉树上容易长寄生，这些寄生可以快速地补肝肾、强筋骨、壮腰膝、助拔节。

等你到了十五六岁，身体发育的黄金时段，到时也需要喝几次这桑寄生煲的汤。不管身体需不需要，在民间都有这个习惯。那些有点中医文化的家庭，都懂得在孩子生长发育最快的时候，用桑寄生煲汤，以助一臂之力，发育就会更协调快速。

小指月说，听爷爷这么一讲，我便明白了《神农本草经》讲桑寄生主腰痛，又能充肌肤，坚发齿，长须眉。这段话明显就是告诉我们，腰肾不给力，桑寄生可以帮助你，通过让你的腰肾强大，进而生殖发育功能加强，经脉、血肉、皮肤、毛发纷纷随着强盛，这就叫充肌肤，坚发齿，长须眉。所以爷爷给那高中生用了桑寄生后，就等于给他的发育加了催化剂，因势利导，顺其性，让他长高变强。

◎桑寄生能通调血脉

有个卖水果的妇人，早上经常要去批发市场，风雨不断，有时衣服被淋湿了，还要把水果卖完才回家，这样经常腰背酸痛，关节麻痹，后来还心慌心悸，医院检查是风湿性心脏病，开了不少祛风湿、通经脉、强心的药，但还是心慌。

爷爷看方子，是黄芪桂枝五物汤，补气强心活血，大的思路没有错，便在里面加了30克桑寄生。这样又吃了3剂药，心慌心悸明显好转，以前每天都要发作好几次，现在好几天才偶有心慌不适。爷爷说，继续服用这汤药，心慌就消失了。

小指月说，爷爷，桑寄生怎么能治风湿性心脏病呢？它不是补肝肾的药吗？

爷爷笑笑说，桑寄生确实能补益肝肾，它还有一个作用鲜为人知，那就是《本经逢原》中提到的，桑寄生还可以通调血脉。所以它是治疗心脉为风寒湿痹阻的重要药物。

小指月说，治风先治血，血行风自灭。桑寄生能够通调血脉，倒还是第一次听说。爷爷说，风湿性心脏病，第一，有正气不足，桑寄生可以补肝肾，久病及肾，把肾强大起来，就是在固护正气。

第二，血脉被风湿痹阻，不通则痛，则心慌心悸。桑寄生寄生在桑树上，善于旋转，属于藤条，像这些藤条旋转之物，都能够通经脉，利气血，所以能够改善血脉痹阻的症状。这就是治风先治血，血行风自灭。

第三，桑寄生本身能祛风湿，风湿从肌表内舍血脉筋骨，桑寄生能够从血脉筋骨里把风湿拔出去。

小指月点点头说，原来一味桑寄生之所以能成为风湿性心脏病，乃至心律失常的良药，是因为它本身符合这种疾病的病机。随后小指月在小笔记本中写道：

云南省名中医罗铨教授积 40 年临床经验，用桑寄生治疗心律失常，屡获效验。

（1）风湿性心脏病心律失常：涂某，女，34 岁。病人有风湿性心脏病史 10 余年。1 周前感冒后出现心慌，喘促不能平卧，双下肢水肿，小便短少，神疲乏力，舌质淡，苔薄白，脉结代。心电图示：心房颤动伴频发室性早搏。辨证为气虚血瘀、水湿内停。治以益气活血、利水化湿。处方：黄芪 30 克，西洋参 15 克，鸡血藤 15 克，血竭 6 克，五加皮 10 克，丹参 15 克，红花 10 克，车前子 15 克，琥珀末 3 克，甘草 10 克。服上方 3 剂后，小便量增加，喘促明显好转，但心慌不减，心电图检查结果同前。上方去琥珀末，加桑寄生 30 克，又服 3 剂后，心慌明显好转，心电图检查室性早搏已减为偶发，再进 3 剂后，室性早搏消失。

（2）冠心病心律失常：靳某，男，61 岁。因阵发性心慌、胸闷痛反复发作 5 年，再发 3 天就诊。病人心慌胸痛，遇劳则发，神疲乏力，口干，汗多，自服心律平等药，症状未缓解，舌质暗，苔薄白，脉沉细结代。既往有冠心病史 5 年。心电图检查示：频发房性早搏，部分导联 ST 段改变。辨证为气虚血瘀型胸痹，给予益气活血治疗。处方：太子参 30 克，麦冬 15 克，五味子 10 克，当归 15 克，川芎 10 克，赤芍 15 克，黄芪 30 克，丹参 15 克，桑寄生 30 克，甘草 10 克。服 3 剂后，心慌胸闷明显好转，服 6 剂后，心慌症状消失，复查心电图早搏消失。此后每周服 2 剂，连服 1 个月后停药，随访 1 年，心慌胸痛未再发作。

（3）更年期综合征心律失常：杨某，女，52 岁。因阵发性心慌反复发作 2 年，曾在多家医院住院治疗，均诊断为心脏自主神经功能紊乱，长期服用中西药治疗，未见显效。刻下：阵发性心慌，腰酸，耳鸣，烦躁易怒，少眠多梦，舌质红，苔薄白，脉弦细。心电图示：频发室性早搏。辨证为肝肾阴虚之心悸，给知柏地黄汤加味以滋阴降火、安神定悸。处方：知母 10 克，焦黄柏 10 克，生地黄 15 克，茯苓 15 克，泽泻 15 克，牡丹皮 15 克，山茱萸 15 克，山药 15 克，琥珀末 3 克，酸枣仁 20 克，炙远志 10 克，甘草 10 克。服药 3 剂后，腰酸、耳鸣及夜眠明显改善，但心悸未减轻。上方加桑寄生 30 克，再服 3 剂后，心慌发作次数明显减少，又进 5 剂后，心慌症状消失，复查心电图已正常。

◎桑寄生拾珍

郭成林经验　桑寄生擅治久咳

桑寄生治疗久咳是郭氏在临床上偶然所得。王某，女，36 岁。平素体质较弱，因感冒咳嗽，用抗生素治疗 10 余日未愈而求治于中医。病人痰黄而少，难以咳出，口渴，舌苔薄黄，脉数。治以清热化痰止咳。服药 10 剂，效果不佳。后因病人腰痛，在原方基础上加入桑寄生一味，药后不但腰痛好转，咳嗽亦明显减轻。效不更方，继用 3 剂而愈。此后每遇久咳病人，在随证方药中加入桑寄生一味，每获良效。

指月按：久病伤肾，咳嗽日久，必劳伤肾气，此为母病及子，金病伤水。桑寄生平补肝肾，加强金水间联系，正如网络一样，沟通上下，寄生于树上。所以对久咳、腰酸腰痛者有良效。

35. 狗脊

◎善治腰脊的狗脊

《神农本草经》记载，狗脊味苦平，主腰背强，关机缓急，周痹，寒湿膝痛，颇利老人。

《内经》说，腰者肾之府，转摇不能，肾将惫矣。

若人向老，下元先衰。爷爷说，一个人衰老的时候，是从下面先看出来的。

小指月说，怎么看出来的？爷爷说，腰脚没力，屈伸不利，下肢冰凉怕冷，或者夜尿频多。

小指月说，为什么从下面开始老呢？爷爷说，竹从叶上枯，人从脚下老。

小指月说，那怎么抗衰防老呢？爷爷说，天天百步走，药铺不用找。

有个退休的老爷子，退休前工作压力虽然大，但却精神得很，干活不知疲累，可退休后啥事不干，天天待在那里看电视，养花，逗鸟。这样不到一年，腰背酸，夜尿也多，人老觉得疲乏没劲，没有精神。他便以为自己生病了，到医院检查，也没查出什么病，可人就是神疲乏力，弯腰都痛。他便找来竹篱茅舍。

爷爷说，人老了，要多活动。这老爷子说，好不容易退休，就想享享清福。

爷爷说，真正懂得生活的人，不以劳动为苦，反以劳动为福，不以休闲安逸为享清福，反以闲着没事干为苦。

这老爷子听后傻眼了，人这一辈子图个啥，奔波劳累，还不是为了生活好，既然生活好了，又何必没事再去找苦受呢！爷爷笑笑说，吃苦当吃补。

这老爷子更是不解，吃苦是累人的事，怎么当吃补呢？爷爷笑笑说，人活着为什么叫活着，活着活着，你不干活，怎么叫活着？

这老爷子听了，觉得确实有些道理。爷爷接着说，你家大门上的锁放个一年半载不用，那锁会怎么样呢？

老爷子说，当然生锈了，开起来肯定会不顺手。爷爷又说，你家的剪刀放在那里一年半载不用，那会怎么样呢？

老爷子说，剪刀是铁的，老是不用它，当然锈迹斑斑，剪东西也很费劲。

爷爷接着说，人的关节就像剪刀的那个枢纽，不经常活动，周围就容易有体锈，人的体锈就是各类骨垢、瘀血、气滞、水饮、痰浊，它们就像剪刀的铁锈一样，堵塞在哪里，哪里就痛，活动就会不利索。堵塞在膝盖，膝盖上下楼梯就屈伸不利。堵塞在腰背，这腰背上下俯仰都非常辛苦。

老爷子毕竟是个文化人，听爷爷这么讲，便说，大夫，你说得对，那我该怎么办呢？爷爷说，活动活动，想活着就要运动，生命在于运动，每天都要花点时间散步，不用太过剧烈，使身体能够微微出汗，气通血活，何病之有！

老爷子说，我退休这大半年，确实很少出房，总爱坐在沙发上看电视，肚子明显感觉变大了，腿也越来越沉，原来是缺乏运动啊！

随后爷爷便跟指月说，开几味壮腰肾之品，辅助身体恢复。小指月便写了杜仲、五加皮。爷爷说，还可以加点木瓜。

小指月说，为什么呢？爷爷说，湿性趋下，腰膝不利，必须要把湿浊清除出去，肾气才补得起来。小指月点点头，把木瓜写上。

爷爷又说，再加一味金毛狗脊。一听这金毛狗脊的名，就知道它善于入人体腰脊，所以狗脊是治疗脊椎病变的主要引药，对于腰脊转摇不利、俯仰困难，帮助非常大。所以老年人劳累肾虚，腰膝不利，关节痛痹，便可加入一味狗脊。

《本草述》里说，狗脊能益肾气，若主辅得宜，使阳得达而阴得化，有何关节不利而风湿不愈乎？

老爷子便带药回去，只有四味药，水煎服，喝了一周，加上不看电视，多散步，腰痛就好了，本来转动屈伸不利，现在也灵活多了，晚上夜尿也少了。

随后小指月在小笔记本中写道：

《四川中药志》记载，治腰痛及小便过多，金毛狗脊、木瓜、五加皮、杜仲，水煎服。

36. 千年健

◎暖胃壮骨千年健酒

《本草正义》记载，千年健，今恒用之于宣通经络，祛风逐痹，颇有应验。盖气味皆厚，亦辛温走窜之作用也。

老年人最多的是老风湿和老胃病。这个老爷子，平时喜欢喝点小酒。

爷爷说，酒行血脉，仙家饮之。酒乱性情，佛家戒之。

小指月说，那当不当饮酒呢？爷爷说，凡事都有一个度，小饮暖身，大饮伤神，如果不是年老，气血虚衰，筋骨不利，还是少饮酒为妙。

小指月说，为什么呢？爷爷说，酒能够行气血，但它同时会代替你运行气血，所以长期饮酒，甚至嗜酒的人，很容易疲乏，没有酒就不行，这样依赖酒来行气血，就等于依赖别人的钱来过日子，毕竟非长久之计。

小指月说，那靠什么来活动气血呢？爷爷说，不靠酒，靠运动，运动人身气脉流。等到年老时，确实气血动力不足，才可以稍借药酒以温通身子。

这老爷子说，医生，我平时不喜欢吃药，就喜欢喝点小酒，你有没有办法，给我泡一罐药酒，既可以暖胃治胃痛，又可以让我的风湿关节痛少发作？

爷爷笑笑说，你这要求还真多，不过可以给你出个招，用一味千年健泡酒。

小指月说，爷爷，千年健，顾名思义就是让筋骨到老年仍然健壮，这味药不是祛风湿、强筋骨的药吗，怎么能治疗老胃病的胃寒痛呢？

爷爷说，千年健，不仅祛皮肉筋骨脉的风湿，它更能祛五脏六腑的风寒湿，所以内科杂病，或者筋骨肢节，风寒湿痹，皆可用之。小指月说，原来这样。

爷爷便引《本草纲目拾遗》说，千年健，壮筋骨，浸酒，止胃痛，酒磨服。这千年健有一股浓厚的香气，香能够行气止痛，所以对于老年人老寒腿、老胃痛，这千年健可谓是一举两得，再加上泡酒，酒行药势，酒通血脉，身体的脏腑经络痹痛很快就能够缓解。

果然这老爷子每天喝个小半杯千年健泡的酒后，胃部暖洋洋的，不再冷痛了，腰膝也温和了，麻痹冷痛之感尽消。随后小指月在小笔记本中记道：

对于千年健，大家熟知的功效是祛风湿、强筋骨，常用于治疗风寒湿痹，腰膝冷痛，下肢拘挛麻木，半身不遂等。但山东中医药大学王新陆教授经验，千年健还可以治疗胃寒疼痛，有行气活血、温胃止痛之功，尤其适用于素有胃病又兼见痹证病人。

37、雪莲花

◎善温化雪水积冷的神奇药物

《柑园小识》记载，雪莲生西藏，藏中积雪不消，暮春初夏，生于雪中，状如鸡冠，花叶逼肖，花高尺许，雌雄相并而生，雌者花圆，雄者花尖，色深红。又说，雪莲除冷痰寒积，助阳道，能补阳益阴，治一切寒证。

小指月说，爷爷，武侠小说都说天山雪莲不仅难得，而且普通人服用后能够大壮体力、耐力，是不是真的啊？爷爷笑笑说，指月，天山雪莲虽然有一定功效，但也不像小说里那么夸张，你要分清寒热温凉，对证用药，对身体才有好处。

小指月说，爷爷，这天山雪莲是凉的，还是热的呢？爷爷说，指月，它名字虽然叫雪莲，可是大热之品。《本草纲目拾遗》记载，天山雪莲，性大热，治一切寒症。所以身体沉寒痼冷，就像冰天雪地一样，服了天山雪莲，就像雪中送炭，一团阳火，令得周身寒积冷结冰消瓦解。如果身体是一派热火，服了天山雪莲，就像火上浇油，对身体有百害而无一利，所以并非人人都适合服用天山雪莲。

小指月说，爷爷见过雪莲花吗？爷爷说，当年游走西北时，有幸与牧民一起爬到陡峭的悬崖壁上，在积雪冰封的岩缝里采得一些雪莲花。天山雪莲从种子发芽到开花结籽，一般要三到五年。小指月说，要长这么久啊。

爷爷说，越高的山上面越是寒冷，越寒冷的地方生长的东西就越少，而且越缓慢。长在高山上的雪莲又比山下的药劲要强。你想想，高山终年积雪不化，一般的植物难以生长，在这种环境之下练就的本事，应该是什么呢？

小指月说，《草药歌诀》中提到，破积之药产高峰，这高峰上的草药应该能够破除顽积。爷爷说，关键是要看它性寒还是性热。如果是性热之品，像雪莲，它就能够破冷积冰积；如果是性寒之品，像蚤休那样，就可以破热积火积。这天山雪莲产于高原，是一种能温化雪水积冷的神奇药物。对于人体而言，你得去思考哪些病理产物属于积雪积冷之类，那么你才能够真正用好雪莲。

小指月说，看来辨其药物功用，还得明其寒热属性啊！

一老人哮喘，又有风湿性关节炎，双脉沉迟，晚上经常咳痰咳醒，关节痹痛。

爷爷说，指月啊，为什么晚上发作得厉害呢？小指月说，晚上阳气衰少，所以很多年老体衰的病痛都是晚上发作得厉害，比如哮喘、心绞痛、抽筋、咳嗽。

爷爷说，咳喘，关节痹痛，晚上发作厉害，你能够辨明它的寒热虚实吗？

小指月说，日咳三焦火，夜咳肺间寒。晚上咳喘得厉害，应该是肺部有沉寒痼冷，阳气不够。

爷爷又说，那他的关节又痹痛怕冷，这是怎么回事？小指月说，肺主治节。一般咳喘的病人，关节都不太好，连脏腑里头都有停痰留饮，关节里、经脉里就更容易有这些停痰留饮了，所以肺病就容易累及关节病。

爷爷接着又说，要定病性，是寒是热，就要问他的痰。

这老人说，我晚上咳痰一块块的，有时清稀如水，有时色白，像雪糕一样。

爷爷说，这是何种病性呢？小指月说，病机十九条里讲到，诸病水液，澄澈清冷，皆属于寒。

爷爷说，那该怎么办呢？小指月说，寒者热之。

爷爷接着说，行，那就用小青龙汤，加上一味雪莲花。

这老爷子喝完3剂药后，肺部如同有阳光，非常温和，咳冷痰也少了，关节也没那么痛了，晚上也没再因为关节痹痛而痛醒。

小指月说，爷爷，你用小青龙汤治他的咳喘可以理解，治疗他的风湿关节痛，这很少见啊。爷爷说，要明白脏腑经络关系，仲景的小青龙汤，不仅治疗寒痰留饮的肺咳喘，更能够医治寒痰冷积所致的关节痹痛，这叫肺主治节。通过治理冷积寒痰，不仅表面的咳喘会减轻，筋骨的痹痛也会好转，这叫异病同治。

小指月说，异的是病名，同的是痰饮冷积啊。

爷爷又叫这病人回去用雪莲花泡酒服用，这样风湿性关节炎发作就更少了。

小指月说，用雪莲花泡酒，是治疗风寒湿冷关节痹痛的极好的药酒方，爷爷以前为什么很少用啊？爷爷说，因为雪莲花很难搞到，你知道为什么雪莲花对这类寒痰冷积的风湿痹痛效果这么好吗？

小指月说，应该是道地药材，一般居于高原寒冷地带的人多风湿冷痹，而有一种病痛，就有一种药物对治之，所以高原就生产天山雪莲来帮助人们治疗风湿冷痹。爷爷点点头说，还有，你看这雪莲长在雪地里，其性大热，连周围的冰雪都能化掉，而不会覆盖，可见这雪莲有化积雪寒冷之功，以其性热也。对于人体而言，什么是积雪寒冷呢？小指月摇摇头。

爷爷说，你看病人吐清稀样痰水，或者白色胶结的顽痰，这些都是津液遇寒板结而成的冷积。我们把冷积痰饮看成冰雪，把雪莲花看成小太阳，不管留在肺中的痰饮引起的咳喘，还是留在关节里的冷积引起的痹痛，都可以利用雪莲花这股阳光热气，把它们纷纷气化、消融。再借助这雪莲酒，酒能行药势，畅血脉，无微不至，无处不到，可以迅速走进人体关节深处，把雪莲之热力带进去，便将寒痰冷积融化，再通过药酒流通气血之功，把这些积冷消融代谢掉。

小指月点点头说，原来是这样。随后他便在小笔记本中记道：

雪莲能除冷痰，以其性温热，所以不管寒饮在肺咳喘，在关节痹痛，在小腹痛经，都可以用这雪莲酒，如同纯阳融化积雪，寒饮挡道被散开，气血通畅，通则不痛。

38. 鹿衔草

◎动物的自疗本能

《医学入门》记载，鹿有疾，衔此草则瘥，又名薇衔。味苦平，微寒，无毒。主风湿痹痛痿蹶，惊痫吐舌，贼风鼠瘘，痈肿暴癥，逐水明目。岐伯治身热懈惰，汗出如浴，恶风少气，名酒风，以泽泻十分，薇衔五分，饭后服。

爷爷说，你知道鹿衔草的来由吗？小指月说，鹿都懂得去衔的草，这草有什么来由呢？

爷爷说，你看鹿是最善奔跑的，筋骨最好，它为什么衔此草，此草为何能强筋骨，祛风湿？小指月摇摇头，爷爷就跟指月开始讲鹿衔草的故事。

原来深山密林之中，常有野鹿群居，它们到繁衍的时节便会相互交配，交配完后有些雄鹿会因为虚脱而倒地，然后其他雌鹿便会四散而去。

小指月说，它们散去做什么呢？爷爷说，它们去找药啊。

小指月说，鹿里面也有医生，也会找药来治病吗？爷爷笑笑说，每种动物都有自疗的本能。小指月说，什么是动物自疗的本能呢？

爷爷说，自疗就是自己靠本能来治疗自己的疾病。就比如说热带雨林的猴子，它们和人一样，容易得疟疾，忽冷忽热，这时它们就会跑到金鸡纳树上，专门啃金鸡纳树皮吃，只需要吃几次，它们就不再怕冷怕热了，疟疾也好了。

小指月说，猴子这么厉害啊？爷爷说，所以我们人类向猴子学习，从金鸡纳树上提取了一种叫奎宁的药品，专门治疟疾，效果非常好。当时康熙皇帝得疟疾时，西方的传教士送来金鸡纳霜，吃了就好转了。

小指月说，看来人比动物更聪明啊！爷爷接着说，有些非洲大象难产，吃了这种树的叶子，很快就顺产了。小指月说，这么厉害？

爷爷说，当地的居民管这种树叫催生树，用这种树的叶子煮水喝，可以让妇女生小孩的时候，子宫收缩有力，生起小孩来更加有力量，而不会难产。

小指月听后耳目一新，他还不知道动物的自疗本能这么厉害。爷爷说，还有更厉害的，动物还会打针、接骨呢？小指月一愣，打针、接骨，不可能吧？

爷爷笑笑说，有一种水鸟，经常在水里啄食吃，容易得关节炎，当关节疼痛难忍的时候，它们就会到蚂蚁窝边，用翅膀去拍打蚂蚁，愤怒的蚂蚁就跑到鸟的身上去咬它，产生了一种蚁酸的物质，一旦注入这鸟体内，关节疼痛就能缓解，这种免费的动物注射使得水鸟又活动利索，关节恢复灵活了。

小指月愣了，动物还有这种智慧？爷爷说，人们学习这种办法，发明了现在非常出名的蜂针疗法，用小蜜蜂蜇刺红肿热痛关节，以毒攻毒，以痛治痛，关节痹痛很快就缓解了。

小指月说，爷爷，刚才说动物还会接骨，这是怎么回事？爷爷说，有一种水鸟，腿很长，容易骨折，当这种鸟一只腿骨折后，它便会用另一只没有受伤的腿跳到河里，先用嘴巴把骨折对接好，然后把草缠绕在骨折部位，再抹些泥巴，这泥巴干后就有些类似于医学的石膏固定。在一段时间内不要沾水，不久骨折就愈合了。等骨折愈合后，它又跑到水里把泥巴泡软去掉，腿又恢复了轻松自如。

这时指月不得不惊叹动物的神奇本能。爷爷说，还有更神奇的动物，它能够帮助人们发现抗生素呢。

小指月说，还有这种事？爷爷说，有啊。大猩猩得了肺炎，牙周炎，腮肿胀疼痛，便会跳到一种树上，平常它是最不爱吃这种树叶的，这时它居然专挑一些不老不嫩的树叶，狼吞虎咽地吞食起来。几天后，发热就退了，咳喘也消了，腮也不肿胀疼痛了。等炎症消退后，它就不再吃这种树叶了。

人们在这聪明的大猩猩指引下，去研究这种树叶，发现这种树叶里含有一种成分，抗菌功效非常厉害，而不老不嫩的叶子正是含这种成分最高的。人们便提取这种成分来抗菌消炎，效果非常好。小指月很为吃惊。

爷爷接着说，我们回过头来看这些鹿，它们去找什么药呢？

小指月说，难道去找鹿衔草？爷爷说，没错，不到片刻工夫，这些鹿都衔着一样的草回来了，把这些草放在雄鹿嘴边磨来蹭去，不久奇迹就出现了，这些脱力倒地的雄鹿居然慢慢睁开眼睛，醒了过来，之后又神采非常，精力充足。人们后来发现，这种草香气浓郁，确实有益肾补虚救急之功用。为了纪念这种草是鹿发现的，便取其名为鹿衔草，这种草可以治疗虚劳筋骨痿弱、风湿痹痛。

随后小指月在小笔记本中记道：

《陕西中草药》记载，治虚劳，鹿衔草一两，猪蹄一对，炖食。

《陕甘宁青中草药选》记载，治慢性风湿性关节炎、类风湿关节炎，鹿衔草、白术各四钱，泽泻三钱，水煎服。

《云南中医验方》记载，治肾虚五淋白浊，鹿衔草二两，水煎服。

◎膝三药

有个老爷子，膝关节屈伸不利，一上楼梯就痛，伸直了也痛，到医院一检查，是膝关节退行性病变。

爷爷说，急则治其标，先给他祛风除湿，用膝三药。随后小指月写了鹿衔草、透骨草、小伸筋草，便问爷爷，这一派祛风除湿的药，不用加些补益之品吗？

爷爷说，很多老年性腰膝痹痛是虚中夹实，实中夹虚，治疗还是要注重扶正祛邪。但病人如果脉势不弱，可以祛邪为主；如果脉势沉弱，那就要扶正为主。

小指月点点头说，有力无力辨虚实，我懂了。

爷爷又说，你回去要少吃鱼。这老爷子不解地问，我就是爱吃鱼，听说鱼的营养价值很高，所以我很少吃其他的肉。

爷爷说，鱼生痰生湿。中医不片面讲营养，讲吸收，能吸收的东西，能够炼化，那就是营养，吸收不了，生痰生湿，反而会引起气机阻滞，营养过剩而生病。何况腰膝风湿痹痛，本身属下半身疾患，湿邪趋下，就要少吃这些黏滑偏腻之品。

这老爷子点点头，回去就少吃鱼，再加上服了 5 剂膝三药，腰膝马上利索了。

爷爷说，如果能够喝点小酒更好，加到药里，吃完药后用被子盖住膝盖，让它微微发汗。这样风气去，湿气消，就能恢复腿脚轻便。

随后小指月在小笔记本中记道：

《滇南本草》记载，鹿衔草治筋骨疼痛，痰火之症，煎水酒服。

◎鹿衔草拾珍

汪明德经验 鹿衔草治暴崩

汪老师认为暴崩的病机每相类似，一般以气随血脱、瘀热夹杂为主，此时不必强调过细分型，当以止血截流为急务，在最短的时间内将出血止住，防止大出血引起休克等并发症。此型治疗要有特效药，治疗重症血崩，临床用鹿衔草汤：

鹿衔草60克，党参60克，益母草30克，生地榆30克，炮附子10克，加食醋1两与水同煎，每日2剂，昼三夜一服。鹿衔草汤是民间验方。鹿衔草止血效果颇佳，但量少无效，量过大有恐溶剂饱和之虞，故用60克为宜。

大出血往往气随血脱，且有形之血不能骤生，无形之气可以速固，益气药在大出血期间有减少出血量的作用。举元煎即用人参、黄芪、白术、升麻、甘草治疗血崩。益气药参、芪、术、草中尤以党参为佳，党参、鹿衔草合用，加大其量，止血作用更加明显。益母草化瘀止血固冲，加速子宫内膜剥脱，加强止血疗效。地榆尤善治下焦出血，以生用为佳，必须加醋同煎，否则效果明显下降。

指月按：党参补气，附子补阳，气阳两虚，血失其常，气阳固密，血不妄行。重用鹿衔草本身能止血，在民间素有鹿衔奇草、以疗金疮的传说。同时加醋煎服，能酸收气血，使不妄溢。

39．石楠叶

◎资粮草于盗寇

《本草纲目》记载，石楠叶为治风痹肾弱要药。今人绝不知用，识者亦少，盖由甄氏《药性论》有令阴痿之说也。殊不知服此药者，能令肾强，嗜欲之人借此放恣，以致痿弱，归咎于药，良可慨也。

有个病人腿脚不利索，阳痿。听人家说，用石楠叶泡酒，配合淫羊藿，可以壮阳祛风。刚开始喝，效果非常好。可没过一段日子，反而风湿痹痛更厉害，腿脚更无力。他便带着疑惑来问爷爷，这中药怎么越喝，阳痿越厉害呢？

爷爷说，中药不是助你纵欲的，而是帮你恢复身体的。这病人说，这壮阳酒不是壮阳的，拿来干什么？

爷爷说，壮阳和纵欲是两回事。把身体阳气壮起来，可以让周身百脉通畅，如果这时又借此纵欲，便虚劳痿弱得更厉害。你只知道归咎于药，不知道反思于人，这是很不智的行为啊！很多人就是这样，不服壮阳药还好，服后身体更差，不是壮阳药令人阳痿，而是服用后自我制约能力没有跟上去，反而纵欲更厉害，这样补一耗二，补二耗四，补四耗八，身体怎么能扛得住呢？

小指月点点头说，原来世人只看到补的一面，没看到消耗漏掉的一面。爷爷说，不把塘底修补好，注入多少水都会漏光。不节制欲望，补多少阳都会挥霍一空。你拿壮阳药来助长自己的欲望，就像把粮草送给敌人，把营养交给疾病，这样当然邪气日盛，正气日衰。故曰，非壮阳药之错也，乃人之过也。

这人听后，惭愧得低下了头。爷爷说，只有恬淡虚无，喝了药酒，身体才恢复得快；如果心浮气躁，服用后反而暗耗得更厉害。所以医生必须看人，不能随便开壮阳药，不然你想帮病人反而害了他。

◎青少年应该警惕

有个小伙子肌肤痒疹非常难治，到处治都治不好，搔哪痒哪。

小指月说，爷爷，难道皮肤病真的那么难治吗？爷爷说，难易相成，有时看似很难的东西，有了金钥匙后，就变得容易了。

小指月便说，这皮肤病的金钥匙在哪里呢？爷爷说，因人而异。

小指月一摸这小伙子的脉象，按常规年轻气盛，脉象应该搏指有力，沉取后劲十足，怎么这脉象摸起来，好像被掏空一样，沉取细弱，力道不足。指月第一时间便想到久病伤肾，像这种脉象一般要久虚劳损才有啊！

爷爷笑笑说，小伙子，不能手淫了，再手淫下去，下半身都是凉的啊！

这小伙子听了有些脸红。爷爷说，阳气发源于下焦，补充于中焦，开宣于上焦。当你手淫纵欲后，阳气从腰那里就漏走了，不能上到中焦，所以胃口差，身体疲倦，更不能宣发到上焦，所以难以熏肤、充身、泽毛。你不仅皮肤瘙痒，手脚容易凉，而且还有鼻炎、头痛怕风、腰酸腿沉。

这小伙子点点头。小指月马上明白爷爷所谓的金钥匙是什么，一旦抓住病机，随口说出来的话都是切中病人的要害啊！所以说，一些有经验的医生，凭察色按脉，就可以读出很多信息，就像有经验的侦探一样，到现场一看，就能够看出很多平常人看不出的蛛丝马迹。

爷爷说，你想治好自己的病吗？小伙子说，我当然想了。

爷爷说，你能戒掉手淫吗？小伙子犹豫了一下。爷爷说，如果断不了手淫，这病就断不了根，而且你鼻炎、头痛、怕冷的症状将来还要加重。

想到疾病的可怕，这小伙子说，医生，我知道了，我一定改过来。

随后爷爷就叫指月把石楠叶打成粉，让这小伙子回去用酒送服这药粉，也可以稍微用酒煎一下，酒得温则通行血脉之力更快速。

这小伙子喝了一周的石楠酒后，皮肤居然没有再瘙痒。人家说皮肤病不能喝酒，但爷爷却反其道而行之，用酒来温通血脉，助石楠叶把阳气从下焦往上往外敷布，使身体邪风之气得小汗而解，瘙痒即除。

爷爷说，如果不是他彻底戒掉手淫，这病不可能好得那么快。年轻人的很多问题都是出现在色这里，所以孔子在《论语》里讲，人年少，戒之在色。色这一关如果控制不好，纵然才高八斗，终将庸碌无为。即使先天占尽优势，后天也会像伤仲永那样江郎才尽。才华耗尽只是一方面，带来无尽的病痛，才是更可悲的。所以青少年不能过早接触色方面的不当知识，更不能养成手淫的习惯。

随后小指月在小笔记本中记道：

《圣济总录》记载，石楠酒治风癫疹经旬不解，石楠叶（去粗茎，生用）三两，捣罗为末，每服半钱至一钱匕，用酒三合，煎一沸，空心温服。

40. 藿香

◎霍乱吐泻最要之药

《本草图经》记载，藿香治脾胃呕逆，为最要之药。

夏季很多人都贪凉饮冷。爷爷说，夏季要少吃生冷瓜果，少喝凉水。

小指月说，爷爷，夏季这么热，按道理应该吃凉冷的啊，怎么反而要少吃呢？

爷爷说，指月，你看夏天的井水与冬天比，怎么样？小指月说，夏天的井水比较凉，冬天的井水反而比较温，不知道是什么道理？

爷爷说，夏天阳气都往外面发散，所以里面偏于凉冷，故曰夏食姜；而冬天阳气往里面收藏，所以里面容易有积热，故曰冬吃萝卜。小指月说，冬吃萝卜夏吃姜，不劳医生开处方，原来是这样来的。

爷爷说，所以《内经》讲，春夏养阳，秋冬养阴。小指月说，爷爷，原来是按照天地规律来养生，春夏少吃生冷，以免伤阳，我明白了。

有个小伙子，天气闷热，把冰冻啤酒当水灌，喝了两天后，又吃了几片西瓜，就上吐下泻，不想吃东西，还鼻塞，怕风冷。到医院里打了两天吊瓶，胃口更差，吃点东西都想吐。不得已便找来竹篱茅舍。

爷爷说，不是所有的感冒都适合打吊瓶，对于热毒性的，打吊瓶有一定效果，可以消炎抗菌，可对于像你这种寒湿性的胃肠感冒，打点滴效果一般不太好，越打身体越沉重，胃口越不开。这小伙子说，是啊，大夫，你怎么知道的？

爷爷说，你舌苔白腻，体湿重，湿性重浊，伤于湿，头如裹。本身伤于寒湿，已经满天云雨了，然后又在体内加上几场雨，不断打点滴，就水漫金山了。

小指月说，那该怎么办呢？爷爷说，要选择一味既可以发散寒湿，又可以和中止呕的药。小指月说，那就非藿香莫属了。

爷爷点点头说，没错，就用藿香。这藿香是暑湿寒中引起的脾胃吐逆特效之药。此药善入中焦，拨乱反正，治疗湿浊霍乱，又善于宣发走表，以其芳香之气，能够助中州清阳出于上窍，以解寒湿外束肌表，故藿香既有震动清阳之妙，又有化解湿浊之巧，对于湿浊为患者，堪称不二良药。

小指月便写了藿香。爷爷说，还得加点陈皮，调和中州，这叫藿陈散，专门豁除陈旧湿浊，拨乱反正，以愈霍乱吐泻。

随后这小伙子吃了一次藿陈散，胸闷呕吐之感随之消失，第二剂下去，胃口就开了，身体很快就恢复正常了。随后小指月在小笔记本中写道：

《百一选方》记载，回生散治霍乱吐泻，陈皮（去白）、藿香叶（去土）等份，每服五钱，水一盏半，煎至七分，温服，不拘时候。

◎ 水土不服怎么办

《药品化义》记载，藿香，其气芳香，善行胃气，以此调中治呕吐霍乱，以此快气除秽恶痞闷。且香能和合五脏，若脾胃不和，用之助胃而进饮食，有醒脾开胃之功。辛能通利九窍，若岚瘴时疫用之，不使外邪内侵，有主持正气之力。凡诸气药，独此体轻性温，大能卫气，专养肺胃。但叶属阳，为发生之物，其性锐而香散，不宜多服。

水土不服怎么办？高考后很多孩子都要到外面城市去上大学。有位母亲带着她的孩子前来竹篱茅舍说，老先生，我担心孩子在外面吃东西，身体不适应。

爷爷说，为什么呢？这妇人说，我孩子向来肠胃不好，带他到外面旅行都晕车，吃不惯外面的食物，稍微吃不好就拉肚子，现在孩子要到外面读书，我真担心他的身体啊！

爷爷笑笑说，人生不满百，常怀千岁忧。你真有担不完的心啊。儿孙自有儿孙福，你操完儿子的心还有孙子啊，你要让孩子学会自立，不能老是庇护他。

是啊，现在的很多父母都不让孩子干活，只叫他们安心读书，所以上了大学还不大会自理的孩子到处都是，父母的操心也是他们自己一手缔造的。

爷爷指着竹篱茅舍窗外的那群小鸡，小指月也往外看，发现母鸡居然去啄自己的小鸡，好像要赶走它们一样。

爷爷说，当小鸡稍微能够自己啄食时，母鸡就不再给它们找食物了，即使小鸡想要跟在母鸡后面找东西吃，母鸡也不愿意了，要把它们啄出去，不然它们就没办法真正养成独立的能力，在这个弱肉强食的环境下，就很有可能被淘汰，所以母鸡必须忍痛割爱。只要小鸡稍微懂得自理，就绝对不再喂养它们了，这样小鸡才成长得快。这母亲听后，若有所思。

爷爷说，你再养你孩子十年，他也不会自理。慈母多败儿就是这个道理。你早让他去撑起一片天，他早就能独当一面了，所以穷人的孩子早当家，父母少操心。这母亲听后点点头。

然后爷爷说，你的孩子体内水湿比较重，平时缺乏运动，又喜欢喝冷饮，所以容易水饮发动，头目眩晕，坐车容易晕车，到异地容易水土不服。

这母亲说，那该做什么准备呢？爷爷说，很简单，坐车之前喝点藿香正气水，身上带些藿香正气胶囊，到了学校，胃肠稍微不舒服，或吃错东西时，或感到水土不服，就吃点藿香正气胶囊，然后再注意清淡饮食，身体不适很快就过去了。

小指月想不到藿香正气胶囊还有这种作用，可以治疗水土不服或容易晕车。

这孩子按照老先生交代的，果然很少晕车，也很少水土不服了。原来藿香正气散可以辟秽化浊，和中悦脾，专治感受山岚瘴气，水土不服。

然后小指月在小笔记本上记道：

20世纪70年代，在澳大利亚有一个金矿主，非常有钱。他有一次去欧洲旅游，患了胃肠感冒。感冒高热，在欧洲治疗的方法就是打吊瓶，但是打了吊瓶，他的病情却越来越严重了。在西医束手无策的时候，恰巧有一个跟他住在同一所医院的台湾游客，让他喝藿香正气水。没有办法的澳大利亚人就喝了藿香正气水，令他没有想到的是，他的病竟然很快就好了。回到澳大利亚以后，这个金矿主就在自己的报纸上说，中医太厉害了。这也大大推动了中医在澳大利亚的发展。到今天为止，澳大利亚是全球最认可中医的国家之一。

如果日常生活中碰到这种感冒，就是湿气特别重的时候又感染寒邪了，一定要考虑用藿香正气水。具体运用时要分情况而定，以呕吐为主的胃肠感冒，服用藿香正气水；以拉肚子为主的时候，就可以用藿香正气丸或藿香正气胶囊。藿香正气水喝后就可以止呕，而藿香正气丸是往下走的，对肠道部位起作用，能止腹泻。（摘自罗大伦《家中有本草，健康无烦恼》）

◎空调综合征

《时病论》记载，暑热逼人者，畏而可避，可避者犯之者少。阴寒袭人者，快而莫知，莫知则犯之者多。故病暑者，阴暑居其八九，故藿香正气水可治之。

这是说夏暑的时候，容易贪凉饮冷过度，比如露宿太过，或久卧空调房间，或饮用生冷、瓜果、甜腻之品无度而患的病症，这种病因很容易为人们所忽视，所以才有各种暑湿为患。

正逢炎炎夏暑，小指月以为这生脉饮、白虎汤等清热养阴之品应该大行天下，想不到来的病人很多是外感风寒，这风寒从哪里来的呢？指月大惑不解。

这个白领头晕头痛，经常没胃口，胸中满闷，甚至腹痛，看到食物就想吐，还经常怕风冷，但心中又烦热，这可怎么办呢？

爷爷看后，摇摇头说，你这病不是单纯能用药物治疗的。这白领听后，大惑不解，说，有病吃药，天经地义，怎么药物不能治病呢？

爷爷说，不是药物不能治病，药物只能暂缓眼前病痛，却不能根治你的疾患。

这白领说，那怎么才能根治我的疾患呢？爷爷说，像你的这种疾患，不是你独有的，你的不少同事都得了吧？

白领说，是啊，你怎么知道的，难道这病会传染？爷爷说，是会传染，不过不是病菌传染，而是生活习惯传染。小指月从来没有听说过生活习惯能够传染疾病。

这时爷爷说，现在很多人都吹风扇，吹空调，饮冰水，吃凉果，看似一派暑热，干的全都是阴寒的事，这都是人体畏热贪凉习性的体现。

这白领点点头说，我们单位的人确实都是这样。

爷爷说，这叫空调综合征。一种生活环境，对应一种疾病。你这种寒凉湿冷的生活环境，外面吹空调，里面吃雪糕、西瓜，喝凉饮，所以肺主肌表和胃肠道主里的功能都乱了。这样外面肌表就容易畏寒怕热，里面胃肠道就容易紊乱，呕吐泄泻，胸脘满闷，甚至头痛如裹，整个人疲倦无力，腿脚沉重，哪都不想去，啥事都不想干。

这白领再次点点头说，是啊，我就像你说的这样，那我该怎么办呢？爷爷说，病因不都跟你说了吗，知道了病因，你才能真正改变自己啊！药物只能治你疾病的果，通过改变生活习性，才能断掉你疾病的因。

这白领点点头说，看来我要少吹空调了，也要少吃凉果、喝冷饮了。

爷爷点点头说，没错，大自然设计夏天就是要让你出汗，让你排邪，让你身体补充阳气，而你不懂得顺应自然，反而猛吹空调，闭塞毛孔，洗凉水澡，戕伐阳气，这就是背道而驰。背道而驰就像逆水行舟一样，非常辛苦；顺道而行，健康之舟就能扬帆千里，不断前进。

小指月说，原来大自然设计夏天是有道理的，只是人们的本性贪凉饮冷往往屏蔽了天地给身体补阳气的途径，而且违逆了身体阴阳之道，所以夏天反而伤凉饮冷的病人多。看他们普遍通宵吹空调、开风扇就知道了。

随后小指月便开了藿香正气散。这白领吃了几天后，身体风寒散去，肠腑湿冷消除，不再腹痛拉稀了。然后他又把这种经验介绍给其他的同事，只要稍微懂得调整生活习性，不再贪凉饮冷，再配点藿香正气散或胶囊，大部分人吃了身体都好转，症状消失了。

随后小指月在小笔记本中记道：

《浙江中西医结合杂志》"藿香正气水治疗夏季空调综合征 68 例"一文中记载，62 例痊愈，6 例好转，有效率 100%。夏季空调综合征属于暑湿外感范畴，人们大都在空调环境下长时间学习、工作或休息，再加上因为暑热烦渴而食用大量冰箱冷藏的瓜果凉饮，所以外寒加里湿，导致寒湿作乱，周身不适，或恶寒发热，或胸膈满闷，或头晕头痛，或恶心呕吐，或肠鸣泄泻，但见舌苔白腻，脉濡缓者，皆寒湿为患，藿香正气散主之。

◎ 众生平等

爷孙俩在野外采药，发现山沟边有一只被人遗弃的小狗，卧在地上，浑身的毛凌乱，眼睛半睁半闭，拉了一地稀水。

小指月说，爷爷，这狗病了，好像还没死，怎么办呢？爷爷说，众生平等，看到了就要伸以援手。

小指月愣了，爷爷，我们没有治过动物，这可咋办呢？爷爷笑笑说，动物和人一样，都禀天地之气，都需要升清降浊。这条狗拉稀水，是什么原因呢？

小指月看后说，爷爷，清阳在下，湿浊中阻，所以泄泻不止。

爷爷说，那该怎么办？小指月说，能不能用藿香正气水豁除湿浊，以其芳香之气，升举清阳，解开脾胃湿冷所困，恢复中焦升降之机。

爷爷点点头说，《本草正义》提到，藿香芳香不猛烈，温煦不燥热，能消除阴霾湿邪，助长脾胃正气，所以湿困脾阳，倦怠乏力，饮食无味，舌苔垢腻者，以藿香为最捷之药。

随后小指月给这只倦怠无力的小狗灌了两支藿香正气水，并带回竹篱茅舍观察治疗。第二天这小狗居然能站起来了，没有再拉稀，还不断摇尾巴向小指月讨东西吃。小指月高兴极了，给它半碗稀粥，很快被这小狗舔得一干二净。

从此竹篱茅舍里又多了小狗旺财的声音。

41、佩兰

◎芳香化浊

《素问》记载，五味入口，藏于脾胃，以行其精气，津液在脾，令人口甘，此肥美所发也，其气上溢，转为消渴，治之以兰，除陈气也。

有个病人得了一种怪病，口中经常溢出甜水，他嚼口香糖，服用凉茶，口中溢出甜水仍然不除。

爷爷说，指月，口中为何溢出甜水呢？小指月说，甘入脾，甘甜之水应该归脾所主，今脾主运化功能减退，中焦运化不了，所以便往上泛甜腻口气。

爷爷点点头说，这种情况大都发于胖人身上，为什么呢？

小指月说，肥人脾虚多痰湿，痰湿泛滥，便通过脾开窍于口，而见浊腐上泛，所以可以运用芳香醒脾化浊法。爷爷点点头说，那用什么好呢？

这病人又说，大夫，我晚上经常磨牙。爷爷说，这也跟脾虚失运有关，痰多攻于齿，你要少吃肥甘厚腻，特别是鱼肉。这病人说，大夫，我天天离不开鱼啊。

爷爷说，鱼生痰，肉生火，青菜豆腐保平安。

然后爷爷便说，用一味佩兰汤。小指月说，爷爷，一味药就够了吗？

爷爷说，你别小看佩兰这味药，《本草便读》中说它善于除陈腐，涤垢腻，辟邪气。他这口中甜腻，是因为长期饮食过度，脾胃乃伤。这时要用些芳香醒脾以化浊之药，佩兰正好能芳香醒脾，化浊除陈腻，它以涤荡为功，能肃清胃肠湿浊。

这病人便改为清淡饮食，然后用一味佩兰汤，泡茶服用几天后，口中甜腻感消失了，磨牙也减少了。

爷爷说，其实他这身体湿浊上泛，有陈腐味，就相当于五六月梅雨季节一样，所以我们用药，要用些芳香之品，能够辟秽浊之气，助脾健运，浊阴自降。

小指月说，爷爷，难道这就是芳香化浊法？爷爷点点头说，只要是舌苔腻，属于湿浊留而不去，都可以用这芳香化浊法，可以除秽浊，堪称是治湿浊的大法。

随后小指月在小笔记本中记道：

《时病论》记载，芳香化浊法治五月霉湿，并治秽浊之气，藿香叶一钱，佩兰叶一钱，陈广皮一钱五分，制半夏一钱五分，大腹皮一钱（酒洗），厚朴八分（姜汁炒），加鲜荷叶三钱为引，煎汤服。

◎佩兰拾珍

刘宏阳等经验 治之以兰除陈气

兰，即兰草汤，首见于《素问》，文中说："有病口甘者，病名为何？何以得之？岐伯曰：此五气之溢也，名曰脾瘅……治之以兰，除陈气也。"从而系统地提出了脾瘅证的症状、病机、治则和方药。所谓脾瘅，是因过食肥甘厚味，或暑湿之季调摄不慎所致的脾胃湿浊内蕴、郁积化热之证，主要临床表现为口干甜腻或干涩，食不知味，舌苔厚腻，治之以兰草汤清化湿热。

去年暑末秋初，宋某，女，49岁，保育员。病人主诉中秋节因多吃几块月饼后，一直自觉口中甜腻，而不知食物之味，甚至连服中药也觉不出其苦味。察其舌质略红，苔厚腻，脉沉略数。据上述认此证为脾瘅，处以泽兰、佩兰各10克，栀子10克，煎水代茶频饮。4天后，即诉其已有所改善，口中已知药物之苦。又继以上药10剂续服，10天后病人诉其口中甜腻已去。

指月按：脾在味为甘，过食肥甘厚腻，损伤脾气，脾之味泛溢，乃陈腐之气不化也，用芳香醒脾之物可以辟秽浊。佐以栀子，通利三焦，《神农本草经》记载其能"主五内邪气"，使得湿热邪浊下泄不上溢，口中甜腻自去。

张志远经验 厚腻舌苔用佩兰、菖蒲

厚腻舌苔属病理性，尤其是消化系统的疾患显得更为突出，拭之虽去，仍可再生。若兼有痰湿之邪者，则很难拂掉。张老经验，如在辨证论治的基础上加入佩兰、菖蒲二药祛浊，以净化厚腻的舌苔，恢复味觉，增进食欲，收效颇佳。

指月按：佩兰能够除陈腐之气，菖蒲也是芳香化湿妙物，中医认为宛陈则除之，这佩兰除陈气之意又带有疏肝郁之意，所以对于舌苔厚腻、湿阻气郁的病象，可以用它。所以湿阻脾胃，脘腹胀闷，恶心呕吐，泄泻，苔腻及口中甜腻等症，可用单味佩兰少许，以沸水冲浸，代茶饮用。

朱小南经验 佩兰治经行头痛、经行眩晕

对经行头痛、经行眩晕，属血虚肝旺者，朱老常于养血柔肝之品中加入佩兰，芳香化浊，辟秽醒脑，令清气上升，浊气下降，协助他药，使肝血得养，清空得清，头痛、眩晕得以减轻。

指月按：眩晕大都属于头脑清浊不分，佩兰芳香升清，又可以化湿辟浊，所以用本品治夏伤暑湿，经行头痛，头晕头胀，胸闷，身重，发热等症，可用佩兰

5 克，配伍藿香 5 克，薄荷 5 克，荷叶 5 克，芦根 60 克，混匀，分 5 次水煎，代茶频频饮用。这是老中医谢海洲的经验。

42、苍术

◎苍术升清气除水癖

《本草纲目》记载，治湿痰留饮，或夹瘀血成窠囊，及脾湿下流，浊沥带下，滑泻肠风。

《普济本事方》记载，治膈中停饮，已成癖囊，苍术一斤，去皮，切，末之，用生麻油半两，水二盏，研滤取汁，大枣十五枚，烂者去皮、核，研，以麻汁匀研成稀膏，搅和，入白熟杵，丸梧子大，干之。每日空腹用盐汤吞下五十丸，增至一百丸、二百丸。忌桃、李、雀、鸽。

有个读书人喜欢喝酒，老觉得胃中多痰，不断往咽喉上冲，经常感到胃中咕噜作响，严重时吃不下饭，胸胁胀痛，吐些酸水，才会舒服些。平时老是没精神，倦怠嗜卧，拿起书本就发困想睡。他便到医院检查，也没发现有什么胃病。医生说这是心理作用，可他身体却感觉不舒服，十分烦恼。

爷爷说，不是说一定要看到病灶才能下药，只要你有身体不适，气机瘀滞，中医就可以辨证对治。小指月看这读书人舌苔白腻。爷爷说，这是湿阻中焦脾胃。

小指月说，为什么他胃中经常作响呢？爷爷说，这叫水囊、水癖，是水湿的声音。水湿在体内瘀滞日久，便会形成水囊、包块之物，中医称为停痰留饮，这些东西留积不去，便会痞满胀痛。

小指月说，爷爷，是不是要用除脾湿的药啊？爷爷说，没错，要升清气，除湿癖，需要选择治脾的圣药。

小指月说，那就用白术这补脾圣药。爷爷说，《本草崇原》提到，凡欲补脾，则用白术；凡欲运脾，则用苍术；欲补运相间，则相兼而用。这病人是留饮停湿为患，应该运动脾脏，所以要用更雄烈的苍术，借助这辛烈香气，发散水湿留饮。

于是爷爷叫他以后别喝酒了，然后给他制了单味苍术丸，用苍术一味，以枣肉为泥，与麻油调制为药丸。小指月说，爷爷，为什么要加大枣？

爷爷说，枣为脾之果，顺脾性用苍术，养脾真用大枣。这样不到半个月，这个读书人胃口大开，胁下胀痛消失，胃部也不再咕噜作响，疲倦乏力之感顿消。

小指月说，倦怠嗜卧需用术，看来这句话一点都没错，用苍术能令脾气散精，所以精充神满，胃口大开。爷爷说，像这种情况，西医称为胃下垂，古代的大医家许叔微就曾得此病，用一味苍术丸治愈。

小指月说，爷爷，这胃中停饮就像路上的坑洼积水一样，所以培土可以制水。

爷爷笑笑说，正是如此。许叔微说，脾土恶湿，而水流湿。长期过量暴饮暴食，喝饮料可乐或饮水无度者，就容易胃下垂，胸膈停饮。所以燥脾土可以胜湿，故崇土以填窠臼，则疾当去也。于是许叔微摒弃诸药，用一味苍术治疗自己膈中停饮，发作有声，连服三月而顽疾尽去。

随后小指月在小笔记本中记道：

许叔微是宋代著名的大医家，相传青年时期非常勤奋，每天攻读医书至深夜才睡觉，且睡前一定要饮酒。几年后，许叔微得了一种怪病，时时感到胃中辘辘作响，胁下疼痛，饮食减少，一到夏天，身体只有右半身出汗。许叔微对自己的病情认真分析研究，认为自己是由于常年饮酒，伤了脾胃，导致湿困脾胃引起的。于是，他选用苍术一味主药，将其研成粉，和大枣（研成粉）、生麻油调成小药丸，坚持每天服用。几个月后，他的怪病果然治愈了。原来，许叔微素嗜饮酒，伤了脾胃，脾虚则水湿不化，而苍术性温味苦，能醒脾化湿，故得苍术一味而诸症皆消。（摘自罗大伦《许叔微苍术治怪病》）

◎一味苍术治大便不成形

《珍珠囊》记载，苍术能健胃安脾，诸湿肿满，非此不能除。

有个大学生，经常拉肚子，大便不成形，找不出原因，没有吃什么不干净的东西也会拉，还经常周身困重疼痛，有时脸也有点肿，腿也沉。

爷爷说，你在学校是不是经常吹空调啊？这学生说，是啊，宿舍有中央空调，每天晚上大家都开。

爷爷说，为什么不关掉呢？这学生说，少数服从多数，我想关也没办法。

爷爷说，既然这样，那就退而求其次，你晚上一定要把肚子和手脚用被子盖好，宁愿热些，也不要贪凉。

这学生说，为什么呢？吹凉还嫌热呢，怎么还要盖被子呢？爷爷笑笑说，受凉也会拉肚子，不是说只有吃坏东西才会拉肚子。

小指月说，爷爷，为什么受凉就容易拉肚子呢？爷爷说，你看小孩一蹬被子，晚上一受凉，第二天就拉稀，这是因为脾主四肢，当四肢着凉，寒气就会循经内传于中土脾胃，使中焦脾胃清阳不升。

小指月说，我明白了，《内经》说，清气在下，则生飧泄，就是这个道理。

爷爷说，要选择一味药，既能够发散在表之风寒湿，也可以温壮在里的脾胃。

小指月说，既能解表，又可以健运脾土的，非苍术莫属。爷爷说，没错，就用一味苍术，每次 10 克泡茶。

这学生回到学校后，就用这茶饮方，服用几天后，不仅大便成形了，周身困重疼痛之症也解除了，平时脸容易肿、腿沉也不再出现了。

随后小指月在小笔记本中记道：

《简便单方》记载，治湿气身痛，苍术泔浸，切，水煎取浓汁熬膏，白汤点服。

《素问病机气宜保命集》记载，椒术丸治飧泄，苍术二两，小椒一两（去目，炒），上为极细末，醋糊为丸如桐子大，每服二十丸或三十丸，食前温水下。一法恶痢久不愈者加桂。

◎麻黄、苍术相伍以治水湿

有个妇人身体肥臃，经常关节肿胀痹痛，舌苔白厚腻，脉沉缓。

爷爷说，这个应当治脾。小指月说，四肢归脾所主，水湿也归脾所主，舌苔白腻，也要健运中州脾土。

爷爷点点头说，没错，看似病于四肢关节肿胀疼痛，其实是中州脾土治水功能减退，所以要治脾，持中州，灌四旁，使脾主四肢功能加强。

病人说，大夫，我很容易累，睡觉睡到上午十点、十一点还不想醒，醒后就老打哈欠。爷爷说，这是湿阻气机，所以整天晕晕沉沉，头重如裹，神疲乏力，倦怠懒言。

病人说，大夫，我平时还畏风怕冷，风一吹就汗出，所以晚上都不敢吹空调。爷爷说，这是营卫不和，肌表开合不利。

指月给她用桂枝汤加苍术、麻黄，苍术用 16 克，麻黄用 4 克。小指月写好后，便说，爷爷，这次用药剂量怎么这么严格？

爷爷说，身体的水湿要转运开，首先得心脏阳气足够，所以用桂枝汤强大心阳，同时水湿要能够循环起来，关乎上、中、下。小指月说，是不是上焦的肺开窍于皮毛，中焦的脾胃运化于四肢，下焦的肾与膀胱导水排出体外？

爷爷说，没错，治水总离不开肺、脾、肾，所以通过苍术能够令脾气散精，上归于肺；通过用麻黄，能够令肺主皮毛功能加强，使肺能通调水道，然后引水湿下行州都之官的膀胱，而且麻黄本身就是发汗和利尿两大功能为一体，所以它能上开毛窍，下通水道。

小指月说，爷爷，为什么苍术用16克，麻黄只用4克呢？爷爷说，这苍术配麻黄是有技巧的，一般二药等量则能迅速发汗；若苍术是麻黄的两倍，便发小汗；若苍术是麻黄的三倍，便可以利小便；若苍术是麻黄的四倍，筋骨、肌肉、皮肤的水饮之邪便被微微蒸化，水津四布，五经并行，湿肿自去。

小指月说，原来还有这番讲究，剂量不同，药物的走势都不同。

这妇人吃完这汤药后，居然瘦了好几斤，身上非常轻松，也不知道这些赘肉到哪里去了，连关节也没那么痛了，而且老觉得疲倦乏力、没精神的感觉也消失了，早上睡到七点多自动醒了，平时打鼾也少了。

小指月说，爷爷，看来这药能够减肥啊！爷爷说，减肥不是靠消肉，而是靠阳主气化，阳主气化功能加强，人就精神，身上的赘肉水湿自然就气化掉了。

小指月又说，难怪这病人变精神了。爷爷说，倦怠嗜卧源于湿盛，苍术燥脾运湿，湿去则神清气爽。随后小指月在小笔记本中写道：

麻黄、苍术相伍以治水湿之证，始自《金匮要略》，然而古代医书中多用白术而不用苍术，因古时只有术名而无赤、白之分，苍、白之名始于《名医别录》。虽然二者功用大体相同，但在燥湿方面则苍术优于白术，故近世医家治湿多用苍术。

麻黄、苍术相配伍，治湿效果甚为理想。以此二味为主，选加对证之药，可收得心应手之效。北京许公岩老医生尤善用之，他通过长期观察与应用，发现二药用量随剂量不同而作用有异。如二药等量应用，临床常见能发大汗；苍术倍于麻黄则发小汗；苍术三倍于麻黄则有利尿作用，可使尿量增多；苍术四倍于麻黄，虽无明显之汗、利，而湿邪能够自化。我曾简括之：治湿药，唯苍术，配麻黄，效更著，欲发汗，等量用，欲小汗，倍苍术，三倍术，能利尿，四倍术，湿自除。

焦树德说，用麻黄治疗水肿可能会出现以下几种情况：水湿从汗解而消肿；小便增多而消肿；大便增多而消肿；身有微汗出而小便明显增多而消肿。这些都与肺主皮毛，肺主津液，下输膀胱，肺与大肠相表里，水肿病其本在肾，其标在肺等理论有关。（摘自《杏林集叶》）

◎运脾治虫积

《冷庐医话》记载，赵伊好食生米，憔悴萎黄，不思饮食，用苍术，米泔水浸一夜，研粉焙末，蒸饼为丸，米汤下而愈。

有个小孩子，喜欢嗜食异物，什么生米粒、煤渣都往嘴里丢，因此面黄肌瘦，饮食无味。医生说是脾疳，肚子里有虫，用了不少杀虫药，发现还是虫积不去。

爷爷说，为什么会有虫呢？小指月说，无湿不生虫。

爷爷又说，湿从哪里来的呢？小指月说，脾虚则生湿。

爷爷说，那就用一味苍术，运脾化湿，宽肠通腑，令脾积虫滞去而不留。

然后小指月便和爷爷做了一料苍术丸，用单味苍术，以米泔水浸泡，研粉蒸饼为丸。孩子想吃东西的时候，就给他吃这苍术丸。吃了十多天后，孩子渐渐地不再嗜食生米、煤渣等异物了，脸色也渐渐变红润了，吃东西也有些胃口了。

小指月说，看来治病还是要治本，本于脏腑正气，如果不是以苍术雄烈运脾之力，脾湿不去，则虫积不愈，虫积不愈，则身体消瘦不已。但为何嗜食异物，倒是难以解释。爷爷说，湿能阻滞脾胃，妨碍阳气运化，这样时间久了，就会导致脾胃虚弱，嗜食他物以填虚。

◎从墙角流水到大腹潮湿

《名医类案》记载，一人腹中如铁石，脐中水出，旋变作虫行之状，绕身作痒，痛不可忍，扒扫不尽。浓煎苍术浴之，又以苍术、麝香水调服之愈。

夏秋之季，暑湿熏蒸，很多疾病都带有湿邪的性质。

有个病人，大腹中有块顽积，经常腹中肚脐渗水，腰带、裤子很快就湿了，经常搞得瘙痒不止，屡用杀虫止痒药却无可奈何。很多医生都说这是一个怪病。

爷爷却说，这是一个很平常的病。小指月说，怎么我以前没见过呢？

爷爷说，以前经常见到，怎么会没见过呢？小指月努力回忆，却没想起来。

爷爷说，你看墙角是不是潮湿流水啊？指月点点头，恍然大悟，爷爷一语惊醒梦中人。原来爷爷是从生活中的现象里看出人体的病因病机。这墙角因为湿气熏蒸，泛潮流水，甚至长一些青苔。而人体因为湿气熏蒸，流注脾胃，脾主大腹，所以大腹周围容易膨胀潮湿，湿郁日久，便会结成像苔藓那样的有形包块。

病因病机一明白，用药思路就相当简单。难怪爷爷经常强调未议药先议病，于是便用一味苍术，煎汤外洗及煎水内服，随后腹中膨胀感消失，大腹周围也不再流水了，瘙痒自止。随后小指月在小笔记本中记道：

《本草正义》记载，苍术气味雄厚，较白术愈猛，能彻上彻下，燥湿而宣化痰饮，芳香辟秽，胜四时不正之气，故时疫之病多用之。凡湿困脾阳，倦怠嗜卧，肢体酸软，胸膈满闷，甚至腹胀而舌浊厚腻者，非茅术芳香猛烈不能开泄，而痰饮弥漫亦非此不化。而脾家郁湿，或为腹胀，或为肿满，或为泄泻疟利，或下流而足重跗肿，或积滞而二便不利，及湿热郁蒸，发为疮疡流注，或寒湿互结，发为阴疽酸痛，但有舌苔白垢浊腻见症，茅术一味，最为必需之品。是合内外各病，皆有大用者。

◎顽固湿温用苍术

夏暑之季，湿温最多。有个病人，身上发低热，舌红少苔，脉细数，完全没有胃口，经常口干，但又不太想喝水，大便也非常难排。医生给他用沙参麦冬汤、增液汤之类，津液非但没有增加、滋润，反而舌头更是干燥难忍。

爷爷说，这是为什么呢？小指月说，爷爷，按常规甘寒可以润燥啊。

爷爷便引吴鞠通的话说，对于湿温来说，润之则病深不解。小指月说，为什么滋润反而会加重病情呢？他不是一派低热，口中干渴吗？

爷爷说，如果纯属温热，用药润之，如久旱得云霓，天旱逢甘露，当然药到病除。可这病人神疲乏力，周身倦怠酸楚，还有湿浊在里面。

小指月说，可为什么他的舌头不垢腻呢？爷爷说，像这种湿温，热入营血，身体又发病日久，早被炼化了，而且这湿浊又深伏不出，所以疾病缠绵。

小指月说，那该怎么办呢？爷爷说，要把埋伏在营血深处的湿浊透发出来不容易啊，必须要用两个思路。小指月说，哪两个思路呢？

爷爷说，一个是让营血能够对流，必须建立在气血对流的前提下，才能把湿浊扫荡而出，可以用桃仁、赤芍、牡丹皮、当归尾、红花之品。

小指月又说，那第二个思路呢？爷爷说，在营血能周流的前提下，就可以采用芳香透发之品，用来透热转气，使邪气由深到浅，只有透出来，才能排出去。就像装修房子的时候，灰垢黏在地上，只有刮掉，才能扫走，如果不刮起来，徒用扫把是扫不走的。

小指月说，爷爷，你是说这些能令营血活跃的药物就像扫把，而用透热转气的芳香之品就像铲子一样，把这些湿垢刮掉。

爷爷点点头说，那就用苍术、菖蒲、金银花之品。小指月说，爷爷，用金银花可以透热转气，但你用苍术、菖蒲，我就不理解了。这病人口干舌燥，你还用这些辛燥之药，会不会加重身体的干燥呢？

爷爷说，对于湿浊蒙蔽的口干舌燥，把湿浊运化开，就等于脾气散精，水津四布，自然润燥去枯，所以对于湿浊之人口干舌燥者，用燥药却可以止燥，原因是身体干燥是气血不运化所致，不是纯粹的津伤液枯。所以古人治疗这种湿浊口舌干燥，喜欢用苍术之类燥药，故张隐庵说，燥脾之药治之，水液上升即不渴矣。

小指月写了这几味药后，爷爷说，治疗湿温得崇四大法。

小指月问，哪四大法呢？爷爷说，辛开，苦降，芳化，淡渗。

小指月说，那这方子里似乎还缺乏淡渗之品。爷爷说，没错，湿浊余孽，可以通过水道淡渗出去，所以方子还得加点竹叶、通草之品，那么湿气就能升能降，转归下窍。

这病人服用药物后，果然 1 剂而津回，3 剂身重烦闷之症尽消，随之气血对流，湿浊运化，热亦退去。缠绵了一个多月的湿温，就靠对证的几剂汤药便搞定了，看来药不在多，不是吃得越多越好，而在于能否对证用药。

随后小指月在小笔记本中记道：

老中医刘德三，百病不离当归，外号人称刘当归。师教曰：人以血为主，故治病首选当归，远近驰名。笔者医治湿温邪传营血分近 20 人，未治愈一人，都经刘老治愈。这些病人我都亲自追访，观其方基本变化不大。供销社龙某之岳母患湿温，经数医治疗匝月，邀余出诊，观其神倦无力，舌红亮无苔，小便短少色黄，脉细数无力，不饮不饥，拟甘寒养阴，方如益胃汤、五汁饮之类。服后津液不但不复，反舌绛干燥无液，拟甘寒咸寒以养阴生津，服后舌红干燥，扪之刺手，毫无湿润，即婉言辞退。后经刘德三老中医医治，3 剂立起沉疴。观其处方：当归尾 6 克，红花 6 克，赤芍 9 克，牡丹皮 12 克，苍术 6 克，竹叶 9 克，桃仁 6 克，通草 3 克。余仿此方治同类病人，去苍术治疗无效。窃思此病津液枯竭，如投辛燥之苍术，必火上加薪，但刘老用苍术量必 9 克，效如桴鼓，想必有其奥妙。初用 6 克，果然有效，后遇同类病人，舌绛光亮或干燥亦投苍术 9 克，果然 1 剂津回，3 剂获效。悟其道理，略有所得，以湿性黏腻重浊，人伤如油入面，病情反复，层出无穷，缠绵难愈。一经入营，舌光亮如镜，或红绛干燥，如与甘寒养阴或咸寒育阴，俱遏其湿，阻其去路，故愈养阴，而舌愈燥，恰犯吴鞠通所云"润之则病深不解"。

细研刘老处方，牡丹皮、赤芍、桃仁，二凉一平，清营凉血，活血祛瘀，佐少许当归尾、红花辛温，助活血行瘀之力。湿入营血，只清热活血祛瘀，湿邪盘踞其中，分毫未能触及，故用入脾胃之苍术，入营血祛风除湿，透邪达外，辛凉之竹叶透其外达，甘淡微寒之通草清热利湿，导湿从溺外出而解。

综观全方，苍术是主药，证之临床，少用或减去则无效。苍术虽燥，但在大队的清热活血凉血药中，不显其燥，但透发之力犹存，能透出营血中之湿，真乃妙用。营血中之湿，非苍术不能祛，湿邪不祛，久必蕴热，故愈养阴，湿邪愈深入，痼结难解，舌亦愈燥，焉能治愈。业医者能学习各家之点滴经验而扩充之，对病人就能早起沉疴。

1953年，柏合公社医协主任张某，医治近邻某患湿温高热不退，与紫雪丹、牛黄丸、犀角地黄汤合大剂白虎汤，热势不减，反升到40℃。急请谢毓松老中医诊治，拟方：苍术10克，草豆蔻10克，炒草果仁10克，台乌药10克，竹叶10克，黄芩10克，滑石30克（布包煎）。家属取药时，张某见处方，很是不满，午后开会即提出异议：病人高热到40℃，还用大辛大燥之药，病人若死，咎将谁属？晚上谢老谈及此事，谓：病者虽高热，是湿遏热郁，午后更甚，且无汗，面垢，神疲，头重如裹，四肢酸楚，小便短赤，食欲全无，不渴不饮，胸痞腹胀，舌红，苔白厚腻，布满全舌，脉象模糊，内闭之症已显。启内闭尤恐不足，还用大剂白虎遏郁其湿，此一误；犀角地黄汤之生地黄滋腻，恰犯吴鞠通之戒，"润之则病深不解"，此二误；在湿重热轻、势将内闭之际，不用苍术、草豆蔻、草果等大辛大燥以开其湿，更待何时？但亦不忘其热，故佐以黄芩苦寒燥湿清火，台乌药以行气，气行则湿化，竹叶清热除烦以透热，通草、滑石淡以利湿。如病人心慌特甚，急防内闭，大建蒲必须加倍，这是我多年经验，不要轻易告人。病人如果认真服下此药，必汗出溲增，明日可步行来诊。果不出所料，次日病者扶杖来诊，张某默然不语。药仅3剂，已转危为安。

◎苍术治胃下垂

有个胃下垂的老人，平时又老是尿频，问有没有特效药？

爷爷说，你中气不足，气陷则胃下垂，同时尿频，又是中气不振之象，所以可以用一味苍术泡茶送服补中益气丸。他服用了一个月，胃口大增，食欲振奋，尿频之症俱消，再去检查，胃部下垂之象消除。

小指月说，用苍术能治疗胃下垂、尿频？爷爷说，苍术治脾运脾，脾主肌肉，大凡人年老体衰，肌肉松垮，维系不住，都必须通过强大脾土，则肌肉巩固。所以苍术一药气味雄烈，正是振奋脾胃、起废振颓、运化水谷、升举清阳之妙品，可以配合升麻或者补中益气丸，这样清气得升，则下垂、尿频之症可减。

随后小指月在小笔记本中记道：

《仁斋直指方》记载，脾精不禁，小便漏浊淋不止，腰背酸痛，宜用苍术以敛脾精，精生于谷故也。

◎苍术可消补药之胀满

有个小孩，食纳不香，贫血体弱，便吃大山楂丸、冰糖葫芦、参苓白术丸及保和丸，均是吃一两次时稍有些胃口，随后又吃不下饭，下眼皮黑眼眶明显。

爷爷说，上眼皮属阳明胃，下眼皮属太阴脾。小指月说，爷爷，这个病人是不是要用健脾之品啊？

爷爷说，健脾之品首选白术，但白术力道平和，守而不走，顽积难以动其根本，必须择用运脾之品，运动脾胃，开纳水谷，走而不守，以其雄烈之气味，可以让脾气散精，水精四布，胃纳一开，肌肉自然强壮起来。

于是便叫这孩子用一味苍术泡茶，送服参苓白术丸。吃半个月后，胃纳开，黑眼眶消失，气色由㿠白变为红润。

小指月问，爷爷，为什么在平常健脾补益药里用点苍术，效果就像画龙点睛一样，病人更喜欢吃呢？爷爷说，苍术强胃开脾，能够助中焦大纳水谷，运化精微，布散营养，使脾精疏散到四肢去，不会郁于中土，那么各类健脾补益之品便能周流上下，送到身体需要的地方，而不会胀满，郁滞于中焦，反而阻气矣。

随后小指月在小笔记本中写道：

《玉楸药解》记载，白术守而不走，苍术走而不守，故白术善补，苍术善行。其消食纳谷、止呕住泄亦同白术，而泄水开郁，苍术独长。

◎苍术解湿郁

有个病人，经常郁郁寡欢，胸闷心慌，头晕颈强，医生见他脉弦，便给他用逍遥散，这病人吃的时候很舒服，但一不吃，又气郁胸闷，烦躁不安。

小指月说，是不是药力不够啊？爷爷说，你看他舌苔垢腻，早晨咳吐痰多，除了气滞血瘀外，还有湿阻痰浊，逍遥散纯疏肝顺气，缺乏化湿浊之品，所以不能把瘀滞通开。小指月说，那该加些什么呢？

爷爷说，就加苍术、川芎、香附三药，此三药能总解诸郁。

这病人回去吃了这个加强版的逍遥散，加强了脾主运化水湿的功能，随后胃口开，胸闷解，烦躁消，抑郁除。

小指月说，只听说过柴胡能解郁，苍术怎么能解郁呢？

爷爷笑笑说，柴胡解的是气郁，川芎解的是血郁，苍术解的是湿郁。病人喜食鱼肉肥腻，这些膏粱厚味容易让人痰湿中阻，这些饮食水谷，痰浊之郁，不是一般柴胡、郁金能解的，必须依靠气味雄烈的苍术来强胃健脾，发水谷之气。

小指月说，我明白了。爷爷的意思是逍遥散偏重于解左关脉情志之郁，但苍术偏重于解右关脉饮食痰湿之郁，这样气郁和湿郁能够分散瓦解开，气滞湿阻之证得以消除，那么就胸开郁解，烦闷顿消。

　　爷爷接着说，这种解除脾胃水谷湿痰之郁的思想来源于朱丹溪，他创制了一个越鞠丸，就是用解右路湿、食、痰郁的苍术、神曲、半夏，配合解左路气、血、火郁的香附、川芎、栀子。朱丹溪认为，六郁是人体致病的根本，但这六郁都是因为气机不得升降，传化失常所致，凡郁皆出于中焦，这苍术能够镇中焦，灌四旁。越鞠丸里头，解六郁用苍术配香附，一升一降，化水谷之滞塞，畅情志之郁闷，所以郁解病除。随后小指月在小笔记本中写道：

　　朱震亨说，苍术治湿，上、中、下皆有可用，又能总解诸郁，痰、火、湿、食、气、血六郁，皆因传化失常，不得升降，病在中焦，故药必兼升降，将欲开之，必先降之，将欲降之，必先升之，故苍术为足阳明经药，气味辛烈，强胃健脾，发谷之气，能径入诸经，疏泄阳明之湿，通行敛涩。香附乃阴中快气之药，下气最速。一升一降，故郁散而平。

◎ 保肝不如健脾

　　《本草通玄》记载，苍术，宽中发汗，其功胜于白术，补中除湿，其力不及白术。大抵卑监之土，宜与白术以培之，敦阜之土，宜与苍术以平之。

　　一商人矮粗胖，脖子短，双下巴，头皮流油，头顶脱发。不到一米六的身材，却有180斤的体重，经常头晕，大便不成形，双腿感觉沉重，抬不起来。

　　有一次胁肋胀痛，到医院一检查，是脂肪肝，便服用大量保肝护肝之品，仍然头晕、胁胀不除，血脂指标也降不下去。

　　爷爷说，保肝不如健脾，你大腹肥满，舌苔白腻，应该少吃鱼肉肥腻之品，防止壅堵脾胃。随后便叫这商人回去用一味苍术泡茶服用。半个月后，头也不晕了，胁也不胀了，大便也成形了。

　　小指月便疑惑地问，爷爷，肝郁胁胀应该疏肝达郁，你怎么避开条达肝郁，直接健脾，反而诸症得愈？爷爷说，张仲景提到，见肝之病，知肝传脾，当先实脾。四季脾旺不受邪。同时脾亦能统四脏。所以用苍术，一方面先安未受邪之处，另一方面脾主大腹，加强脾脏运化水谷之力，那么中焦变精微功能加强，化痰浊脂肪之力大大提高，那么血脂自然就降下来了，头也不晕了。

　　小指月说，我知道了，头痛耳鸣，九窍不利，肠胃之所生也。肠胃之痰湿可以泛溢周身为患，泛溢到肝便是脂肪肝，泛溢到头脑便是眩晕耳鸣、头痛，泛溢到胸肺便咳嗽吐痰，泛溢到腰脚便沉重疲惫，所以都可以通过运化中土，以壮四周，健运脾胃，以旺四脏。

爷爷又说，一般这种情况，肥人用苍术，瘦人用白术。小指月说，怎么还有这种分别呢？

爷爷说，瘦人属于卑贱之土，用白术以填之，能补脾。肥人属于敦阜之土，用苍术以平之，能运脾。随后小指月就在小笔记本中记道：

国医大师颜德馨擅用苍术，总结其用有四：

（1）运脾醒脾：人体脏腑组织功能活动皆依赖于脾胃之转输水谷精微，脾健则四脏皆健，脾衰则四脏亦衰，苍术燥湿而不伤阴，湿去脾自健，脾运湿自化。治慢性病，以"脾统四脏"为宗旨，习以苍术为君，振奋生化之权，起废振颓，如合升麻治疗内脏下垂、低钾血症、肺气肿、冠心病、肺心病之消化不良者应手而效，治老年病之脾胃病独擅胜场。

（2）制约纠偏：颜老常于滋腻的大补气血方药加此一味（如常用之归脾汤、补中益气汤皆辅以本品），服后从无中满之弊，曾治一"再障"，前医投大补阴阳之品，血象不见好转，乃加苍术一味，豁然开朗。用于寒凉药中，可防伤胃，均属得意之笔。

（3）化阴解凝：痰瘀俱为黏腻之邪，赖阳气以运化。苍术运脾，化湿祛痰逐饮均其所长。化痰固须行气，颜老据痰瘀同源及脾统脏腑的观点，在痰浊久凝时亦常加苍术以速其效，事半功倍。又如用苍术入泽泻汤治耳源性眩晕，与苓桂术甘汤防治哮喘，单味煎服治悬饮、消渴、夜盲皆验。

（4）治肝取脾：据"知肝传脾，当先实脾"之义，治脾以防治肝病，颇有所获。忆 1962 年秋，颜老肝病急发，除输液外，复投保肝一类腻品，致湿困成饮，白沫痰盈碗，转氨酶高至 500U 以上，BSP 试验高出 10%，乃按土壅侮木，投苍术合五苓散，1 个月痊愈。20 年来从未复发。旋悟保肝不如健脾之义，历年来遵此旨治愈肝病多例。去年沪上"甲肝"流行，颜老对出院病人皆以苍术片预后，疗效满意。

苍术之施用，应善于配伍。颜亦鲁主任医师对寒湿重者常与附、桂同用；湿热并重与甘露消毒丹、黄连并投；伤及胃阴可与石斛、玄参、麦冬配伍；湿热流注经络则与石膏、桂枝齐施；肝阳夹湿、目糊便燥常与黑芝麻入煎；气虚者益以黄芪、升麻等，习为常度。

◎苍术拾珍

朱仁康经验　一味苍术愈丹毒

丹毒来势急暴，游行迅疾，速投大剂清解，可得控制。唯发于下肢的丹毒，中医称谓"流火"，一旦罹病，如治疗不彻底，易反复发作，又称屡发性丹毒。发时寒战壮热，腿足红肿，灼热疼痛，给病人造成极大痛苦。朱老多年来以苍术膏为主防止本病复发，疗效显著。苍术膏配方：苍术1000克，煎煮取汁浓缩成稠膏，另加蜂蜜250克调匀。每日服2次，每次一匙，开水冲服。苍术膏配制有困难时，可改服中成药二妙丸（苍术、黄柏组成），也有相似的疗效。安某，女，36岁。右小腿掀红肿痛屡发2年，近2个月已发作3次。来诊时急性期已过，左小腿皮色暗紫，无灼热，略有触痛，脉细滑，舌红苔薄黄。中医诊断：流火。西医诊断：慢性丹毒。嘱服苍术膏，服药3个月。1年后随访，丹毒未复发。

苍术膏确能防止慢性丹毒的复发。如遇此类病例，待急性发作红肿消退后，即可服苍术膏2~3个月，大致一料可服半个月。一般服药后可以少发直至不发。

指月按：丹毒有长上半身，有长下半身。上半身一般是气火，因为火曰炎上；下半身一般是湿热，因为湿性趋下。苍术乃治湿妙品，气味雄烈，能够把顽湿涤荡开，如若配合黄柏，称为二妙丸，黄柏降火自顶至踵，从上往下，非常彻底。如果疾病日久，热退湿重，但用苍术，亦可建功。

43．厚朴

◎虚人腹胀，三补七消

一个病人感冒，用了"白加黑"发汗，虽然不再畏寒、流鼻涕了，但腹中老是胀满，连喝粥肚子都胀。

小指月脱口背出《伤寒论》，发汗后腹胀满者，厚朴生姜半夏甘草人参汤主之。

爷爷点点头说，这脉虚中夹实，可以用此汤，方证对应，其效必速。

小指月说，为什么要以厚朴为君药呢？爷爷说，胸满用枳实，腹满用厚朴。下气消腹中胀满，厚朴为最。这厚朴是除满要药，它苦降下气，消除积滞胀满，又能下气消痰平喘，既可以消无形的气滞湿满，又可以消有形的食积痰满，单味药有功，加到辨证汤方中更有效。

张锡纯曾经亲自以身试药，感受到厚朴消除胀满速效。《医学衷中参西录》载：愚20余岁时，于仲秋之月，每至申酉时腹中作胀，后于将作胀时但嚼服厚朴六七分许，如此两日，胀遂不作。盖以秋金收令太过，致腹中气化不舒，申酉又是金时，是以至其时作胀耳。服厚朴辛以散之，温以通之，且能升降其气化，是以愈耳。

小指月随后把五味药连同剂量都写好了。爷爷一看，五味药的剂量基本一致。

爷爷笑笑说，把9克的厚朴增到18克，把9克的党参和甘草都变为3克。小指月就疑惑了，爷爷，怎么调整为这么奇怪的比例呢？

爷爷笑笑说，发汗后气虚，脾不运化，所以气滞，发而为胀满。这种胀满属于虚中夹实，张仲景用的是三补七消的办法。甘草、人参扶正补虚，剂量宜小，剂量过大恐阻滞中焦，妨碍运化。但又不可无，无则中焦虚弱又得不到扶持。

小指月又说，厚朴、生姜、半夏为何剂量稍大呢？爷爷说，这三味药是七消，除实消满，以去邪为主，治其实证主证，剂量不大不足以把胀气消除掉。

果然这病人服用1剂后，胀满去了一大半，服用第二剂，胃口开，胀满消失。

爷爷说，以前有个人患腹胀，一医生用厚朴生姜半夏甘草人参汤，吃完后腹胀依然，于是请教陈慎吾老先生。陈老认为方子不错，唯独剂量有所不妥，便把9克的厚朴增大到18克，9克的党参、甘草减到3克，服用后胀满立消。可见胀满之症大都虚实夹杂，必须审别虚实，虚则培补之、扶助之，实则消除之、疏散之，这样补虚泻实，三补七消，方能将疾病调治好。

随后小指月又说，爷爷，有没有五补五消、七补三消呢？爷爷说，当然有了，这要看他的脉象和腹胀情况。不少病人手术后气虚，容易痞满、腹胀，脉象显示出细弱之状，虽有气机壅塞，脾虚不运，还得塞因塞用，用补气疏导法。

小指月点点头，随后在小笔记本中记道：

郝万山教授以前在附属医院做住院医生的时候，管过一个50多岁的女病人，这个病本身是比较少见的病，叫阵发性睡眠性血红蛋白尿。治疗了一个阶段后，溶血控制了，血红蛋白也上去了，精神也不错，但每天傍晚时肚子胀。看她的舌头胖胖的，淡淡的，舌苔厚厚的（选用厚朴的指征）。为脾虚，运化功能低下，所以痰湿内生，湿邪阻滞，气机不畅，因此就出现了这种虚中夹实的肚子胀。郝教授就开了厚朴生姜半夏甘草人参汤，可是那个时候厚朴这个药特别缺，像年轻大夫开厚朴，药房的老师傅就说，别让年轻大夫把厚朴给浪费了。老大夫开厚朴，开多少都有。年轻大夫要开每剂药10克的话，他就觉得要吃7剂药，就浪费了70克厚朴，药里的老师傅特别心痛，那他就会说没有。所以郝教授只能开6克，开6克每次都有，开10克他就把方子给打回来说没有。6克厚朴，生姜3片，半夏大概是写了10克，这是个常用量，因为郝教授考虑到她过去是一个溶血性黄疸，脾虚是明显存在的，党参用了 20 克，甘草大概用了 6～10 克。

3 天后，病人说吃后胀得更厉害了，原来每晚还能吃碗粥，现在连碗粥也吃不下了。郝教授觉得用方没有问题，怎么会症状加重呢？于是郝教授就去请教胡希恕老师。胡老一看郝教授这个病历介绍，他呵呵笑了，你的辨证很对，药也很对，但药量没有把握好。胡老说："厚朴半斤姜半斤，一参二草也须分，半夏半升善除满，脾虚腹胀此方真。"厚朴半斤，姜半斤，量很重，一参二草也须分，人参只有一份，而厚朴、生姜却是八份，剂量比例不是显而易见吗？郝教授把剂量比例给颠倒过来了，补气的药党参用了 20 克，甘草用了 6 克，而厚朴、生姜只用了 6 克。胡老说你怎么用这么少的生姜、厚朴？郝教授说，老师，我如果开厚朴 10 克，药房的老师傅特心疼厚朴，怕我不会用，所以他说没有，不给我拿药。他说，来，我给你签字，厚朴用到 20 克。胡老签字，药房的师傅就给了。生姜 15 克，党参改成 6 克，甘草改成 6 克，半夏用了 15 克。病人吃了第一天没有明显的效果，第二天、第三天肚子胀的程度越来越轻，吃了 7 剂药，晚上肚子就不胀了。所以厚朴生姜半夏甘草人参汤是治疗脾虚痰湿阻滞、虚中夹实腹满的一张很好的方子。在使用它的时候，要特别注意它的剂量比例。（摘自《郝万山伤寒论讲义》）

◎制阳光，消阴翳

有个老爷子，夏天时参加了一场宴席，饱食归来，胸中烦热，天气又很闷热，便把空调打开，把衣服除掉，这样才够凉快，不知不觉就睡过去了。一觉醒来，支气管哮喘发作，原来他的哮喘只有冬天才会发作，像这种炎炎夏日根本不可能发作的。他便去找医生，医生说是伤寒，用香薷饮解表，这汤方相当于夏月之麻黄，想不到喘得更厉害。又有医生说是伤食，用保和丸，消食化积，吃完后照样喘促难耐。这样一折腾，身体就更差，感觉气都上不来了，非常难受。

爷爷看后说，内有食伤气滞，外有风冷伤表，该怎么办？小指月说，这左路脉很难摸到，右路脉却偏大，降不下去，应该是阳虚，浊气上泛。

爷爷说，那该如何用药？小指月说，温阳降逆气。

爷爷说，夏天炎炎热炽还能温阳吗？小指月说，如果阳气不足，应该以病人为本，不论冬夏。爷爷点点头说，以人为本，这才是中医的精华。

小指月引《伤寒论》说，喘家发作，桂枝加厚朴杏子佳。爷爷说，如果是心阳不足，肺肠气机不降，用此汤方最能切中要害。这病人外感空调之冷，伤了心脏阳气，内有饮食过度，引起肠胃气逆不降，上冲肺部而喘。所以用桂枝汤强大心阳，扶正气，加入厚朴、杏子，降胸肠滞气逆气。这样一边制阳光，一边消阴翳，一边扶正，一边祛邪，便可以离照当空，消散阴霾。

这病人只吃了2剂桂枝加厚朴杏子汤，便喘促停止，胸闷得解。

小指月说，爷爷，加杏仁可以理解，善于宣降肺气，加厚朴是怎么回事呢？

爷爷说，肺与大肠相表里，心与小肠相表里，当心肺有浊气逆气时，要降大小肠之滞气，这样腑气宽畅，胸中浊气就会下行，浊气不上逆，就不作喘矣。

随后小指月在小笔记本中记道：

许叔微医案：戊申正月，有一武弁在仪真为张遇所虏，日夕置于舟艎板下，不胜跧伏，后数日得脱，因饱食，解衣捉虱而自快，次日遂作伤寒。医者以因饱食伤而下之，一医以解衣中邪而汗之，杂治数日，渐觉昏困，上喘息高，医者怆惶，罔知所措。予诊之曰：太阳病，下之表未解，微喘者，桂枝加厚朴杏子汤，此仲景法也。医者争曰：某平生不曾用桂枝，况此药热，安可愈喘？予曰：非汝所知也。一投而喘定，再投而漐漐汗出，至晚，身凉而脉已和矣。医者曰：予不知仲景之法，其神如此。予曰：仲景之法岂诳惑后世也哉。人自寡学，无以发明耳。

◎半夏厚朴汤打开痰气下行通路

《医宗金鉴》记载，梅核气，此病得于七情郁气，凝涎而生，故用半夏、厚朴、生姜辛以散结，苦以降逆，茯苓佐半夏，以利饮行涎，紫苏芳香，以宣通郁气，俾气舒涎去，病自愈矣。

一妇人，每次生气后都觉得咽中有物梗塞，胸闷，好几天都恢复不过来。这次又跟丈夫吵完架后，咽喉气堵，饮食不下，心慌心悸，胸闷不舒。怀疑有食管癌，便到医院检查，也没检查出什么病。

这妇人就很疑惑地说，为什么我老觉得咽喉部长了块东西，使劲地吐也吐不出来，努力地吞也吞不下去呢？

爷爷说，这是梅核气。这妇人便问，什么是梅核气？

爷爷说，饮食不节，加上情绪变动，就会把胃中的痰浊带到咽喉来，中医叫作痰凝气滞。这妇人还是有些听不懂。

爷爷说，这痰就像糨糊一样，为什么有痰呢？因为吃了过多的肥甘厚腻，鸡蛋、牛奶油腻之品，不戒口，导致胃中痰浊多，中医叫鱼生痰，肉生火。这时你再跟老公吵架，咽喉就不舒服了。这妇人说，为什么吵架会咽喉不舒服？

爷爷说，你是不是每次吵架就脸红脖子粗，气觉得降不下来。她点点头。

爷爷接着说，这叫痰随气升降，无处不到，你气往上飘，痰就往上飘，现在飘到咽喉还好，是梅核气，如果飘到脑袋上，就可能堵塞脑血管，那就麻烦了。一中风偏瘫，到时你就啥事都不能做了，还得有人照顾你。

这妇人听后才算明白，她这病根子就是饮食不节生出来的痰，与情志喜怒生出来的气交结在一起，结成像梅子那样的核，叫作痰凝气滞。

爷爷说，这生气是找病受，一点都不错。

小指月说，爷爷，《伤寒论》讲到，妇人咽中如有炙脔，半夏厚朴汤主之。

爷爷点点头说，没错，这人舌苔白腻，又有齿痕，明显湿生痰，夹气郁，可以用疏肝理气，加化痰散结。小指月便把半夏厚朴汤方歌背了下来：

半夏厚朴痰气舒，茯苓生姜共紫苏。

加枣同煎名四七，痰凝气滞此方除。

这样边背方歌，边把汤方写了下来，原来这汤方五味药，再加大枣的话，就叫四七汤，以半夏、厚朴、茯苓、紫苏四味药为主，加点姜、枣调和中州，专门治疗七情气伤，痰气交阻。

给她用了3剂药，加以回去少吃鱼肉，多吃素，少生气，多爬山。服完药后，胸中满闷解除，咽喉梗阻消失，好像感觉堵在咽喉的那团气被吹散了。

小指月说，爷爷，为什么半夏厚朴汤以半夏、厚朴为主要对药呢？这梅核气不是长在咽喉吗？用治疗胃肠的药干什么呢？

爷爷笑笑说，半夏能够去胃中痰，厚朴能够去肠中大腹气滞，打开痰气下行的通道。中医治病讲究辨证论治，电灯不亮了，未必是灯泡问题，有时是开关的问题。正如咽喉痰气交阻，有时并不是咽喉痰多，而是肠胃中痰气不下，往上冲逆所致。所以半夏、厚朴专降胃肠痰气，二药配伍，半夏下胃气如神，厚朴下肠气如神，所以它们能够打开肠胃痰气下行的通道，通过温降下气，宽中除胀，很快就能让咽中梗阻解除。正如下水道通畅，马桶里的脏垢很快就冲下去了。

小指月点点头说，原来这样，不用特意治咽，却能够把咽中浊气降下去，这应该是上病下取啊！

随后小指月便在小笔记本中记道：

蒲辅周医案：杨某，男，65岁。1965年10月28日初诊。10年来自觉咽中梗阻，胸闷，经4个月的治疗已缓解。1963年曾复发1次，近日来又自觉咽间气堵，胸闷不畅，经检查无肿瘤。六脉沉滑，舌正苔黄腻。属痰湿阻滞，胸中气机不利，此谓梅核气。治宜开胸降逆，理气豁痰。处方：苏梗3克，厚朴3克，法半夏6克，陈皮3克，茯苓6克，大腹皮3克，白芥子（炒）3克，炒莱菔子3克，薤白6克，降香1.5克，路路通3克，白通草3克，竹茹3克。10剂。1剂两煎，共取160毫升，分早、晚食后温服。

11月8日二诊：服上药，自觉咽间堵塞减轻，但偶尔稍阻，食纳无味，晨起痰多色灰，失眠，夜间尿频量多，大便正常，有低热。脉转微滑，舌正苔秽腻。湿痰见消，仍宜降气和胃化痰为治。原方去薤白、陈皮，加黄连1.5克，香橼皮3克，白芥子加1.5克。10剂，煎服法同前。

11月22日三诊：服药后，咽间梗阻消失，低热已退，食纳、睡眠、二便均正常。不再服药，避免精神刺激，饮食调理为宜。

按语：老年男子患梅核气，可见本证不唯女子独有，因症见舌苔黄腻，湿热象重，故蒲老加黄连、竹茹、白通草、白芥子等清化之品，体现出专方专药与辨证论治相结合的特点。

◎钻孔拧螺丝钉的智慧

《医学衷中参西录》记载，愚治冲气上冲，并夹痰涎上逆之证，皆重用龙骨、牡蛎、半夏、赭石诸药以降之、镇之、敛之，而必少用厚朴以宣通之，则冲气痰涎下降，而中气仍然升降自若无滞碍。

有个中年人，血压高，眩晕耳鸣，既服用降压药，又吃了大量的中药，仍然头晕不减，咳吐痰多。

爷爷一摸双手脉势上越，如同放风筝。小指月说，这么冲的脉象很少摸到啊。

爷爷说，这是冲气上逆。冲气上逆，一方面会导致脑部充血，另一方面会把身体的痰浊带上来，令管道经络堵塞，所以降痰气非常重要。

小指月把他以前的方子拿出来看，用了大量的龙骨、牡蛎、半夏、赭石之类重镇降逆药，按道理逆气能够下消才对，可为何这脉势冲得厉害，还降不下去？

爷爷笑笑说，指月啊，要把螺丝钉拧入木板中，用铁锤行吗？小指月说，不行啊，要用螺丝刀旋转着往下压，这螺丝钉才能顺利拧进去。

爷爷笑笑说，没错，这人体的气机就像拧螺丝钉，身上的经脉不是纵横笔直的，而是弯曲回旋，正如肠道九曲十八弯。所以气机的升降也不是直升直降，而是螺旋式地盘旋升降，正如山路十八弯一样。用直升直降之药，身体便会抗拒，得用些旋转的药气，才能把药力钻下去。就像电钻为什么能够钻透水泥地板，螺丝钉为什么能够轻易地拧进木板，这都是旋转力加下压力的表现。

小指月马上明白了，原来爷爷用这种物理力学的思路去取象用药，这样太有意思了。

爷爷说，这半夏、赭石、龙骨、牡蛎之品，就像下压力，如果没有旋转力，照样钻不进去，所以稍微要佐以一两味旋转气机之品，比如旋覆花、厚朴，这样气机的升降就更加圆融无碍了。爷爷就在原方基础上加了一点厚朴。

病人就奇怪了，我这药吃了不下一周，都没有把气降下去，你就多加了几克厚朴，就能够画龙点睛吗？但病人看到老先生胸有成竹的样子，便回去煎药喝。

这次喝药跟以前最大的不同是老是放屁，放完屁后，头脑清醒，耳鸣眩晕之症俱消，脸也没那么胀红了，容易吐痰的症状也减轻了。

真是高手过招，就在一两味药之间变化啊！

随后小指月在小笔记本中写道：

张锡纯经验：厚朴味苦辛，性温。治胃气上逆，恶心呕哕，胃气郁结胀满疼痛，为温中下气之要药。为其性温味又兼辛，其力不但下行，又能上升外达，故《神农本草经》谓其主中风伤寒头痛，《金匮》厚朴麻黄汤用治咳而脉浮。与橘、夏并用，善除湿满；与姜、术并用，善开寒痰凝结；与硝、黄并用，善通大便燥结；与乌药并用，善治小便因寒白浊。味之辛者属金，又能入肺以治外感咳逆；且金能制木，又能入肝，平肝木之横恣以愈胁下燋疼；其色紫而含有油质，故兼入血分，甄权谓其破宿血，古方治月闭亦有单用之者。诸家多谓其误服能脱元气，独叶香岩谓多用则破气，少用则通阳，诚为确当之论。

附案：一少妇因服寒凉开胃之药太过，致胃阳伤损，饮食不化，寒痰瘀于上焦，常常短气，治以苓桂术甘汤加干姜四钱，厚朴二钱，嘱其服后若不觉温暖，可徐徐将干姜加重。后数月见其家人，言干姜加至一两二钱，厚朴加至八钱，病始脱然。问何以并将厚朴加重？谓初但将干姜加重则服之觉闷，后将厚朴渐加重至八钱始服之不觉闷，而寒痰亦从此开豁矣。由是观之，元素谓：寒胀之病，于大热药中兼用厚朴，为结者散之之神药，诚不误也。

◎厚朴拾珍

李文瑞经验

厚朴一般用量3～10克，重用25～50克，最大用至80克。李师认为厚朴具有理气除胀、增强肠蠕动之功，与兴奋肠管的现代药理作用相符。重剂用于腹胀较甚者，方可获效。常在厚朴三物汤、枳术丸、厚朴七物汤等方中重用。临床主要用于帕金森病、腹部手术后、胃肠功能紊乱等。服药期间未见明显毒副反应。

如治一80岁男性病人，患帕金森病住院，经西药治疗，肢体抖动等症状明显减轻，唯腹胀、便难如故，遂邀师会诊。症见腹胀如鼓，便软而难解，纳呆食少。舌淡红，苔薄白，脉弦细。证属气运失司，浊气不降。遂拟厚朴三物合枳术丸，重用厚朴至80克，加莱菔子10~15克。服3剂后略减，治疗月余症状缓解。

指月按：腹满用厚朴，不论实满、虚满，都可以在辨证基础上加厚朴。虚满者轻用，令气机对流，浊降清升，虚实互补。实满者重用厚朴，降气打屁胀满消。

王恒照经验　厚补一味治闭经

一女教师，家庭关系不好，经常脘腹胀满，有次夫妻俩大吵，随后这女教师饮食无味，夜卧不安，腹中胀满，2个月月经都没来，虽然屡服逍遥散，气机仍不顺，又用桃红四物汤，不能逐开经闭，以为是寒凝血瘀，又用温经汤，经水仍然没来，于是又想水到渠成，必定精血暗耗，经水方闭塞，便用双补气血的十全大补汤，可一吃腹中胀满更重，经水还毫无动静。病人几乎失去信心，时常嗳气。后来见其舌苔偏腻，右关沉弦，明显这种地道不通乃中焦湿阻，遂用化湿降浊、流通气机之品，以生姜炮制过的厚朴18克，单味煎汤。3剂药后，腹胀大减，食谷有味，心情稍顺，嗳气转为放屁。此气化下行，气降则血降，效不更方。再服3剂，厚朴用12克，月经遂至。随访2年，经水正常。

指月按：若中宫气滞，则脾胃不能放血于子宫，所以必伏其所主，而先其所因。若不能找出病因所在，正如找不到暗室电灯的开关一样，如何令暗室通明。虽曰气降则血降，而厚朴在《神农本草经》中能治血痹，《药性论》称其能"破宿血"。所以拨通中焦气机，下焦血水便流下来。若中宫大气一转，四维气血迅速条达，而李时珍《本草纲目》厚朴条引《经验良方》有单用一味治月水不通神验之语，但必须是辨证属气滞者方可投之。倘若血枯经闭，则非其所宜也。

44、砂仁

◎砂仁乃醒脾调胃要药

《事林广记》记载，治一切食毒，缩砂仁末，水服一二钱。

有一次学校食堂出现了集体食物中毒，很多学生上吐下泻，藿香正气散很快就被买完了，这该怎么办呢？爷爷说，用砂仁打粉，也可以解食物中毒。

果然，吐泻不适的，吃了这药粉后，通通都控制住了。

小指月不解地问，爷爷，解毒不是用绿豆、甘草吗？为什么砂仁也可解毒？

爷爷说，绿豆、甘草可以解热毒，砂仁可以解湿浊熏蒸之毒。现在正逢梅雨季节，以湿浊熏蒸为主，所以以砂仁解之。小指月说，书中很少记载砂仁解毒。

爷爷说，好的经验并不尽记载于名家典籍之中，在日用生活中，你也可以找到一些用药的智慧。小指月不解地问，日用生活里也有用砂仁的吗？

爷爷点点头说，当然了，砂仁作为做菜的调料，还可以泡茶去湿浊，是广东很多家庭非常喜欢的一味药食两用之品。小指月说，原来这样，难怪四大南药里有砂仁、益智仁、巴戟天、槟榔。

爷爷说，这砂仁相传还是耕牛发现的，这种神奇的药效被广泛运用，还得益于阳春地带的耕牛。小指月说，这么有趣，又是靠动物本能发现的神奇药效。

爷爷说，以前阳春发生了一次牛瘟，方圆数百里的耕牛都病死了，唯独有个村庄的耕牛，不仅没有被传染，而且每一头耕牛都很健壮，力量奇大。当地人就非常好奇，于是便去考察这些耕牛都吃了些什么，后来发现这些耕牛都喜欢在一个山谷里吃一种叶子散发着香味，根部结成果实的草。

人们把这种草拔出来，摘下根部的果实，丢到嘴里咀嚼，有股独特的芳香味，进入脾胃，非常舒适。原来这砂仁是醒脾调胃妙品，脾胃一旦健运，身上的浊毒便被消纳，各种湿邪因此化散，所以毒自解，病自愈。

大家就想牛吃了这草可以免除牛瘟，可以开胃纳食，可以强壮身子，如果人感受了湿温，或招了风寒，引起脘腹胀满，饮食不进，是不是可以用砂仁来解呢？

然后大家就开始试验，很多晚上着凉腹胀的，还有犯了湿气胸闷呕逆的，吃了这砂仁后，胃口很快就开了，胀痛很快就消了。于是人们便把砂仁作为一味可以化湿和胃、温脾止泻、理气消滞的重要药物。

因砂仁味辛温，对于寒湿阻滞的效果非常好，故人们都称砂仁为醒脾调胃要药。随后阳春这地方的砂仁，也就成为全国有名的道地药材。

小指月听得意犹未尽，说，爷爷，这牛真聪明，都懂得吃些草药来开胃了。

爷爷说，所以人要善于观察自然界万物，它们能够和谐地存活在大自然里，一定有它的道。只要善于发现，善于观察，你就能够格物致知，远观近择，取象比类，临证用之。

随后小指月在小笔记本中记道：

成都徐楚江教授拟有治呕吐方：整砂仁3克，生姜9克。炮制方法：取生姜洗净，切而勿断，在切口一侧挖槽，置砂仁2枚于槽内，合缝，用草纸包裹三层，将纸湿润透，放于热火灰中煨至表面焦黑，取出拭净，劈破，泡沸水温服。主治各种呕吐。脾以升为健，胃以降为和。呕吐一症，尽管与肝、胆、肺等脏腑有关，又有虚实之分，但以胃气上逆者居多。两药均乃辛温之品，为止呕要药，用于胃寒呕吐更为恰当，但经此法炮制后抑其辛温之性，使两药在共同煨制过程中互相作用，取长补短，使其温不甚燥，辛不甚散，故能用于各种原因所致的呕吐。

◎香砂六君子汤治脾虚胀满

张元素说，砂仁治脾胃气结滞不散。

有个病人经常腹中胀痛，不思饮食，还拉肚子，稍微劳累过度，就大便不成形。

小指月看他舌苔白腻，脉濡缓，便说，这应该是劳倦伤脾，脾虚不运啊。爷爷说，为什么会腹中胀痛呢？

小指月说，脾主大腹，脾虚不运的话，大腹中的气就结滞不散。爷爷点点头说，那该如何补脾呢？

小指月说，补脾离不开四君子。爷爷说，但四君子一派平和，缺乏气机升降。

小指月说，那就用陈夏六君子，有陈皮健脾，又有半夏和胃，这样脾宜升则健，胃宜降则和，这中焦大腹之气就能转开了。

爷爷说，还差一点，需要加些行气快气之品，他这种腹中胀满疼痛，需要运化开来，不能纯靠补虚，还要靠理气开郁。小指月说，那就再加木香、砂仁，变为香砂六君子汤。

爷爷点点头说，没错，木香主乎气滞，行乎脾郁；砂仁能理元气，消散滞气。《本草汇言》中提到砂仁乃温中和气之药，凡上焦气梗逆不下，下焦气郁遏不上，中焦气凝聚而不散，用砂仁治之，奏效最捷。若砂仁与木香同用，治气病滞塞最速，故曰香砂六君子。

随后爷爷又叫这病人不要吃生冷瓜果等伤脾阳之物，少吃鸡蛋等黏腻难化之品，少吃鱼蟹等容易滞塞中土之物。

小指月写完香砂六君子汤。爷爷看后说，指月，这砂仁要后下，因为它芳香之气特别浓，久煎后芳香气散，药效减半。

小指月说，我明白了，爷爷。随后小指月就在砂仁后面写了"后下"二字。

爷爷说，砂仁剂量不要太大，大了它浓郁之气容易耗气，所以胃脘大腹气机不舒时，量小反而有四两拨千斤，轻舟易行之功。

这病人平时喜欢吃鱼蟹，又好用啤酒解渴。爷爷一断其病源，再用香砂六君子汤理其气滞，这样已生之病令化去，未生之病令不生，几剂药下去，胀消痛止，胃口大开，泄泻不再。

◎运转中轴，四维有序

有个病人腰酸腿软，舌红少苔，一派明显肾阴虚之象，但他服用六味地黄汤后，反而觉得胃中胀满，难以消化，堵在那里，上下不得。

爷爷说，这很简单，加点砂仁便可以解除这种滞塞感。于是在原方基础上加了砂仁，胸脘闷塞之感顿消，随后腰酸减轻，腿软消失。

小指月说，为什么要加砂仁呢？爷爷说，古人使用熟地黄时，唯恐滋腻碍胃，每每以砂仁拌用，因为地黄能补下焦，而这滋腻之品必须经过中焦运化，才能进入下焦，如果中焦这关都过不了，滞腻在那里，动不得，反而痞满、泄泻。

小指月说，原来是这样，那选用陈皮行不行啊？爷爷说，总不如砂仁醒脾调胃。陈皮是外皮，主大腹，而砂仁是根部的果实，能够纳气归田，所以这砂仁醒脾调胃的同时，能够把脾胃的水谷精微归宿到丹田。这样通过砂仁来运转中轴，可以令四维皆得水谷之气供养补给，此四肢五脏六腑皆禀气于胃也。故砂仁和补肾的地黄同用，不仅取其开胃健脾，消除补药滞腻，同时更运用它纳气达下之功，能把补力收进肾里。所以《本草纲目》里说，韩愗《医通》云：肾恶燥，以辛润之，缩砂仁之辛，以润肾燥。又云：缩砂主醒脾调胃，引诸药归宿丹田，故补肾药用同地黄丸蒸，取其达下之旨也。

小指月又说，原来这是砂仁理气与众不同之处，它既能醒脾胃之气，又可以纳气归肾，难怪补肾药里要防止碍腻，常加砂仁。爷爷接着说，学砂仁不仅要学到它醒脾调胃之功，也不仅只看到它治疗气滞胸闷、腹痛、痞胀。

小指月说，那还要看到什么呢？爷爷说，看到砂仁能行浊滞之气，助胃下纳，温脾之清阳，助土化谷，这样胃逆脾陷皆可用之，呕吐泄泻，并行不悖。

小指月点点头说，爷爷的意思是中土这个轮子就是脾胃，脾清气下陷，胃浊阴上逆，百病出焉。用砂仁纳胃逆下行，启脾清上达，这样中轴旋转，清升浊降，那么咳嗽、痰饮得消，泻痢、腹胀可愈，嗳腐、吞酸能解，水肿、胀满并祛。

爷爷点点头说，中州升降反常，清阳下陷，浊阴上逆。泻浊就容易伤及元气，补虚就会增加胀满，清热又容易导致下焦寒冷，温阳就会引起上焦火热。

小指月说，这种清浊失常该咋办，寒热不调应如何？爷爷说，此时唯用养中之品，配以和中之药，如《道德经》所言，多言数穷，不如守中。这时调滞塞之气，使轴动轮转，如太极阴阳鱼，上下回旋有序，升降恢复，清浊不乱，这样守住中土，温升肝脾，清降肺胃，则无有忧虑矣。

小指月听后，思路大开，感慨地说，爷爷，我终于明白你为什么常用香砂六君子丸来调理痰饮咳嗽，呕吐，泻痢，治疗泛酸嗳腐，胃脘胀痛，原来这都是调中轴脾胃思想的体现。

爷爷点点头说，这砂仁乃醒脾调胃要药，和中之品莫如砂仁。若中焦气血冲和，百病不生，升降一乱，诸疾生焉。是故用这芳香种仁之药，既能行气散滞，达郁升清，又能通下浊阴，温而不烈，利而不伤，和而不争，通畅三焦，和调五脏，温煦六腑，疏达周身不平之气，所以凡气乱于中者，往往四维祸起，欲消其祸端，但调其中州，旋转升降，如此左右逢源，则无入而不自得，无往而不利矣。

随后小指月在小笔记本中写道：

《玉楸药解》记载，缩砂仁，和中调气，行郁消滞，降胃阴而下食，达脾阳而化谷，呕吐与泄泻皆良，咳嗽与痰饮俱妙，善疗噎膈，能安胎妊，调上焦之腐酸，利下气之秽浊。清升浊降，全赖中气，中气非旺，则枢轴不转，脾陷胃逆。凡水胀肿满，痰饮咳嗽，噎膈泄利，霍乱转筋，胎坠肛脱，谷宿水停，泄秽吞酸诸证，皆升降反常，清陷浊逆故也。泄之则益损其虚，补之则愈增其满，清之则滋其下寒，温之则生其上热。唯以养中之味，而加和中之品，调其滞气，使枢轴回旋运动，则升降复职，清浊得位，然后于补中扶土之内，温升其肝脾，清降其肺胃，无有忧矣。和中之品，莫如砂仁，冲和调达，不伤正气，调醒脾胃之上品也。

45、白豆蔻

◎胃寒呕吐白豆蔻

《开宝本草》记载，白豆蔻治积冷气，止吐逆反胃，消谷下气。

有个妇人一吃冷饭就吐。她说，大夫，以前我稍微吃些凉的东西就吐，现在上顿的食物炒热吃也吐，这是什么道理？

小指月摸了她的脉象说，爷爷，脉沉缓。爷爷说，沉主病在里，缓为有寒，看她舌苔白腻，便知道中焦腐熟缺把火，所以凉冷之物一吃就呕。

这妇人说，那该怎么办呢？爷爷说，就用一味白豆蔻。

小指月说，白豆蔻能够治疗胃寒呃呕。爷爷说，没错，《本草经疏》里讲，白豆蔻主积冷气，及伤冷吐逆，因寒反胃。暖能消物，故又主消谷；温能通行，故又主下气。所以李东垣用它散肺中滞气，宽膈进食。

小指月便给这妇人一些白豆蔻研的细粉，爷爷又交代她用酒来送服这白豆蔻散，吃了几次后，胸开不呕，胃口也大大增强了。

随后小指月在小笔记本中记道：

《赤水玄珠》记载，白豆蔻散治胃寒作吐及作痛者，白豆蔻仁三钱为末，酒送下。

《随身备急方》记载，治胃气冷，吃饭即欲得吐，白豆蔻子三枚，捣筛，更研细，好酒一盏，微温调之，并饮三两盏。

◎ 湿温三禁

有个小伙子，反复发热，每天午后身热，周身困重，四肢疲倦，胸闷不欲食，虽然口干，却不想喝水，舌苔白腻，脉濡缓。

爷爷说，指月，在江南沿海治病，必须对湿热领悟独到，很多疾病都兼湿夹热，如果不善于把它们分解开，治理很多疑难怪病都很难在本质上突破。

小指月说，为什么他口干了又不喝水呢？爷爷说，身体一派湿浊，体内化水能力减退，所以虽然口干，却没有明显烦渴想饮之感。

小指月又问，为什么每天午后发热呢？爷爷说，午后是阳气最亢盛的时候，阳热加于湿浊，交结在一起，必蒸蒸发热。

小指月说，这种发热不能用发汗来解表吧？爷爷说，当然了，不能把湿热当伤寒来治，想一汗解之，反而容易汗出伤心阳，导致神昏耳聋，更加疲倦。

小指月又说，这种热又不是阳明腑实，不能通泻了之。爷爷说，湿浊黏腻，不是你想泻下就能泻下出来的，即使拉肚子，也不能把黏腻的湿浊拉干净，所以误用下法后，会导致更加乏力懒言。

小指月又说，不能汗，也不能下，按照常规发热治法，能不能养阴滋水呢，用水来救火？爷爷笑笑说，湿为阴邪，其性黏腻，再加进柔润的养阴之药，两阴相合，更加缠绵难解。所以古人说，润之则病深不解。

小指月说，既然这些常用招法都对湿浊无可奈何，那该怎么办呢？爷爷说，应该宣畅气机，再佐以清热利湿。

小指月说，如何宣畅气机？爷爷说，湿邪在上者，宜宣上，用杏仁，使气行湿化，肺盖打开，通调水道；湿邪在中者，应该畅通中焦，用白豆蔻芳香化湿，行气宽中；湿邪在下者，应该淡渗利湿，用薏苡仁甘淡渗利，使湿从下焦而去。

小指月说，爷爷，这应该是三仁汤了。爷爷说，没错，用三仁汤专治湿温初起，身热不退，但见湿重于热者，皆可放胆用之。

随后小指月说，三人爬竹竿，扑通滑下来。爷爷一愣说，你说什么呢，指月？

小指月说，爷爷，这你就不懂了，这是方剂趣味巧记法，三仁汤组成不好记，用这趣味口诀记忆，一辈子也忘不了。

爷爷说，你怎么记的？小指月说，三人，就是杏仁、白蔻仁、薏苡仁；竹，就是竹叶；竿，就是甘草；扑，就是厚朴；通，就是通草；滑，就是滑石；下，就是半夏。爷爷听了哈哈大笑，你这么一说，确实是一辈子也忘不了啊！

随后这小伙子便服用了3剂三仁汤，湿邪退去，小便通利，午后发热也消失了。

爷爷说，在湿气重的南方，或者夏暑之季，湿热熏蒸，应该饮食清淡，这样就不容易有肥甘厚腻黏滞，如此五脏六腑通调，三焦百脉通透，身体就很舒服。

小指月说，爷爷，为什么三仁汤里用到调中焦的白豆蔻呢？爷爷说，白豆蔻能消能磨，流行三焦，清肃肺胃，温暖脾肠，所以从上到下，从内到外，但凡有湿阻气滞，抑郁而烦者，服用后自然清爽开朗。

随后小指月在小笔记本中记道：

《温病条辨》记载，头痛恶寒，身重疼痛，舌白不渴，脉弦细而濡，面色淡黄，胸闷不饥，午后身热，状若阴虚，病难速已，名曰湿温。汗之则神昏耳聋，甚则目瞑不欲言，下之则洞泄，润之则病深不解。长夏、深秋、冬日同法，三仁汤主之。三仁汤方：杏仁五钱，飞滑石六钱，白通草二钱，白蔻仁二钱，竹叶二钱，厚朴二钱，生薏仁六钱，半夏五钱。甘澜水八碗，煮取三碗，每服一碗，日三服。

◎白豆蔻拾珍

徐正廷经验

徐氏在临床上常以白豆蔻一味捣碎，开水泡茶含服，治疗百余例妊娠呕吐病人，屡屡收效。如张某，女，37岁。病人自诉，元旦结婚，停经40余天，觉头昏，周身乏力，纳谷不香，且喜食酸物，每日晨起恶心呕吐，舌淡苔薄，脉滑数。此乃早孕反应。即以白豆蔻10克，捣碎用开水泡茶含服，服时嘱其缓缓举起左臂，服药后当即见效，令其如法续用3日，反应完全消失。

指月按：白豆蔻乃胃寒作呕作吐要药。若中焦寒湿气阻，气不行，湿不化，寒不散，则呕胀遂作，纳谷不香。豆蔻属于姜科植物，能降逆止呕是它的本色。

46、草豆蔻、草果

◎喝完冰冻可乐后拉肚子

小指月说，豆蔻有好几种，它们有什么不同呢？爷爷说，豆蔻虽然有好几种，比如白豆蔻、草豆蔻、肉豆蔻，但它们性味辛温，大都入脾、胃经，功效相近，在温中行气、燥湿运脾、暖胃消食方面的作用是相似的。故名医张山雷说，温胃醒脾，白豆蔻与草豆蔻、肉豆蔻异曲同工，它们同样也叫豆蔻，正是因为这样。所以胸闷痞满，胃脘冷痛，腹胀，嗳气吐逆，虚冷泻痢，经常用到它们。

小指月说，原来都是以消化系统感寒伤冷症状为主。

爷爷说，当然它们还是有些区别，比如草豆蔻比白豆蔻更芳香，燥湿之力更强，所以在明朝以前，很多老百姓都把草豆蔻当作调味佐料，经常吃它，可以助消化，磨冷积。还有很多南方卑湿之地的人们，他们也经常要借助这燥湿醒脾之物，来运化湿冷，消纳湿气，使身体不容易患病。

《本草纲目》记载，豆蔻治病，取其辛热浮散，能入太阴、阳明，除寒燥湿，开郁化食之力而已。南地卑下，山岚烟瘴，饮啖酸咸，脾胃常多寒湿郁滞之病，故食料必用，与之相宜。然过多亦能助脾热，伤肺损目。

白豆蔻芳香之气更偏于上、中二焦，能行气宽膈。肉豆蔻芳香之气，可以开胃达下，所以更偏于温脾止泻，作用于中、下焦，治疗五更泄的名方四神丸就用它。

小指月说，还有红豆蔻呢。爷爷说，红豆蔻古代主要用来解酒毒，李东垣很喜欢在调脾胃的时候用它，取其芳香醒脾、燥湿消食之功。

这时有个小伙子，面色苍白，敲门进来。爷爷问怎么回事？他家人说，昨天和他那些狐朋狗友喝啤酒，结果拉肚子拉了一个晚上，现在肚子还冷痛得要命。

爷爷说，小伙子，怎么能不把身体当回事呢？他家人说，现在连吃东西都吃不下了，会不会拉坏了？爷爷说，好汉抵不过三泡屎，这样一折腾，暴饮暴食，又拉了数十次，要恢复过来，得靠点时间。

他父母说，用点什么药可以帮助恢复吗？爷爷说，他不仅暴饮暴食，喝大量啤酒，这些啤酒还冰冻过，所以大伤脾胃。要找一味既能燥湿健脾，又要能散寒除冷，还必须能够解酒毒的药。

小指月说，那就是草豆蔻了。爷爷说，为什么呢？

小指月说，《本草原始》中记载，草豆蔻补脾胃，磨积滞，调散冷气甚速，虚弱不能饮食者最宜，兼解酒毒。

爷爷点点头说，没错，朱丹溪说，草豆蔻性温，能散滞气，消膈上痰。若身受寒邪，日食寒物，胃脘作疼，方可温散，用之如鼓应桴。或湿痰郁结成病者，亦效。若热郁者不可用，恐积温成热也，必用栀子之剂。所以只要不是温热之疾，但见寒冷腹痛作泻，皆可以用草豆蔻。回去就用点草豆蔻，拌在粥里喝吧，加几片姜进去。

他父母说，难道就这么简单？爷爷说，单味草豆蔻，可是治疗脏寒泄泻的特效药。它能消一切冷气，解酒毒，健脾开胃。

随后他们回去就做豆蔻粥，吃了一天，肚子感觉暖洋洋的，不再拉肚子了，也不再冷痛了。随后小指月在小笔记本中记道：

《史载之方》记载，豆蔻丸治小儿脏寒泄泻不止，草豆蔻一枚，剥开皮，入乳香一块在内，复用白面裹，慢火烧令熟，去面及豆蔻皮不用，上为细末，以粟米饮丸如麻子大。每服五七丸，米饮下，无时。

◎果积胃肠怎么办

一个妇人，脸上长斑，她听说水果可以美容，就规定自己天天吃水果，有时是两个苹果，有时是一串葡萄，有时是几片西瓜。时间长了，美容效果没看到，越吃手脚越凉，还经常腹胀。

爷爷说，赶快把水果停了。这妇人说，不是说一天一苹果，疾病远离我吗？为什么要停水果？

爷爷说，没有绝对的好东西，都是相对的。对于热性体质来说，适当吃点水果，是有好处的；可对于虚寒体质的人来说，水果无异于雪上加霜。所以很多老人家年老体衰，阳气不足，你给他买水果，他也不敢吃，不是他不想吃水果，而是一吃就不舒服，胃里难受。这妇人一下子明白了。

凡事得分个寒热阴阳，不适合你体质的营养再好，你吃了也受不了。就像虚冷之人吃附子是大补，而实热之人吃附子，却如火上加油，很难受。

随后爷爷便给她抓了几个草果仁，跟她说，你把这拿回去，用酒煎，饭后服。

这妇人回去后，只吃了两次，肚中胀满就消失了。

小指月说，爷爷，难道草果仁可以消化生冷瓜果积滞吗？爷爷说，没错，李东垣提到，草果善温脾胃，消一切冷气膨胀，解酒毒果积。

小指月说，那可不可以用草豆蔻呢？爷爷说，草果的气味更加辛温燥烈，浓厚耐久，它的燥湿温中之力强于草豆蔻，所以顽固脾寒冷积，舌苔垢腻者，用之最宜。随后小指月在小笔记本中写道：

《仁斋直指方》记载，治脾痛胀满，草果仁二个，酒煎服之。

◎达原饮主舌苔垢腻如积粉

爷爷说，指月，你想看看草果是如何消化冷积垢腻的吗？小指月说，当然想了，可是我又没有冷积垢腻，怎么能够以身试药呢？

爷爷说，很简单啊，现在收花生了，我们去搞些花生，平时你吃一把花生就腻了，我们试试，搞些草果和花生一起煮，看看吃后腻不腻。

爷孙俩说干就干，马上搞些新鲜的带壳花生，然后放些草果、盐，浸泡了几个小时后，便开始煮。等到香气大出，小指月便捞出花生，跟爷爷坐在外面石凳上品尝了起来。隔着花生壳，这草果的香味居然可以钻进去，难怪古人说草果气猛而浊，能够迅速穿透阴湿浊垢。这花生带着一股诱人的香味，嚼起来不觉得有丝毫的滞腻，越吃越想吃，也不觉得撑胀，原来花生的浊腻被草果化去了。连平时不大吃花生的爷爷，也多吃了几个。

爷爷说，指月啊，你看这草果能够成为一些食物的配料，它除了消食开胃外，还能够化掉食物的滞腻之气，让身体容易消受。所以伴有顽湿垢腻，阻滞不去，草果用之无不应手收效。

小指月点点头说，难怪古人说草果是脾胃寒湿冷积主药。爷爷说，怎么知道病人脾胃有寒湿冷积呢？

小指月说，看他的舌头，如果舌根部厚腻，色白如积雪，怎么刮都刮不干净，说明寒湿冷积特别重。

爷爷点头说，没错，舌苔垢腻如积粉，这种情况叫邪伏膜原，也可以是湿邪伏在胃肠深处。看舌头那么厚的白腻苔，就知道胃肠里究竟有多重的堵塞。

小指月说，达原饮里用草果是不是专治这种顽湿内伏，舌苔垢腻如积粉的？

爷爷点点头说，现在不少人居于低湿之地，又暴饮暴食，胃肠很容易停留各种食物残渣和湿浊，它们相互包裹，沤在那里，就容易发热。

小指月说，我知道，爷爷，这种热是自湿来的，湿郁发热，消炎清热只能治其标，但消炎之药没法消湿浊。爷爷点点头说，就像水田里沤肥，腐烂草木，一沤就会发酵发热。只除其热，不除其湿，这热永远清不完。

有个病人发热反复不退，都快一个月了，每次一发热就吃发汗的西药，热退后第二天又发热，这样一天比一天消瘦，黑眼眶一天比一天重，睡觉一天比一天差，到后来连饭都吃不下。

爷爷一看他舌苔垢腻如积粉，便说，指月，他这是寒湿顽湿内伏，非用雷霆手段，猛烈的芳香辟浊之物搜刮剔除不可。小指月说，是不是达原饮啊？

爷爷点点头，这病人吃了第一剂达原饮，发热就退了，吃完3剂，以前用牙刷刷都刷不干净的垢腻舌苔，现在居然都消退了。以前吃东西尝不出味道，现在垢腻舌苔一退掉，也有食欲了。随后小指月在小笔记本中写道：

《温疫论》记载，达原饮治瘟疫初起，先憎寒而后发热，日后但热而无憎寒，初起二三日，其脉不浮不沉而数，昼夜发热，日晡益甚，头身疼痛。槟榔二钱，厚朴一钱，草果仁五分，知母一钱，芍药一钱，黄芩一钱，甘草五分。用水一盏，煎八分，午后温服七丸，米饮下，无时。

◎草果拾珍

王幸福经验 去腻苔还是草果好

中焦湿浊不化，舌苔白腻而厚，这是临床上很常见的现象。一般原则是芳香化湿，常用药是砂仁、厚朴、草豆蔻、石菖蒲、佩兰、丁香之类，然而临床上使用多年，虽说都有效，但效果都不是很满意，无一味能达到立竿见影之效，常常是拖以时日方能化去。为此，曾翻阅大量医籍，试过多种具有芳香化湿的药品，还是不得良药。一年夏天，在我妹妹家玩了几天，偶然发现她每次调拌凉菜都用一种调料水，其中有草果、小茴香、白豆蔻、桂皮、花椒等，问她为什么每次调拌凉菜都用这种调料水，而且草果还较多？妹亦略通中药，答曰：草果芳香化湿，杀腻去寒，夏令凉食之佳料。听后若有所思，颇受启发。

回家后翻书查阅：草果，首见于《饮膳正要》，最早是作调料用，民间煮肉时常用草果一二枚，与八角茴香、桂皮、花椒等共作调味佳品，调凉菜时将上药泡水浇之，其味香扑鼻，能增强消化，增进食欲，且食后无碍胃壅气及寒凉伤胃之弊。方药中用得相对较少。吴有性治疗温疫的达原饮，方中用草果取其能芳香透达膜原湿浊之邪，古今皆知。达原饮的典型舌象就是苔白厚积如粉。同样都湿郁中焦，只不过一为外感、一为内伤罢了，病机应该是相同的。中医不是有异病同治法吗？何况达原饮的主药之一就是草果，为何不能借来一用？受其启发，而后我在内科疑难杂病中，凡见舌苔白厚腻，中焦寒湿壅滞难化，久治效差者，常于方中加草果6~9克，结果两三天白腻舌苔就退去，取效甚捷。梦里寻它千百度，得来全不费工夫。终于在偶然中找到了这味梦寐以求的立化腻苔的良药。

曾治一中年妇女，一日来到我处，伸出舌头叫我看，舌质淡胖大，有齿印，苔白厚腻，不想吃东西，晨起口中黏腻有臭味，说消化不好，湿气太大。述说吃了江中消食片和保和丸都没有解决问题，请我给看一下，吃几剂中药，重点解决一下口臭、腻苔。我把了一下脉，右手沉濡，左手略滑兼浮。病人腹部微胀，大便稀溏。辨为脾虚湿滞，食积日久，略有郁热。方用四君子汤合平胃散加草果。处方：党参15克，茯苓30克，苍术15克，厚朴12克，陈皮12克，草果9克，甘草10克，龙胆草3克，炒山楂、炒神曲、炒麦芽各10克。3剂，水煎服。3天后复诊，舌白腻苔退去八九，腹已不胀，口中亦感清爽多了。要求再服几剂。续服7剂，痊愈。

后 记

有人说，我读一本《中药学》教材，觉得书里几百味药太多了，学不下去啊！而有人却说，我觉得啃完整本《中药大辞典》，书里不下几千种药，却觉得还不够，意犹未尽。量大能容，器小易盈！学知识要看你拿什么心量去装。

有三个小伙子一起在校园里学医。老师问他们，你们在学什么呢？

第一个说，我学习一种技能，将来生活可以过得更好。铁饭碗在手，万事无忧。

第二个说，我学习一种学问，将来可以传播知识，唯有知识才能够改变命运。

第三个说，我在探索生命的真相，研究疾患的来由，以及寻找如何更好地消除这些疾苦的方法。这样大家就可以少生很多病，多活一些年。

N年以后，第一个小伙子成为一家诊所的老板，丰衣足食，在地方很有名气。

第二个小伙子，成为一家大学的老师，育人无数，备受尊敬。

第三个小伙子，成为世界名人，他研究疾病的学术思想，以及防治疾病的办法，广泛造福世界，人们都能够从他的学术思想里学到养生防病的智慧。

人们去采访第三个小伙子，问他是如何成就的，有什么心得可以与大家分享。这人说，我从未放弃过向上攀登的步伐，因为我心中装了整个世界！

（《小郎中学医记——爷孙俩的中医故事3》完结，敬请期待下一部《小郎中学医记——爷孙俩的中医故事4》）。